U0281621

Clinical Practice of Digital Implant Treatment

数字化口腔种植的临床实践

主编 付 钢

重庆大学出版社

图书在版编目（CIP）数据

数字化口腔种植的临床实践 / 付钢主编. -- 重庆：
重庆大学出版社，2023.5（2023.7重印）
ISBN 978-7-5689-3747-4

Ⅰ.①数… Ⅱ.①付… Ⅲ.①数字技术—应用—种植
牙—口腔外科学 Ⅳ.①R782.12-39

中国国家版本馆CIP数据核字（2023）第036322号

数字化口腔种植的临床实践

SHUZIHUA KOUQIANG ZHONGZHI DE LINCHUANG SHIJIAN

主　编　付　钢

策划编辑：张羽欣

责任编辑：张家钧　　版式设计：张羽欣
责任校对：刘志刚　　责任印制：张　策

*

重庆大学出版社出版发行

出版人：饶帮华

社址：重庆市沙坪坝区大学城西路21号

邮编：401331

电话：（023）88617190　88617185（中小学）

传真：（023）88617186　88617166

网址：http://www.cqup.com.cn

邮箱：fxk@cqup.com.cn（营销中心）

全国新华书店经销

重庆愚人科技有限公司印刷

*

开本：787mm×1092mm　1/16　印张：20.5　字数：411千
2023年5月第1版　　2023年7月第2次印刷
ISBN 978-7-5689-3747-4　定价：368.00元

编辑委员会

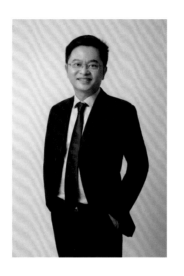

付钢，博士，教授，主任医师，硕士研究生导师。现任重庆医科大学附属口腔医院冉家坝院区种植科主任，重庆市口腔医学会口腔种植专业委员会副主任委员，重庆市口腔医学会副秘书长，重庆市医疗质量控制中心口腔修复与种植专业组组长，重庆医科大学附属口腔医院种植培训中心常务副主任，白求恩精神研究会口腔医学分会理事，中华口腔医学会口腔种植专业委员会委员。

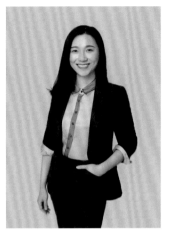

吴庆庆，博士，副研究员，副主任医师，硕士研究生导师。现就职于重庆医科大学附属口腔医院冉家坝院区种植科。现任中华口腔医学会种植专委会青年委员，重庆市口腔医学会种植专委会委员，重庆市口腔医学会生物医学专委会委员。

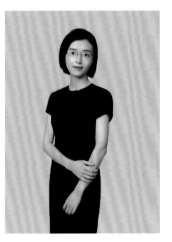

黄弘，博士，副教授，副主任医师，硕士研究生导师。现就职于重庆医科大学附属口腔医院种植科。现任中华口腔医学会种植专委会委员，中华口腔医学会美学专委会委员，重庆市口腔医学会种植专委会副主任委员。

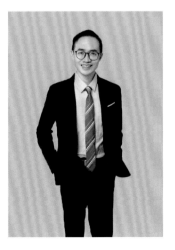

张富贵，博士，副教授，副主任医师，硕士研究生导师。现任重庆医科大学附属口腔医院颌面外一科副主任与整形美容中心副主任，重庆市中青年医学高端人才，中华口腔医学会牙及牙槽外科专委会常委，中华口腔医学会口腔颌面 - 头颈肿瘤专委会青年委员。

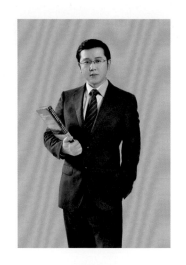

黄元丁，博士，副教授，主任医师，硕士研究生导师。现任重庆医科大学附属口腔医院上清寺院区种植科主任，中华口腔医学会口腔种植专委会常务委员，中华医学会医学美容分会（CSMAC）美容牙科学组委员，重庆市口腔医学会口腔种植专委会主任委员，国际口腔种植学会（ITI）中国区专家委员，国际口腔重建科学委员会（FOR）中国区专家委员，国际种植牙医师学会中国区副会长。

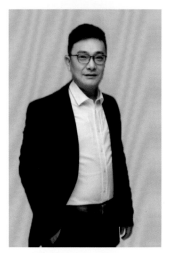

单春城，副教授，副主任医师。现就职于重庆西南摩尔口腔。现任重庆市口腔医学会民营专业委员会副主任委员，重庆市口腔医学会理事，重庆市口腔医学会修复专委会常委，重庆市口腔医学会全科专委会委员，重庆市医疗质量控制中心专家成员，重庆市渝中区医疗质量控制中心副主任委员，重庆市永川区司法鉴定专家成员，中国人体健康科技促进委会种植专业委员会常委。

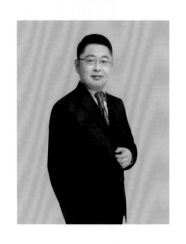

李苏伶，博士，副教授，副主任医师。现任协尔口腔美学修复和种植技术总监，中华口腔医学会修复第四届及第五届专委会委员，中国整形美容协会口腔整形美容分会委员，华人口腔美学学会副会长，中国人体健康促进会口腔种植专业委员会常务委员。

创作团队简介

　　《数字化口腔种植的临床实践》编撰团队是以重庆医科大学附属口腔医院种植科、重庆市口腔医学会种植培训中心临床一线工作人员为班底组成，联合国内长期从事该领域研究的青年医务工作者及口腔技师担纲编写。在本书中，编撰团队从不同角度阐述了数字化技术在口腔种植领域的重要作用，讲解了数字化技术在临床及加工中心的具体应用场景，系统地回顾了多种数字化技术，包括数字化种植导板、动态导航和种植机器人的应用。此外，编撰团队结合多年使用数字化技术的丰富临床经验，选择各种具体应用的临床病例，图文并茂地展示了数字化技术在各种类型的种植修复中的应用。希望本书能够给应用数字化口腔种植技术的广大医生以启迪，促进种植同行相互交流学习，推动数字化种植的临床普及与发展。

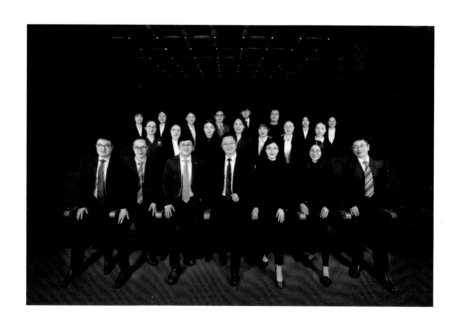

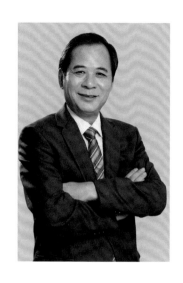

欣闻付钢教授及其团队编写的新书《数字化口腔种植的临床实践》即将付梓。

自 2015 年"精准外科"的概念提出后，我国口腔医学也顺应时代的发展，在临床大力推进口腔精准外科的普及与应用。口腔种植在临床治疗过程中不同程度地引入数字化程度高的放射线扫描、口腔内扫描、模型扫描，以及计算机辅助设计与制作等高科技设备和技术，从而提高了种植治疗效果与效率，减少了种植治疗的并发症。在一定程度上，数字化技术的发展使"以修复为导向的种植治疗"成为了现实。数字化技术的发展日新月异、如火如荼，从数字化种植导板技术到动态导航，再到种植机器人技术，数字化技术的发展与变革深刻地改变了当今口腔种植的工作模式和临床流程。纵观数字化口腔种植治疗的发展历程，其与社会其他领域的数字化发展轨迹相类似，即从不同临床治疗片段的数字化技术介入，逐渐演变为贯穿整个治疗过程的数字化。我们每位种植医生都应该顺应数字化时代的飞速发展，为了我们的患者，也为了我们自己。

在这本《数字化口腔种植的临床实践》中，付钢教授及其团队展示了重庆医科大学附属口腔医院种植团队在数字化种植领域开展的一系列工作。本书也是对其近十年数字化种植临床实战经验的提炼和总结，内容包括数字化种植设计的软硬件应用、修复效果的数字化虚拟设计及评估方法、种植体植入位点的数字化设计原则、数字化种植导板的临床应用、数字化修复体的制作、数字化精准牙槽骨骨增量技术、动态导航、口腔种植机器人等，共计十三个章节。本书章节体系完整，并配有大量细致的临床案例图解，采用图文并茂的方式，便于大家理解与掌握，进而更加规范地应用口腔种植数字化技术。正如书名所示，本书从理论出发，结合具体病例，完整地展示了如何将"数字化技术"实践于每一个临床病例，完成数字化应用的技术闭环。我相信本书的出版，一定会为正在开展或将要开展数字化口腔种植的同行们提供极具价值的技术指导和临床参考。

本书的出版，让我再一次深深感受到重庆医科大学附属口腔医院种植团队的拼搏精神和务实精神。他们从大量病例中积累经验并不断总结，始终以严谨治学、勇于探索的态度，推动着口腔种植事业的发展。我相信，本书的出版能够为数字化口腔种植的临床、教学和科研工作提供有力的支持和帮助，助力数字化口腔种植事业的发展！

最后，衷心祝愿重庆医科大学附属口腔医院种植团队再接再厉，勇攀高峰，为我国口腔种植事业的发展作出更大贡献！

中国医学科学院北京协和医院 教授

北京口腔种植培训中心（BITC） 首席教官

中华口腔医学会口腔种植专业委员会 第六届主委

2022 年 12 月 19 日

序 二

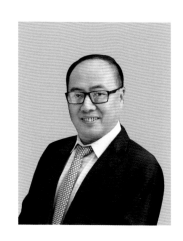

57 年前，由瑞典佩尔 - 英格瓦·布伦马克（Per-Ingvar Brånemark）教授操刀，格斯塔·拉尔森（Gösta Larsson）成为第一个接受种植牙治疗的患者。据此，以最初的骨结合（osseointegration）理论为基石，博观而约取，扩展出种植体材料、种植术式、种植美学及数字化技术等相关细分领域。其中，数字化技术在口腔种植学中的应用主要包括种植外科辅助、种植修复辅助、软硬件研发更新等，并有越来越多的创新应用形式被提出，帮助种植临床工作者更加精准、高效地满足患者需求。如今，数字化技术已成为现代口腔种植学不可或缺的关键部分。

重庆医科大学附属口腔医院种植科及重庆市口腔医学会种植培训中心具有一批长期聚焦临床一线的医务工作者及口腔技师，人才结构完整，多次主办或参与国内外学术交流，在临床工作中积极开展数字化相关技术的新探索，在数字化骨增量等方面取得突出成果。

本书主编付钢教授，于四川大学华西口腔医学院获得硕士学位，于重庆医科大学获得博士学位，此后在重庆医科大学附属口腔医院长期从事口腔种植学相关数字化技术的研究和临床应用，主持多项省部级课题，发表学术论文 60 余篇，并多次受邀在多地开展学术交流和培训，积极展示其团队最新科研及临床成果，促进了口腔种植学同道者的交流进步。

本书是付钢教授及其团队根据多年宝贵的临床、科研探索及经验，系统总结口腔种植学中数字化技术的大成之作。本书从数字化的丰富内涵入手，详细介绍数字化种植外科、数字化种植修复、数字化精准骨增量与骨缺损修复，以及该团队在动态导航技术和口腔种植机器人技术方面的临床实践经验。本书采用精美的临床实践图片，辅以详细的文字描述，向口腔种植学从业者传递高水平、高质量的数字化种植专业知识，无疑对中国口腔种植学领域的长期健康稳定发展具有重要意义。

和一望无边的海岸一样，我们仍未触及口腔种植学的边界，许多该领域的学者及研究团队正遥望这无垠的海天一线，怀着对未来和未知的向往，正是这种向往，才诞生了追逐的勇气，正是秉承这种勇气，中国口腔种植学的发展才拥有未来。《数字化口腔种植的临床实践》即是这份勇气的结晶，这也是我大力推荐本书的原因。

时有落花至，远随流水香。祝贺《数字化口腔种植的临床实践》顺利出版！

福建省口腔医院 教授

中华口腔医学会口腔种植专业委员会 候任主委

2022 年 12 月 19 日

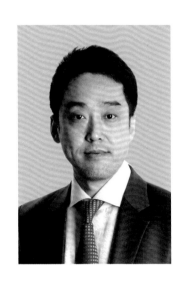

　　如今，数字化技术已广泛应用于各行各业，而在口腔领域，数字化技术的飞速发展已经使天然牙和种植上部修复的数字化制作提升到新的水平，同时数字化技术和临床医疗的不断紧密结合也大大促进了数字化技术在种植外科中的应用。目前，随着锥形线束CT技术与3D打印技术的普及和完善，数字化种植导板的设计、制作已广泛应用于临床种植，而随后出现的数字化动态导航技术乃至种植机器人技术，则克服了数字化种植导板的某些缺点，并在临床中逐渐成长，其应用前景同样令人期待。虽然还有很多有待完善或尚不能克服的缺点需要通过医工结合来改进和提高，但是数字化种植技术已然成为种植治疗不可或缺的一部分。

　　数字化种植外科技术作为一种辅助技术，为口腔种植的发展提供了强大的支撑，也逐渐被广大口腔医务工作者所接受和应用。该技术在初学者的入门学习过程中以及成熟医生面对复杂病例时都提供了不同程度的帮助，但我们在临床工作和相关继续教育中发现，大量还在成长中的医生对于数字化技术相关知识的掌握还不够系统，对于数字化技术的应用还不够熟练，对于不同病例采用不同数字化设计的判断还不够明确，此外对于数字化技术应用中需要关注的细节和风险规避也没有很好地把握。就像数字化种植导板，前期需要获得患者的颌骨放射及口腔内影像数据；再由专业医技人员根据预修复设计和患者的综合信息进行外科规划，之后将其打印成种植导板；而后种植医生需要在术中明确种植导板应用的恰当时机，灵活应对术中出现的状况，于术后印证当初的设计并验证误差。这在临床实践中需要形成一个从"设备—人员—实践"的完整闭环，遗憾的是目前大多数公立医院和口腔诊所在现有的运行模式下还不能完整地实现这一良性循环。

很高兴看到付钢教授及其团队一直致力于探索和研究数字化在口腔种植中的应用，经过四年多的努力终于形成了这么一套完整而宝贵的理论及操作流程。本书不仅归纳和整理了数字化种植外科技术在临床各环节的应用，还将仪器设备使用与临床技术相结合，指导相关临床工作者在工作中无障碍地使用数字化手段。难能可贵的是，付钢教授及其团队还首次以著作形式系统归纳和整理了数字化种植外科技术应用于骨增量的操作规范及流程，同时介绍了动态导航和口腔种植机器人的发展现状与临床应用进展。

本书结构清晰，语言简练，论述清楚，实用性强，结合真实案例，以图文并茂的形式进行阐述，非常便于临床医生理解和操作。无论是对于初入口腔种植领域的年轻医生还是对于经验丰富的医生来说，本书都可作为数字化技术在临床种植上的应用宝典，值得一读。

天津市口腔医院 教授

中华口腔医学会口腔种植专业委员会 常务委员

2022 年 12 月 19 日

前　言

随着科技的发展，数字化、智能化已覆盖现代生活的方方面面，融入各行各业，其中也包括口腔种植领域。从数字化种植导板到口腔种植机器人，种植技术的迭代更新无不在向我们展示数字化技术的蓬勃发展。从二维的数字化牙片机到四维的实时动态导航，从医生的自由手手术到直视可控的机器人技术，"可视化"的呈现与"可控化"的操作均得以实现，这都是数字化软硬件设备发展带来的时代红利，使口腔种植技术俨然进入了一个可视化、可控化的数字化新时代。

但是，技术无论怎样发展进步，都必须围绕"以人为本"的目标。当着眼于种植治疗时，"以人为本"实际上就是"以修复为导向"。尽管距离提出"以修复为导向"的种植目标已有近30年，但如何将其从一个口号变成可以切实操作的具体实践流程仍是尚未解决的现实问题，这正是编者编写本书的重要原因之一。通过多年临床实践，编者意识到依靠数字化平台能真正意义上践行"以修复为导向"的种植，因此想通过本书向各位种植医生传达此理念，并详细逐步阐述落实此理念的技术方法。

数字化种植技术的实质是现实世界和虚拟世界之间的转化和融合。无论是从实到虚还是从虚回实，虚拟世界的可视化与现实世界的可控化都是前提，这些要素贯穿于本书的各章节，成为联系各章节的线索。在本书的核心理念中，数字化技术不再是狭义的软硬件，而是一个囊括了"临床技术闭环"和"设备仪器闭环"的完整知识体系，这也是本书用较大篇幅介绍仪器设备和设计软件的重要原因。种植医生只有全面构建好数字化种植技术的软硬件知识体系，才可能建立对数字化种植导板、动态导航、种植机器人等技术的正确认知和客观评判，真正驾驭而非简单使用数字化相关技术，最终将数字化种植的优势发挥到极致，最大限度地减小和控制误差。

"知行合一"是编者编写本书的初心，这既体现在对患者治疗效果的充分保障上，也体现在种植技术的临床实践上，同时还体现在本书的写作方式和内容上。在篇章结构上，本书以数字化种植的临床实践流程

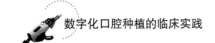

为线索构建框架；在知识内容上，本书通过具体的临床真实案例展示数字化种植的操作细节，配合视频演示，更加直观生动；此外，本书也是编者团队对近十年数字化临床实战经验的提炼和浓缩。

在此，诚挚地感谢中华口腔种植专委会各届领导对编者团队的指导和帮助！感谢宿玉成教授、陈江教授、张健教授为本书作序！感谢邓锋教授、王璐教授对本书的关心和帮助！还要特别感谢为本书绘制插图的周静老师！

感谢重庆医科大学附属口腔医院的各位领导，各科室同仁对编者团队所提供的多学科临床协助和学术支持！感谢重庆晶美义齿公司对本书病例数字化修复资料的贡献和支持！

感谢在本书撰写过程中付出辛勤劳动的编委会成员，感谢参与本项目的研究生的全力投入，感谢四年来每个人的笃定坚持！

感谢家人的陪伴、包容、理解、支持和付出！

最后，感谢口腔种植事业的每一位耕耘者！

感谢我们生活的这个伟大的时代！

付钢

2022 年 12 月 19 日

目　录

第一章　数字化种植的内涵

目前，种植修复技术已经成为临床上治疗牙列缺损和牙列缺失的主要手段。由于种植牙在结构形式、修复效果等方面最接近人体健康天然牙的状态和功能，因此种植牙被赋予"人类第三副牙齿"的美誉。如何可预期、可重复地实现理想的种植修复效果是每一位临床种植医生所面临的重要问题，而数字化种植技术的出现为解决上述问题提供了思路与方法。

第一节　"以修复为导向"的数字化种植技术

一、"以修复为导向"的意义

作为"人类第三副牙齿"，种植牙治疗的理想目标是最大限度地恢复类似于健康天然牙的生理功能，并保持种植牙的长期健康稳定。在临床上，以上理想目标体现在种植体治疗成功的各项标准中，包括：①种植体无动度；②种植修复体的咀嚼、美观、辅助发音等生理功能理想；③患者感觉无异常；④正常维护状态下种植体无生物学并发症；⑤放射线检查种植体周围牙槽嵴顶骨吸收小于 2.0 mm。

"咀嚼、美观、辅助发音"是健康天然牙的主要生理功能。为了长期维持上述功能，除了需要有健康牙槽骨、牙周膜、牙龈等牙周解剖条件，还需要天然牙位于牙槽骨中的合理位置（图 1-1-1 A），上下牙列的牙齿排列为整齐连续的牙弓弧线，并且后牙形成完美的尖窝对应关系，前牙保持正常的覆𬌗覆盖。当上述任何一个要素出现问题或不理想时，天然牙的生理功能就无法有效实现或长期维持。

与天然牙相似，种植牙功能的实现与维持也是建立在一定的解剖生理条件下的。布伦马克（Brånemark）教授提出的"骨结合"理论是当今种植技术最为根本的基础理论，即在光镜下，种植体表面和活骨直接接触，没有纤维等其他组织包绕，并且二者间呈现不同比例接触面积。足量、稳定的种植体骨结合是种植体在患者口腔内长期健康留存的基本条件。除了健康的骨结合、软组织生物学封闭等种植体周解剖条件，种植牙理想功能的实现还需以下要素，包括每颗种植体位于牙槽骨中合理的位置（图 1-1-1 B），多颗种植体之间合理分配空间并保证一定的平行度，所支持的上部修复体在后牙区域形成完美的尖窝对应关系，在前牙区域维持正常的覆𬌗覆盖。当种植修复的结果满足以上全部要素条件时，即意味着医生实现了"以修复为导向"的种植治疗效果，使最终修复体接近健康天然牙状态（图1-1-2）。

因此，"以修复为导向"原则与种植的理想目标密切相关，不仅应作为评判种植治疗效果的标准之一，更应作为指导原则贯穿于整个种植治疗过程，具化于每一个临床步骤，从而赋予该原则高度的可操作性与可重复性，达到有效解决"如何可预期、可重复地实现理想的种植修复效果"这一核心问题的目的。种植医生必须深刻理解"以修复为导向"原则的内涵，才不至于使该原则成为虚浮的口号。

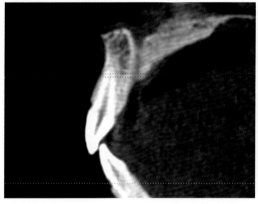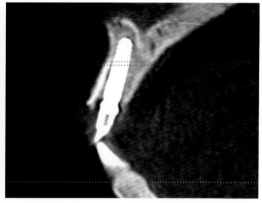

A. 健康天然牙 CBCT 影像的矢状面观。示：健康的牙槽骨及骨弓轮廓以及牙根位于牙槽骨内理想位置

B. 理想种植牙 CBCT 影像的矢状面观。示：健康的牙槽骨及骨弓轮廓以及种植体位于牙槽骨内理想位置

图 1-1-1　健康天然牙和理想种植牙锥形线束 CT（cone beam computed tomography，CBCT）影像

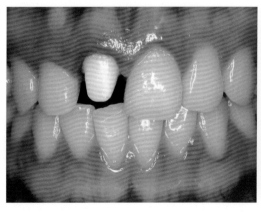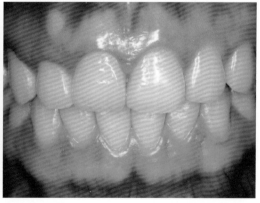

A. 二期修复时戴入个性化基台正面观。示：最大限度地接近天然牙牙体预备后的状态

B. 戴入冠修复体后正面观。示：最大限度地接近天然牙状态

图 1-1-2　"以修复为导向"的种植上部修复体效果

二、"以修复为导向"的执行

基于当前临床通用的硬软件体系，编者总结出以下实现"以修复为导向"的种植治疗的基本临床流程。

（一）最终修复效果的设计、预告与评估

在手术前，预先进行最终理想修复效果的设计、预告和评估，并保证整个预览过程的可视化、具象化（图 1-1-3）。

（二）"以修复为导向"进行种植体三维空间位置的虚拟设计

在可视化状态下，以最终理想修复体为参照，根据种植体植入原则，在牙槽骨（颌骨）中精准地设计种植体的理想三维空间位置（图 1-1-4 A）。然后生成具有约束引导种植体植入作用的种植导板虚拟文件，并通过 3D 打印等技术制作出实体种植导板（图 1-1-4 B）。

（三）"以修复为导向"进行种植体的现实精确植入

利用设计、打印生成的种植导板和导板工具系统，将种植体精准地植入到所设计的患者牙槽骨的理想三维空间位置上（图 1-1-5）。

（四）种植修复效果的验证与反馈

在种植手术及修复完成后，通过对比修复体的虚拟设计和实际效果（图 1-1-6 A，图 1-1-6 B），以及种植体的虚拟设计与实际位置（图 1-1-6 C—图 1-1-6 F），实现虚拟设计与实际效果的对比验证，并分析出现偏差的原因，从而获得临床技术步骤的效果验证与反馈。

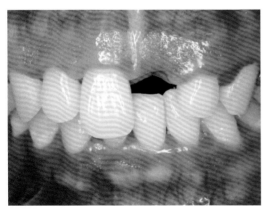

A. 术前口内正面观。示：21 缺失拟行种植修复

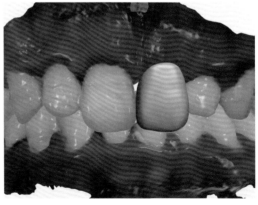

B. 术前数字化修复设计效果的正面观。示：通过软件进行 21 最终修复效果的设计与预告，供医生与患者进行修改评估

图 1-1-3 最终理想修复效果的可视化

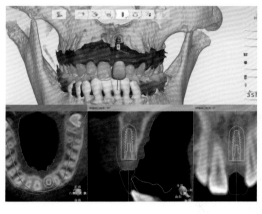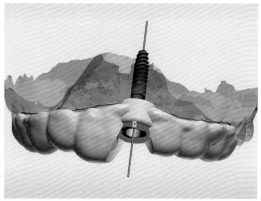

A. 种植导板软件中的种植体三维位置设计界面。示：利用种植导板软件的可视化功能，以最终理想修复体为参照，在牙槽骨中进行种植体理想三维空间位置的设计

B. 种植导板设计方案的生成

图 1-1-4　种植位点的精准设计及种植导板的生成

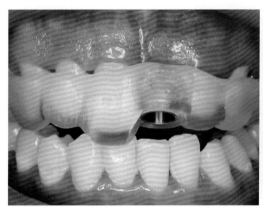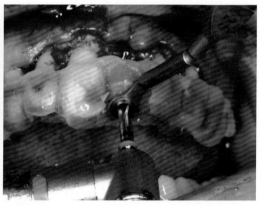

A. 种植导板口内就位正面观

B. 在种植导板的约束引导下，按设计要求精准备洞

图 1-1-5　通过种植导板将虚拟种植设计转移至患者牙槽骨中

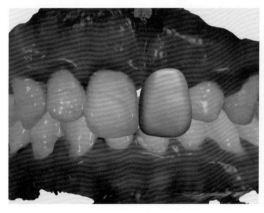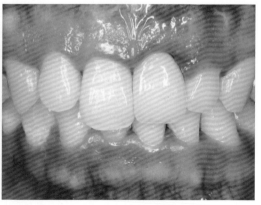

A. 术前数字化修复设计效果的正面观

B. 种植戴牙后实际修复效果口内照的正面观

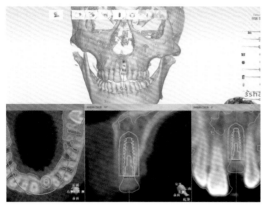

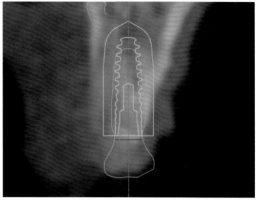

C. 术前种植设计位点和术后种植体实际三维空间位置的 CBCT 比对（绿色为术前设计植体位点，橘黄色为术后实际植入位点）

D. 术前种植设计位点和术后种植体实际位点的 CBCT 矢状面比对（绿色为术前设计植体位点，橘黄色为术后实际植入位点）

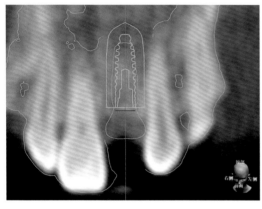

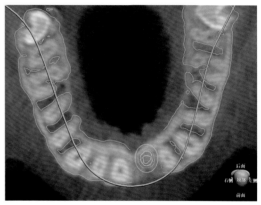

E. 术前种植设计位点和术后种植体实际位点的 CBCT 冠状面比对（绿色为术前设计植体位点，橘黄色为术后实际植入位点）

F. 术前种植设计位点和术后种植体实际位点的 CBCT 水平面比对（绿色为术前设计植体位点，橘黄色为术后实际植入位点）

图 1-1-6 最终修复效果和位点的设计与完成比对

通过上述 4 个步骤，种植医生从精确设计到精准执行，再从精准执行到精细比对，实现了"以修复为导向"的种植临床治疗闭环。临床上要想实现"精确、精准、精细"的"以修复为导向"的种植，其主要的挑战就在于种植医生难以在每个治疗步骤中做到可控、可测、可评估。如何在临床实践中让每个步骤的设计及操作可视化、可测化和可控化，是能否在真正意义上践行"以修复为导向"原则的根本问题。

三、传统种植方案的局限性

传统的种植技术包括自由手种植、简易导板种植和放射导板种植等。相对于数字化

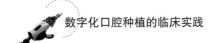
种植技术，以上传统方式在实现"以修复为导向"的种植方面具有明显的局限性和不确定性。

（一）传统自由手种植

传统自由手种植的修复效果主要依赖于种植医生的主观认知和经验判断。无论是最终修复效果的设计与评估（不诊断排牙的情况下），种植体三维位置的设计，还是种植体的外科植入，所得效果都主要取决于医生的个人经验判断。尽管在部分简单病例中，经验丰富的医生有时可以通过自由手实现"以修复为导向"的最终效果，但这种"以修复为导向"的结局只停留于主观认知的现象层面。首先，由于种植修复设计的效果只存在于医生的脑海，在完成治疗后并不能进行最终结果与最初设计效果之间的客观对比验证。其次，由于没有明确的修复体作为参照，精准的种植体三维位置设计实际上无从谈起。最后，自由手状态下的种植外科操作是在部分盲视条件下进行的，植入位点的可控性与重复性较差。综上所述，如果以"以修复为导向"作为标准，由于自由手种植一开始就没有践行具有基石意义的第一步——最终修复效果的设计、预告与评估，后续三个步骤显然无法进行（图1-1-7）。

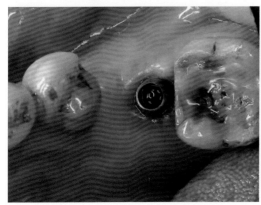 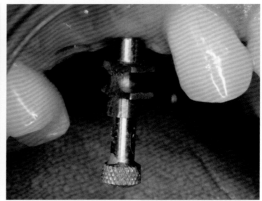

A. 自由手种植手术后，修复时发现种植位点明显偏远中   B. 自由手种植手术后，二期取模时发现种植轴向不佳

图 1-1-7　传统自由手种植导致种植位点和轴向出现偏差

（二）简易排牙导板或简易压膜导板

在临床上，设计与预告最终修复效果的最直接方式是在石膏模型上用美学蜡或树脂牙进行理想排牙。在此基础上，医生可以在所排缺失牙的中心长轴上开孔作为种植体植入位点参照，制作成简易透明排牙导板（图1-1-8），或对排牙模型翻制石膏模型后，压制透明膜片成型，从石膏模型上切割剪裁下来，并在相应位点开孔，生成类似正畸压膜保持器的

简易压膜导板（图 1-1-9）。与基于个人经验的自由手种植相比，石膏模型上的排牙操作具有可视化评估功能，并且导板的开孔可为种植体植入位点的确定提供一定近远中和颊舌方向上的参考，因此以上两种简易种植导板在"以修复为导向"方面有了一定改善。但需要明确指出的是，简易种植导板由于无法实现牙列软硬组织信息与颌骨影像学信息重叠对应，难以从现实世界进入可视化的虚拟世界，种植位点的精准设计和具有约束引导功能的种植导板设计也无从谈起，同时简易种植导板对种植体植入方向的引导作用十分有限，所以仅能践行"以修复为导向"标准流程中的第一步，难以实施其后三个步骤。

（三）排牙放射导板

在模型上通过蜡基托排牙实现修复效果的预告与评估后，可将其充胶转变为活动义齿，并在目标牙位打孔，充填牙胶等具有阻射性的材料，即可作为排牙放射导板（图 1-1-10 A—图 1-1-10 C）。当患者戴入排牙放射导板并拍摄 CBCT 时，就能实现理想修复体与其下方软硬组织之间位置关系的 CBCT 可视化评估，进而可以进行种植体植入位点的大致设计（图 1-1-10 D）。将阻射性物质去除暴露开孔后，该导板即可作为粗略引导种植手术的简易排牙导板（图 1-1-10 E—图 1-1-10 H）。从以上应用原理可以看出，排牙放射导板践行了"以修复为导向"标准流程的第一步，并粗略践行了第二步与第三步，但无法进行最后一步的反馈验证，因此难以精确实现"以修复为导向"的设计—执行—验证闭环。

综上所述，以自由手种植和简易导板种植等为代表的传统种植方式都无法保证种植效果的精准性、可预期性以及可重复性。因此，这些传统种植方式难以实现真正意义上的"以修复为导向"的种植，仅能将"以修复为导向"置于口号中，存于想象里。

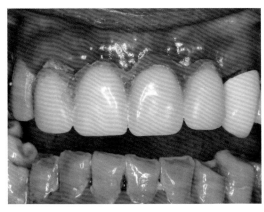

A. 口内试戴诊断蜡型的正面观

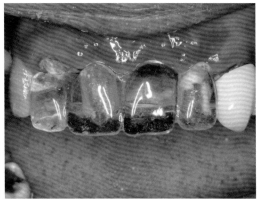

B. 口内试戴充胶后的简易透明排牙导板的正面观

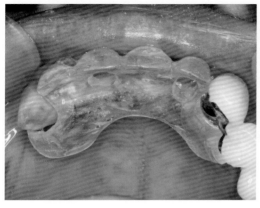

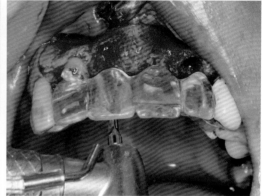

C. 口内试戴充胶后的简易透明排牙导板的殆面观　　D. 简易透明排牙导板引导下备洞

图 1-1-8　简易透明排牙导板

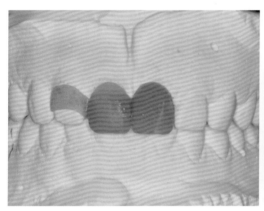

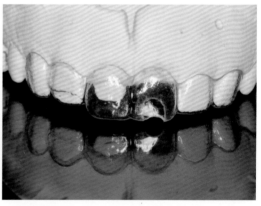

A. 模型上的诊断蜡型的正面观　　B. 简易压膜导板开孔后的正面观

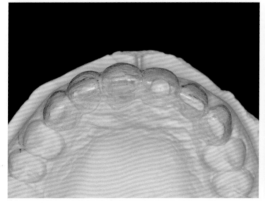

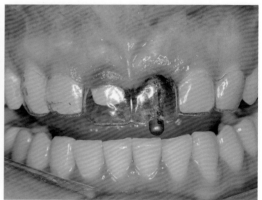

C. 简易压膜导板开孔后的殆面观　　D. 简易压膜导板术中验证

图 1-1-9　简易压膜导板

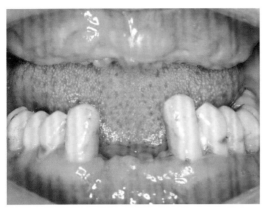

A. 术前口内正面观

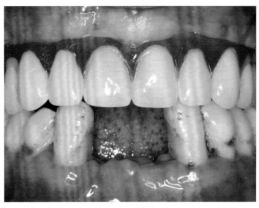

B. 预告最终修复效果的活动义齿口内正面观

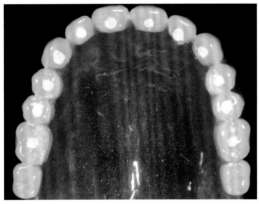

C. 活动义齿制作的放射导板

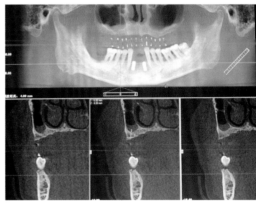

D. 佩戴放射导板拍摄的 CBCT 影像

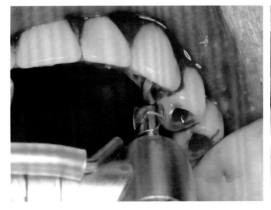

E. 在放射导板引导下备洞

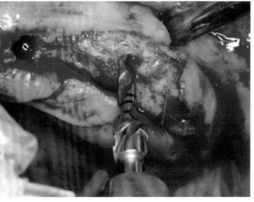

F. 自由手完成剩下备洞

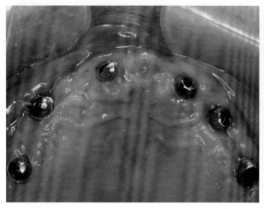
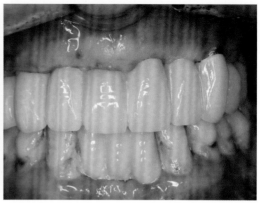

G. 种植修复基台口内𬌗面观   H. 最终修复口内正面观

图 1-1-10　放射导板制作、种植手术与修复

四、数字化种植技术的优势

（一）数字化种植技术的实质

数字化种植技术的实质是通过 CBCT 技术、光学扫描技术及相关的种植导板软件等，将在现实世界无法可视化的上部修复体、种植三维空间位置和其相关软硬组织之间的位置关系，转化为可视的数字化虚拟状态，进而在虚拟视窗下进行可测量、可评估、可比对的精确设计，再通过具有准确约束引导功能的静态种植导板或具有实时可视功能的动态导航技术，将虚拟视窗中"以修复为导向"的理想种植体设计精准地转移至现实环境中实施。简而言之，数字化种植技术是一种从现实到虚拟，再从虚拟回到现实的技术。

（二）数字化种植技术的优势

得益于数字化软硬件的优势，数字化种植技术具有"精确、精准、精细"的特点，具备突出的临床优势，包括但不限于：

（1）极大地提高了种植治疗的效果和质量，保证了种植手术的可重复性，可有效减少种植治疗相关并发症。

（2）缩短了手术时间，降低了种植手术的难度，增加了不翻瓣微创手术的可操作性，最大可能地减少手术创伤，使种植后即刻修复成为可能。

（3）增加了美学区、无牙颌、特殊解剖结构区域（穿颧、穿翼板）以及极限骨量等复杂种植病例的可预期性，使最终治疗效果更有保障。

（4）通过术前修复效果与各治疗步骤的可视化展示，大大提高了医患间的沟通质量，减少了医疗纠纷的发生。

必须强调的是，数字化种植技术是一个宏大而复杂的体系，数字化种植导板仅仅是其中一环。同时，数字化种植导板也存在误差与局限，仍然需要由医生来掌控和驾驭，永远无法替代医生。因此，除了相关的软硬件支持，种植医生的专业知识、外科技巧、临床经验，以及对数字化软件及配套工具的驾驭能力和对数字化种植导板误差的纠错能力都是数字化种植技术体系的必要构成要素。

第二节　数字化种植外科技术

随着影像学技术、计算机技术、光学技术、快速成型技术、自动化机械技术等技术的不断发展，数字化技术在口腔医学领域得以快速推广应用。目前，数字化种植技术已全面应用于种植治疗的各个阶段。现有的数字化种植外科技术主要有三种：①数字化种植导板技术；②动态导航技术；③种植机器人技术。

一、数字化种植导板技术

数字化种植导板技术的基本临床步骤包括：①口腔与颌骨解剖数字化信息的获取；②最终修复效果的设计与预告；③种植位点与分布的软件设计与预告；④数字化虚拟导板的生成；⑤种植导板的3D打印快速成型；⑥种植导板及相应工具引导下的种植体外科植入；⑦虚拟设计与现实临床效果之间的对比验证与反馈。

在虚拟设计阶段，数字化种植导板技术实现了最终修复体与种植体三维位置的可视化，但是当进入临床实施阶段时，种植窝洞预备及种植体植入其实是在部分盲视状态下进行的。因此，与能够实时反映钻针位置和植体位置的实时动态导航技术不同，数字化种植导板技术属于静态导航技术，仅利用静态导板的约束引导作用进行窝洞的预备和种植体的植入。在种植导板的设计、制作和使用过程中，任何一个环节出现偏差或错误都可能会给医生和患者带来麻烦甚至是灾难性的后果。由此可见，种植导板的临床操作仅仅是数字化种植导板技术中的一个应用环节。种植医生不仅需要掌握临床操作技术，还必须全面、系统地学习数字化种植导板技术的所有环节，从而更好地理解该体系的原理与技术要求。

（一）数字化种植导板植入体系

1. 数字化种植导板植入体系的构成

数字化种植导板与其配套使用的种植体植入导板工具（种植导板工具盒）共同构成了数字化种植导板植入体系。

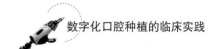

（1）**数字化种植导板**：数字化种植导板主要由导环和覆盖在牙齿、黏膜以及骨面上的基板组成。其他的附件还包括导板支撑杆、固位钉导环及导板就位观察窗等（图1-2-1）。

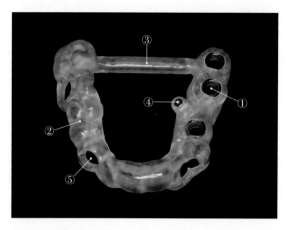

种植导板的组成：①导环；②导板基板；③支撑杆；④固位钉导环；⑤观察窗

图 1-2-1　种植导板

（2）**种植导板工具盒**：种植导板工具盒主要包括不同直径、长度的种植窝洞预备钻和配套直径的压板、定位钻、固位钉和固位钉钻、软组织环切钻等（图1-2-2）。

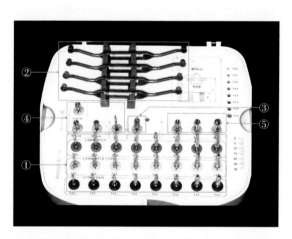

种植导板工具盒的组成：①扩孔钻；②压板；③定位钻；④固位钉和固位钉钻；⑤软组织环切钻

图 1-2-2　种植导板工具盒

2. 数字化种植导板植入体系的分类

目前用于临床的数字化种植导板植入体系主要有两类，即压板式种植导板植入体系（压板式导板工具）和导筒式种植导板植入体系（导筒式导板工具）。在压板式种植导板植入体系中（图1-2-3），术者通过导环与压板实现钻针运动路径的精细控制与约束。在导筒式种植导板植入体系中（图1-2-4），钻针上端本身带有圆柱形约束引导结构与平面止停结构，其约束引导部位的直径与种植导板的导环相匹配，无需压板即可实现钻针路径的精细控制与约束。

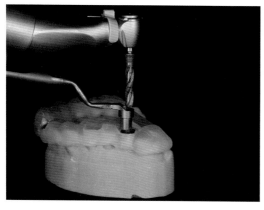 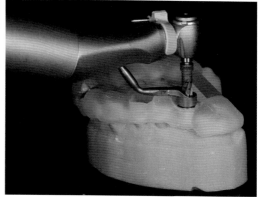

A. 压板式导板工具由压板、套筒共同约束引导钻针　　　　　B. 压板式导板工具备洞

图 1-2-3　压板式导板工具

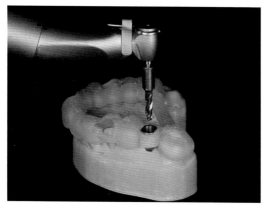 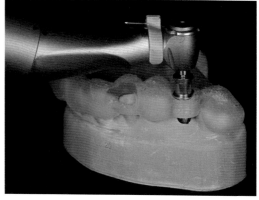

A. 导筒式导板工具仅由套筒约束引导钻针　　　　　　　B. 导筒式导板工具备洞

图 1-2-4　导筒式导板工具

3. 数字化种植导板的原理

联合使用数字化种植导板和相关手术工具盒，实现外科操作的精细控制，即可将虚拟的种植设计精准地转移至患者的解剖结构中，实现精准的虚实转化。

（1）预备深度的控制：在进行软件虚拟数字化设计时，需要准确计算导环顶面到种植体平台的距离，即种植导板的补偿距离（sleeve offset）。这里选择种植体平台作为参照点的原因是，在数字化种植设计方案确定后，导环顶面和种植体平台的距离为固定值。如果选择骨面作为参照点，由于骨面不平整及种植体植入深度可变等因素，补偿距离可能会发生变化。在进行临床操作时，选取预备钻的长度即为种植体长度与种植导板的补偿距离之和，

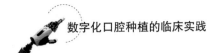

配合导环的止停作用，即能完成对种植窝洞预备深度的精确控制。

对于导筒式导板工具，植入种植体长度的计算公式为（图1-2-5 A）：

$$H=L-S$$

对于压板式导板工具，植入种植体长度的计算公式为（图1-2-5 B）：

$$H=L-h-S$$

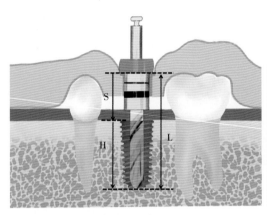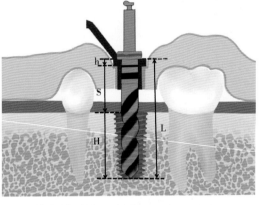

A. 导筒式导板工具的深度控制
（L—预备钻的长度；H—窝洞预备深度；S—种植导板的补偿距离）

B. 压板式导板工具的深度控制
（L—预备钻的长度；H—窝洞预备深度；S—种植导板的补偿距离；h—压板厚度）

图1-2-5　种植窝洞预备的深度控制

（2）近远中、颊舌向及轴向的控制：在虚拟软件中，人为设计的导环位置代表了种植体近远中、颊舌向及轴向的中心穿出位置。在现实的临床操作环节，导环、压板和钻针（携带器）之间由匹配的直径实现相互约束，进而精准控制钻针的预备路径和种植体的植入路径，即实现对种植体三维空间位置的精确控制。

（二）数字化种植导板的分类

1. 按种植导板制作生成的方式分类

按种植导板制作生成的方式分类，可分为数控切削种植导板制作法、快速制造技术种植导板制作法、光固化树脂速成型种植导板打印法等，目前临床应用最广泛的是光固化树脂速成型种植导板打印法。

2. 按种植导板口内就位后的支持方式分类

按种植导板口内就位后的支持方式分类，可分为牙支持式种植导板、黏膜支持式种植导板、牙黏膜混合支持式种植导板、骨支持式种植导板（图1-2-6）。

除骨支持式种植导板外，其余三种种植导板的分类几乎可以和传统活动义齿的支持分类方式相对应。肯氏三、四类缺牙一般和牙支持式种植导板相对应，肯氏一、二类缺牙一

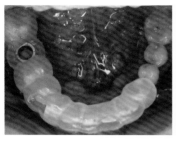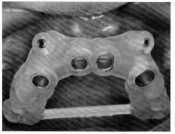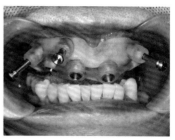

A. 针对36缺失患者所设计的牙支持　B. 针 对 14、15、16、17、24、26 缺　C. 针对上颌牙列缺失患者所设计的黏
式种植导板　　　　　　　　　　失患者所设计的牙黏膜混合支持式　膜支持式种植导板
　　　　　　　　　　　　　　　　种植导板

图 1-2-6　按种植导板口内就位后的支持方式分类

般和牙黏膜混合支持式种植导板相对应，无牙颌一般和黏膜支持式种植导板相对应。此外，
余留牙的数目、分布及松动程度也会对种植导板支持方式的选择产生一定影响。就种植导
板口内就位的稳定性和操作稳定性而言，牙支持式种植导板优于牙黏膜混合支持式种植导
板，牙黏膜混合支持式种植导板又优于黏膜支持式种植导板。

　　3. 按种植导板约束引导作用的程度分类

　　按种植导板约束引导作用的程度分类可分为全程约束引导种植导板（以下简称"全程
导板"）（图 1-2-7 A）、半程约束引导种植导板（以下简称"半程导板"）（图 1-2-7 B）。

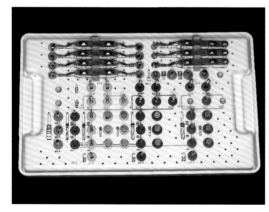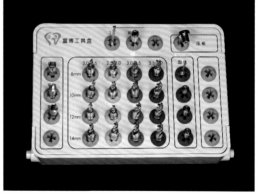

A. 士卓曼（Straumann）种植系统全程导板工具盒　　　B. 第三方的半程导板工具盒

图 1-2-7　按种植导板约束引导外科植入操作的程度分类

　　（1）全程导板：全程导板是指从种植窝洞预备的第一步定点开始，到种植窝洞的制备
完成，再到种植体的最终植入到位，其间每一步操作都是在种植导板的约束引导下完成的。
全程导板的种植三维空间位置精度优于半程导板，更能体现"以修复为导向"的种植临床
要求。

　　（2）半程导板：半程导板是相对于全程导板而言的。半程导板只约束和引导从定点到

部分种植窝洞预备操作，窝洞的终末预备成型以及种植体植入仍须由医生自由手完成。当缺牙间隙较小，无法在种植导板上安装常规直径导环时，半程导板仅能引导起始钻（一般是 2.0 mm 先锋钻），确定备洞起始位点以及窝洞轴向，其后的所有窝洞预备过程以及种植体植入均须自由手完成，这类种植导板也称为先锋钻导板。在使用半程导板预备种植窝洞时，仅能使洞形的大小和三维空间位置尽可能接近术前设计，加之颌骨是多相的、各向异性的、且具有一定屈曲性的弹性体，后期无约束状态下的自由手种植体植入过程势必会带来一定误差。

扫码观看视频
半程导板工具盒介绍及操作演示

扫码观看视频
全程导板工具盒介绍及操作演示

全程导板与半程导板的优缺点如表 1-2-1 所示。

表 1-2-1　全程导板与半程导板的优缺点比较

分类	优点	缺点
全程导板	①精准度高； ②可作为半程导板用于其他系统	①全程约束引导植入的种植导板需要与对应的特定种植系统匹配使用； ②种植导板工具盒的价格较高； ③使用受患者开口度大小的限制
半程导板	①没有种植系统的限制,适用范围广； ②导板工具盒的价格相对较低	①精准度有限； ②使用受患者开口度大小的限制

　　在临床应用中，医生可将全程导板降维为半程导板来使用，以便扩大种植导板工具盒的应用范围。即使用的是半程导板，医生也可以在种植体植入时再次将种植导板戴入患者口内，从而以导环中心作为参照植入种植体，更精准地实现种植体虚拟设计三维空间位置的现实转化，尽可能地接近"以修复为导向"的种植治疗目标。

　　需要注意的是，无论是全程导板还是半程导板，可视化仅体现在虚拟设计阶段，现实的操作过程仍是在部分盲视下进行的。种植导板一旦出现误差或错误，就可能导致灾难性的后果。动态导航技术通过主动红外线定位等技术解决了外科操作过程中的可视化问题，实现了设计和操作的全程可视化。然而动态导航技术是自由手状态下的直视操作，没有静态导板的约束与控制作用，其操作过程中的精准性可能会受到影响。针对以上问题，种植机器人技术应运而生。种植机器人技术将静态导板设计的可视化、动态导航操作的可视化和机械臂操作的精准化全面、系统地融合在一起，实现了种植体植入全过程的可视化和可控化，能称为真正意义上的数字化种植外科技术。动态导航技术和种植机器人技术的相关应用现状见本书第十二章和第十三章，在此不再赘述。

参考文献

1. BRÅNEMARK PI. Osseointegration and its experimental background[J]. J Prosthet Dent, 1983, 50(3): 399-410.

2. GILMER CE. Goals and limitations of implant prosthodontics[J]. J Am Dent Assoc, 1990, 121(3): 352-353.

3. 满毅. 数字化技术在口腔种植修复中的应用 [J]. 口腔医学, 2017, 37(7): 577-582.

4. AFRASHTEHFAR KI. Conventional free-hand, dynamic navigation and static guided implant surgery produce similar short-term patient-reported outcome measures and experiences[J]. Evid Based Dent, 2021, 22(4): 143-145.

5. 潘小波. 传统及数字化口腔种植导板的制作及临床应用研究进展 [J]. 中国临床新医学, 2020, 13(4): 337-340.

6. DE SOUZA AB, KANG M, NEGREIROS WM, et al. A comparative retrospective study of different surgical guide designs for static computer-assisted implant surgery in posterior single edentulous sites[J]. Clin Oral Implants Res, 2022, 33(1): 45-52.

7. FLÜGGE T, KRAMER J, NELSON K, et al. Digital implantology-a review of virtual planning software for guided implant surgery. Part Ⅱ : prosthetic set-up and virtual implant planning[J]. BMC Oral Health, 2022, 22(1): 23.

8. GREENBERG AM. Digital technologies for dental implant treatment planning and guided surgery[J]. Oral Maxillofac Surg Clin North Am, 2015, 27(2): 319-340.

9. INCHINGOLO AD, INCHINGOLO AM, BORDEA IR, et al. The effectiveness of osseodensification drilling protocol for implant site osteotomy: a systematic review of the literature and meta-analysis[J]. Materials (Basel), 2021, 14(5): 1147.

10. 王晓华, 刘艾芃, 邓文正. 数字化导板在口腔种植中的研究进展 [J]. 华西口腔医学杂志, 2020, 38(1): 95-100.

11. EL KHOLY K, LAZARIN R, JANNER SFM, et al. Influence of surgical guide support and implant site location on accuracy of static computer-assisted implant surgery[J]. Clin Oral Implants Res, 2019, 30(11): 1067-1075.

12. 邵琴, 杨国利. 全程导航与部分导航的数字化种植导板的对比分析 [J]. 口腔医学, 2020, 40(3): 285-288.

第二章　数字化种植设计的软硬件应用

　　"可视化"是数字化种植技术临床实践的必要条件，正是通过在数字化虚拟世界的"可视化"，临床上种植医生才可以直观立体地观察、测量、评估在现实世界无法看见的颌骨内部解剖结构、缺牙区颌骨的解剖参数条件、最终修复效果及其下方软硬组织的空间位置关系，并设计"以修复为导向"的种植位点。锥形线束 CT、数字化光学口内扫描（以下简称"口扫"）、口外仓式模型扫描（以下简称"仓扫"）和种植导板设计软件等，则是实现数字化种植"可视化"的必要软硬件设备和系统。

第一节　数字化种植设计的数据采集

一、锥形线束 CT 技术

　　锥形线束 CT（cone beam computed tomography，CBCT）利用射线和数字化方式将患者口腔及颌骨解剖结构转化为直观可视、尺寸大小 1 ：1 的三维数字化影像（图 2-1-1），是目前口腔种植治疗中最重要的影像学检查技术。

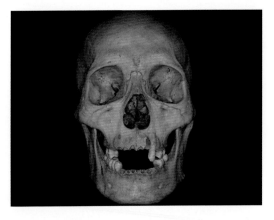

A. 真实的颌骨解剖结构的正面观

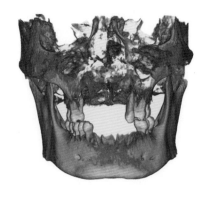

B. CBCT 虚拟重建的颌骨影像结构的正面观

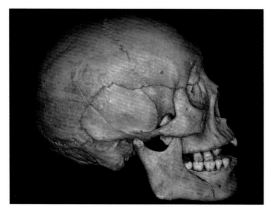
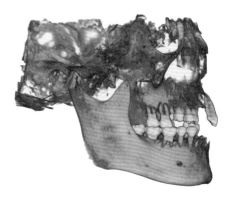

C. 真实的颌骨解剖结构的侧面观　　　　　　　D. CBCT 虚拟重建的颌骨影像结构的侧面观

图 2-1-1　真实的颌骨解剖结构和 CBCT 虚拟重建的三维颌骨影像结构

（一）CBCT 的工作原理

CBCT 的成像原理是 X 线发生器以较低的射线量（通常球管电流在 2~10 mA）发出锥形 X 线束，围绕被照物体做 180° ~360° 旋转扫描，投照后所获得的数据在计算机中"重组"后获得三维图像。

与全身螺旋 CT 相比较，从成像结构看，CBCT 采用三维锥形束 X 线扫描代替体层 CT 的二维扇形束扫描；从数据采集装置看，CBCT 采用一种二维面状探测器来代替体层 CT 的线状探测器。由于 CBCT 采用的是锥形束 X 线扫描模式，因此在临床扫描拍摄时仅需要旋转 360° 即可获取重建所需的全部原始数据，同时其面状探测器采集投影数据的方式也加快了数据的采集速度，缩短了 X 线照射时间。从成像方式来看，全身螺旋 CT 的投影数据是一维的，重建后的图像数据是二维的，重组的三维图像是由多个连续二维切片叠加而成的；而 CBCT 的投影数据是二维的，重建后直接得到三维图像。相对而言，全身螺旋 CT 所获得图像的纵向分辨率较低，比较容易产生阶梯状伪影，图像不够细腻；CBCT 的空间分辨率更高，对颌骨等硬组织的成像质量也更好。

此外，由于不同厂家和品牌采用的三维锥形束 X 线扫描装置和探测器的不同，不同 CBCT 的曝光范围大小、曝光时间、图像重建时间及体素大小等参数不尽相同。比如 CBCT 有 4 cm×4 cm，18 cm×20 cm 等不同视野面积，曝光时间从几秒到几十秒不等，体素从 0.1 mm 到 0.4 mm 不等。

总的来说，CBCT 具有放射量低、应用范围广泛、成像效果清晰、操作便捷、与第三方软件易融合等优点。但是，CBCT 也存在密度分辨率不够、对软组织解剖结构显像不够清晰、无法完全消除种植体或口腔内金属伪影等缺点（表 2-1-1）。

表 2-1-1　进口 CBCT 机的参数

型号	3D Accuitomo 170	NewTom 3G	NewTom VG	ICAT(KaVo)	Galileos comfort	Kodak 95003D	ProMax 3D Max	DCT Pro
球管类型	60~90 kV，油冷却、风冷却双重冷却球管	110 kV，CT 球管	110 kV	90~120 kV	85 kV，曲面断层球管	60~90 kV，曲面断层球管	84 kV，曲面断层球管	50~90 kV，曲面断层球管
曝光方式	连续曝光	脉冲式	脉冲式	脉冲式	脉冲式	脉冲式	脉冲式	连续曝光
灰度 /bit	14	12	16	14	12	14	15	12
最小工作空间 /m	1.4×1.3×1.8	2×2×1	1.4×1.4×2.1	1.4×1.2×1.8	1.6×1.6×2.25	0.8×1.8×2.4	0.7×1.8×2.3	1.9×1.3×1.7
球管规格	固定阳极	固定阳极	旋转阳极	固定阳极	固定阳极	固定阳极	固定阳极	固定阳极
焦点大小 /mm	0.5	0.5	0.3	0.5	0.5	0.7	0.5	0.5
投照一圈度数	360°/180°	360°	360°	180°（大视野），360°（中小视野）	220°	200°	200°，450°（两圈）	360°
数据获取组数 / 组	512/256	360	360	180（大视野），360（中小视野）	200	190	200	360
影像探测器	非晶硅平板	影像增强器	非晶硅平板	非晶硅平板	CCD 配影像增强器	非晶硅平板	CSI 平板	COMS 平板
患者定位	坐姿	躺式	站立、坐姿	坐姿	站立、坐姿	站立、坐姿	站立、坐姿	坐姿
原厂种植软件	第三方软件	NewTom implant Planning	NewTom implant Planning	无	无	无	有	有

项目								
扫描时间 /s	18	36	18~24	8.5（半幅扫描）~24（360°扫描）	14	18	18~26	24
重建时间 /s	40	90	45~90	180（360°扫描）	150~270	120	30~150	60
曝光时间 /s	18/8.9	18~26	18~26	26.9/8.9	18	18	18~26	24（持续曝光）
扫描直径 /cm	17, 10, 8, 6, 4	20, 15, 10	23	23（TMJ模式），16, 8	15	20.6	22	20
扫描高度 /cm	12, 10, 8, 6, 5	22, 15, 10	18	17（TMJ模式），13, 8	15	18.4	17	19, 15
空间分辨率 /mm	0.08~0.5	0.1~0.5	0.075, 0.24	0.125, 0.2, 0.4	0.15, 0.3	0.15, 0.3	0.127	0.3, 0.4
最薄扫描厚度 /mm	0.08~2.0	0.1~0.5	0.1	0.12~0.4	0.15~0.3	0.2	0.1	0.1
三维头影测量 /cm	17×12（3D图像）	15×15（3D图像）	23×18（3D图像）	23×17（180°扫描3D图像）	15×15（3D图像）	20.6×18.4（3D图像）	22×17（3D图像）	20×19（3D图像）
注册证	有	有	有	有	有	有	无	有

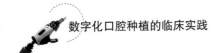

（二）种植用 CBCT 的选择

目前 CBCT 机器主要有 3 种类型，卧式、立式、坐式。从占据临床空间大小考虑，建议采用立式或坐式的 CBCT 机器。

球管是 X 线机的关键组成部分，决定了 CBCT 图像质量和使用寿命。目前市场上球管的曝光方式主要分为连续曝光和脉冲式曝光两种。原理上脉冲式曝光的球管要稍微优于连续曝光的球管。球管的阳极分为固定阳极和旋转阳极两种，一般旋转阳极优于固定阳极。球管的焦点决定了影像的清晰度，焦点越小，清晰度越高。拍摄时球管旋转度数也会影响影像的清晰度，360° 者优于 180° 者。同时球管的冷却系统非常重要，尤其是在短时间内需要不间断照片的情况下。

影像探测器决定了影像成像的品质。目前在市场上常见的有非晶硅平板、电荷耦合器件（charge-coupled device，CCD）、互补金属氧化物半导体（complementary metal oxide semiconductor，CMOS）平板、碘化铯（cesium iodide，CSI）平板等，其中非晶硅平板是目前相对较好的选择。

图像扫描时间与图像成像质量存在相关性。当扫描时间过短时，图像清晰度会降低；当扫描时间过长时，患者往往难以保持长时间固定，易造成运动伪影。数据的重建时间长则说明计算机的配置可能较低，影响重建速度。

扫描范围决定了 CBCT 图像的可视范围。根据成像范围大小，CBCT 的扫描范围可分为大、中、小三种，一般 12 cm×8 cm（不含）以下为小视野，12 cm×8 cm（含）到 15 cm×15 cm（不含）为中视野，15 cm×15 cm（含）以上为大视野。针对种植治疗，一般建议选择中视野或大视野。在临床应用上，扫描范围应根据需要进行选择，而不是越大越好。对于种植医生来说，应该根据种植手术设计的范围来决定需要扫描的范围。原理上扫描范围小则清晰度高。如果想要大视野的清晰度也达到小视野的水平，其图像的存储和传输就非常重要。

空间分辨率决定了图像的质量，数值越小清晰度应该越高。从各个厂家提供的数据来看，空间分辨范围在 0.075~0.4 mm 之间。一般来说，扫描的厚度越薄，获得的数据越多，图像质量越好，但所需要的存储空间也越大。

CBCT 软件的功能对于机器的使用也起着非常重要的作用。软件应有良好的操作性，面板的设计应该简单，图标应容易辨识和记忆。医学数字成像与通讯（digital imaging and communications in medicine，DICOM）数据格式被绝大部分 CBCT 软件所采用，因其具有良好的兼容性，可以用在任何一种第三方软件中。

（三）CBCT 软件

DICOM 是 CBCT 软件读取和识别的文件格式，通过软件将患者的颌骨解剖结构在电脑屏幕上再现出来，既可以是颌骨 3D 外形再现，也可以是多截面颌骨解剖结构的影像重组，还可以是横断面重建和 360° 轴面重组。利用软件的测量功能即可测量不同立体状态和截面状态下骨组织的颊舌向厚度、近远中宽度和殆龈向高度等，还可测量各个解剖结构间的距离关系、角度关系和空间位置关系。豪斯费尔德单位（Hounsfield unit，HU）（即 CT 值）的测量功能可用于判断颌骨的骨质密度。

1. CBCT 三维重建

通过 CBCT 软件的重建功能，临床上可以在各个轴位（水平、冠状、矢状）图像上对患者颌骨进行多向、多层面重建及曲面体层重建或三维重建（图 2-1-2）。

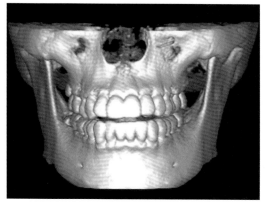

A. CBCT 的三维颌骨重建

B. 全景曲面断层重建

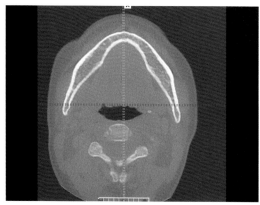

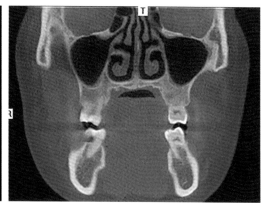

C. 颌骨影像的水平面观

D. 颌骨影像的冠状面观

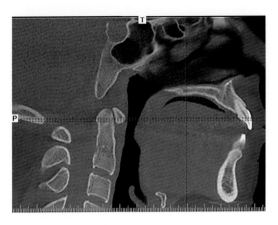

E. 颌骨影像的矢状面观

图 2-1-2　CBCT 软件的重建功能

　　临床的 CBCT 为多文件的 DICOM 格式，可通过其他软件（例如 coDiagnostiX、3Shape、Mimics 和 ExamVision）对 CBCT 的数据进行 3D 渲染容积（图 2-1-3 A）。3D 渲染容积后可进行牙槽骨外形轮廓的观察，直观地评估牙槽骨的缺损情况，在三维立体状态下进行解剖点之间的空间距离测量。通过半透明化处理，可显示神经血管束和种植体之间的三维空间位置关系（图 2-1-3 B）。通过 HU 阈值分割，可进行软硬组织的分离以及不同灰度值硬组织的区分（图 2-1-3 C）。

　　在全景曲面断层重组状态下，可评估剩余牙列的牙周和牙体牙髓情况、上颌窦气化状态以及下齿槽神经的走行平面，精准测量牙槽骨的高度以及种植体和邻牙的位置关系，判断种植体近远中的轴向等。

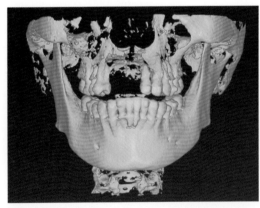

A. 通过 coDiagnostiX 软件进行 3D 渲染容积后颌骨的正面观

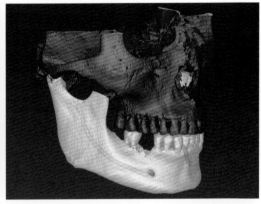

B. 通过 coDiagnostiX 软件进行半透明化处理显示神经血管束后颌骨的侧面观

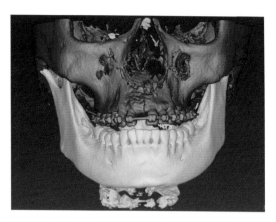

C. 通过 coDiagnostiX 软件进行 HU 阈值分割后颌骨的正面观

图 2-1-3　相关软件对 CBCT 数据的处理

2. CBCT 的横断面重建

CBCT 的横断面重建，即和上下颌弓曲线呈垂直正交关系的纵断面影像，是口腔 CBCT 不同于其他通用 CT 的特色重建序列。断面影像条件下，种植医生可以更加准确判断种植位点的牙槽嵴宽度、高度，以及颊舌（腭）向上种植体与上部修复体之间的轴向位置关系，评估植入位点的 HU 值（即骨密度情况），以及判断种植体和下牙槽神经血管束、上颌窦、鼻腔（即鼻腭管）等重要解剖结构的位置关系（图 2-1-4）。

3. 360° 种植体轴面重组

在 360° 种植体轴面重组的影像上，可连续动态 360° 全方位观察种植体周围的解剖情况，评估种植体周的骨壁厚度、骨缺损情况以及种植体之间的距离关系（图 2-1-5）。

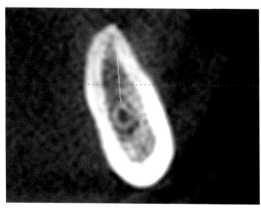

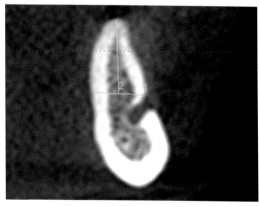

A.36 缺失，CBCT 的横断面重建后，可见下齿槽神经管，并测管嵴距高度

B.45 缺失，CBCT 的横断面重建后，可见颏孔位置，并测孔嵴距高度

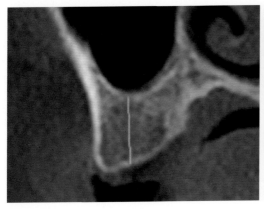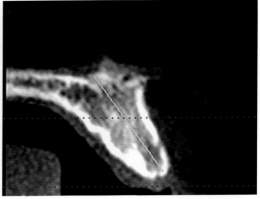

C.16缺失，CBCT的横断面重建后，可见上颌窦底位置，　D.11缺失，CBCT的横断面重建后，可见鼻底位置，并
并测窦嵴距高度　　　　　　　　　　　　　　　　　　　测鼻嵴距高度

图 2-1-4　CBCT 软件的横断面重建功能

 扫码观看视频
CBCT 的相关软件处理

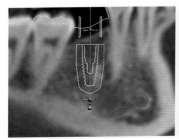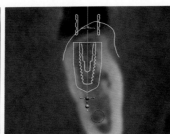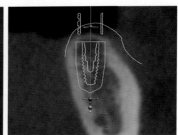

A. 旋转 0°　　　　　　　　　　B. 旋转 60°　　　　　　　　　　C. 旋转 120°

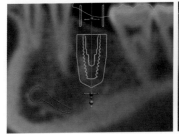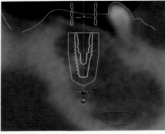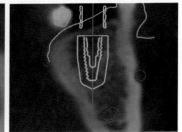

D. 旋转 180°　　　　　　　　　E. 旋转 240°　　　　　　　　　F. 旋转 300°

图 2-1-5　360° 种植体轴面重组

（四）CBCT 中的伪影

CBCT 主要的不足之处反映在某些情况下数据的不准确性上，而不准确的数据在重建后会产生各种伪影。根据产生的原因及特点不同，伪影一般可分为硬化伪影、环状伪影、运动伪影、散射伪影和金属伪影等。其中金属伪影、环状伪影及运动伪影在口腔放射检查中较为常见，且对成像质量有严重影响。

1. 金属伪影

在口腔放射检查中，常常遇到患者口内有银汞合金充填体、烤瓷冠修复体、种植体等金属材料，这些金属材料的存在使重建之后的图像在金属周围产生大量黑色带状和明亮的放射条纹状伪影，即金属伪影（图 2-1-6）。这些伪影会导致图像质量严重下降，直接影响医生的诊断。

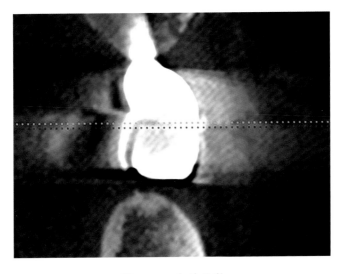

图 2-1-6　金属伪影

金属伪影的形成主要与金属的高衰减特性相关，物质的高衰减会使 X 射线硬化，同时加剧散射现象。在种植手术后的 CBCT 图像中，医生时常会发现种植体与周围骨质间存在条纹状影像，这种情况大多是由种植体在放射检查中所产生的金属伪影所致。如果 CBCT 拍摄于二期修复前或修复后，这种金属伪影可能被医生误认为是种植体与周围骨质间的透射影像，但在实际检查中种植体又呈现出稳定牢固的表现。

CBCT 图像中金属伪影的校正主要可从以下几个方面入手：①增强 X 射线能量，即在临床工作中提高照射电压和电流；②增加扫描层厚，可以提高信噪比，但同时也会增加部分容积效应，降低图像显示的精细程度；③提高 CT 值，与标准窗位（最大窗宽 4 000 Hu）相比，使用提高 CT 值的窗位（最大窗宽为 40 000 Hu）能够明显降低金属伪影；④改善运算方法等。

2. 环状伪影

在 CBCT 中，由于一个或多个探测器通道性能差异，会出现同心圆环形或圆弧伪影。如果连续若干相邻的通道存在差异，伪影会以带状形式出现在图像中。假如某个探测器由于数据差异，逐渐偏离了正常 CT 值，那么每采集一帧就被反投影为一条直线，在整个采集中持续存在误差则产生一组到旋转中心距离固定的直线，直线尾部被抵消而形成一个环，即环形伪影。环形伪影的强度是由固定通道误差所决定的，无论是对于平行 X 线束还是对于扇形 X 线束，环形伪影的强度都与圆环半径成反比，表现为最靠近中心的探测器误差最大，所产生的圆环信号最亮；而越靠外周的探测器误差越小，所产生的圆环信号越暗。

减少环状伪影的方法：①完善数据采集和处理系统，不同 CT 厂家有各自的技术流程；②优化图像后续处理。

3. 运动伪影

运动伪影，即在拍摄过程中由于患者运动而导致图像产生阴影或条纹状伪影，并且伪影的严重程度和运动方向有关。在照射 CBCT 时，患者无法保持静止不动、不自主的吞咽活动及舌体运动都可能导致运动伪影的产生（图 2-1-7）。

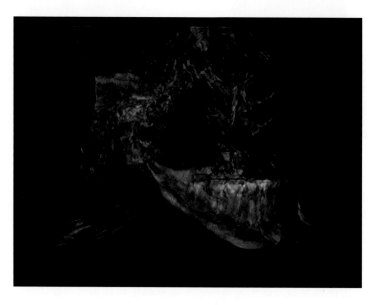

图 2-1-7　运动伪影

可从患者和机器两方面着手减少运动伪影：①对于患儿，嘱咐其家属提醒并监督患儿在拍片过程中保持不动；对于成年患者，在照片前向其尽量交代清楚，令其努力保持拍片过程中的稳定性；②加快机器扫描速度或者减少扫描的时间；③运用特殊的重建技术，如运动伪影校正算法等。

二、口腔光学扫描技术

口内扫描仪，又称电子印模扫描仪，是指应用小型探入式光学扫描头，直接在患者口腔内获取牙齿、牙龈、黏膜等软硬组织表面三维形貌及彩色纹理信息，并最终生成虚拟的数字化三维模型（图 2-1-8）。与传统石膏印模相比，口腔光学扫描技术显著简化了临床操作流程，是实现口腔数字化诊疗的基础。

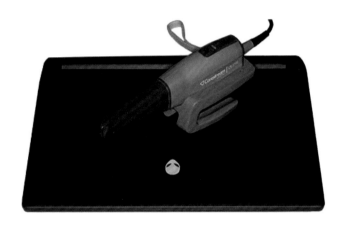

图 2-1-8　口内扫描仪（电子印模扫描仪）

（一）光学扫描技术原理

现有数字化口内扫描系统成像均基于光学扫描技术原理，采用光源进行口内组织照明，然后通过数字传感器捕捉后进行信息处理及数据输出。口内扫描系统根据使用光源不同可分为两大类：第一类是基于激光技术的口内扫描系统，技术原理主要为平行共焦成像、激光三角测量及结构光成像等，口内扫描时能从不同的角度和位置捕捉口腔组织图像；第二类是基于可见光技术的口内扫描系统，技术原理是通过静态图像采集、视频捕获及实时图像捕捉等技术方法采集图像。下面对上述技术原理分别做详细介绍。

1. 平行共焦成像技术

平行共焦成像技术（parallel confocal imaging technique）最早起源于显微镜成像领域，其方法是将平行激光束通过口内扫描仪的扫描头发送并投射到被扫描物体上，以特定的焦距照射目标后激光束会反射并通过一个小孔并被激光探测器收集，然后被转换成数字图像，通过逐层扫描最终构建出口内组织的三维图像。代表性产品为 iTero 系统（Align Technology，美国），该扫描仪工作时以 300 个不同的焦距投射约 10 万条平行红色激光束，在 1/3 秒内可对 14 mm×18 mm 的区域进行采样，然后将其结果进行数字化转换和输出。最新的 iTero 口内扫描系统可以捕获约 350 万个数据，显著增强了数据采集能力，扫描速度

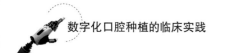

从原来的每秒 800 帧图像提高到每秒 6 000 帧图像。

2. 激光三角测量技术

激光三角测量技术（laser triangulation imaging technique）的原理是扫描仪利用红色激光束与微镜以每秒约 2 万个周期的频率振荡，从被扫描物体周围的多个角度捕获一系列静止图像从而生成三维模型，其突出的技术优点是相机仅需要扫描单个方向即可获取该图像中捕获目标区域的所有表面形貌细节。代表性产品为 E4D 系统（D4D Technologies，美国）和普兰梅卡系统（Planmeca，芬兰），两者不同之处在于前者使用红色激光束光源进行投射，而后者使用的是蓝色激光束光源。

3. 结构光成像技术及激光三角测量方法

结构光成像技术及激光三角测量方法（structured light imaging and laser triangulation technique）的组合使用有助于连续捕获图像，从而能够精确地标识出牙齿三维表面形态。代表性产品为 CS3500（Carestream Dental，美国），该产品利用绿色激光和四个发光二极管来采集和照明物体，采用 CMOS 传感器来接收采集的数据，扫描仪的取景范围为 16 mm × 12 mm，工作深度为 1~15 mm，不需要喷粉即可进行全牙列扫描，并且获取的数据可用于渲染彩色模型。

4. 静态图像采集技术

静态图像采集技术（still image capture technique）采用了一种名为主动三角测量的技术，其原理是通过三条线性光束的交点在三维空间中定位进行数据采集。代表性产品为 Cerec Omnicam/Bluecam 系统（Sirona，德国）。德国 Sirona 公司的早期产品 Cerec Bluecam 使用红外光技术（其波长为 820 nm），而新一代 Cerec Omnicam 产品则采用蓝色光波（其波长为 470 nm）扫描牙列，改善波长参数可以加深景深，将扫描精度提高约 60%，此外还有助于还原真实图像。新一代国产口内扫描系统（朗呈 DL-202）也是基于这一技术原理工作，不同之处在于选用了 LED 白光作为口内相机的部分光源，不需要喷粉即可真彩还原口内三维数据。

5. 视频捕获技术

视频捕获技术（video capture technique）中的主动波前采样技术是唯一一种可捕获视频序列中的三维数据并实时建模的技术。主动波前采样指的是通过基于主光学系统的散焦来测量深度，从而从单镜头成像系统中获取 3D 信息。代表性产品为 Lava COS 系统（3M，美国），该系统包含的 192 个蓝色 LED 照明、3 个传感器和 22 个镜头，可以从不同的角度同时捕获扫描物体，然后用专用图像处理算法将捕获信息实时生成物体三维表面模型。该口内扫描仪的取景范围为 10 mm × 13.5 mm，与前述使用三角测量原理的系统参数接近，不足之处在于扫描前需要喷粉，因此渲染的模型是单色的。

6. 极速光学切片技术

极速光学切片技术（ultrafast optical sectioning technique）与视频捕获技术相似，可提高连续图像捕获时的扫描速度。代表性产品为 Trios 系统（3Shape，丹麦），工作时每秒可捕获 3 000 余幅二维图像，取景范围为 17 mm×20 mm，工作景深为 0~18 mm。另外与其他基于可见光的口内扫描系统相比，该类产品具有捕获和渲染全彩色模型的能力。最新推出的第三代 Trios 产品集成了用于拍摄高清图像的口内摄像头，同时还推出了具有无线扫描仪的新版本，可显著提高扫描速度与精度。

（二）口内光学扫描仪操作步骤

1. 扫描前准备

安装好口内光学扫描仪控制软件，连接好口内光学扫描仪。进入软件主界面，点击"新建患者"，按照提示要求填写患者信息，完成后点击"确定"，在该患者界面下创建订单，选择要进行的临床治疗项目，比如正畸、修复、种植等。对于正畸订单，不需要选择牙位；对于修复或种植，需要选择修复牙位，有些口内光学扫描仪控制软件支持选择修复材料和齿色等，种植后上部修复还涉及利用扫描杆进行种植体位置的转移等操作。完成口腔应用选择后，点击"扫描"按钮，系统会提示先扫描上颌，也可以通过切换选择先扫描下颌。

（1）扫描前仪器的准备：①检查扫描仪的连接状态（各品牌的口内光学扫描仪连接方式不同，直观检查连接状态的方式是查看指示灯和软件提示）；②将保护头取下，更换成消毒灭菌的扫描头；③扫描头预热，一般需要 20 秒 ~2 分钟的时间，具体时间和室内温度有关。扫描头预热，一方面可以减少扫描头进入患者口内引起的不适，另一方面可以避免口腔呼吸对扫描精度的影响。

（2）扫描前清理患者口腔：①口腔卫生情况不佳者，建议进行必要的洁牙，当对正畸病例尤其做隐形矫治的病例进行扫描时，如果牙冠表面附着过多软垢、牙结石，将影响牙龈缘数据的采集，可能导致制作的隐形矫治器不服帖，从而影响矫治效果；②牙体预备后，清理血液，进行排龈，避免因肩台不清晰而造成修复体边缘不密合；③避免口内泡沫样唾液，因为唾液会影响成像精度，扫描前先吸唾，扫描中可用棉花擦拭唾液附着的牙面，使之干燥，利于扫描。

口内光学扫描仪控制软件的操作程序，以 3Shape Tiros 系统为例，如图 2-1-9 所示。

2. 临床操作细节提示

（1）安抚患者不要紧张，尽量放松，提醒患者使用鼻腔呼吸，避免口腔呼吸造成扫描仪镜头出现雾气，影响成像精度。

（2）扫描过程中，需要查看或修整数据时，应由助手配合完成，以防口外触摸接触细菌，

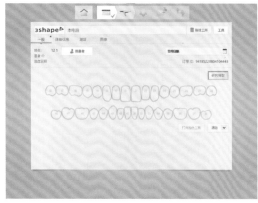

A. 输入患者信息，建立订单

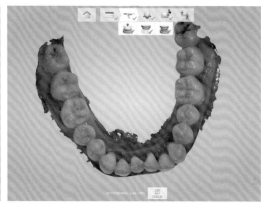

B. 根据提示，扫描下颌

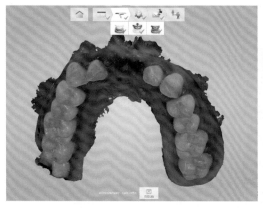

C. 根据提示，扫描上颌

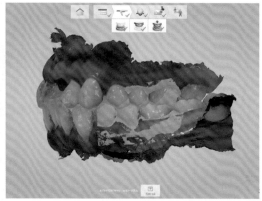

D. 根据提示，扫描咬合

图 2-1-9　口内光学扫描仪的软件操作步骤

引起患者反感；提醒患者扫描一侧时，舌头伸向另一侧，避免干扰扫描头获取到舌头的图像；唇颊部要牵拉开，可采用口镜，也可直接用手指轻拉口角；牙椅灯光要移开，避免对扫描仪产生干扰。

3. 扫描轨迹

（1）S形扫描：这种扫描轨迹方法，是以多段S形轨迹"𬌗面—唇/颊侧（或舌/腭侧）—舌/腭侧（或唇/颊侧）"拼接而成，即完成牙弓一侧磨牙区的𬌗面、颊侧面、舌/腭侧全部扫描后，再依次将扫描头绕行到前牙区和另一侧磨牙区（图2-1-10 A）。

采取S形扫描，以牙弓一侧𬌗面为起点，按"𬌗面—舌/腭侧—唇/颊侧"轨迹扫描，扫描过程中扫描头适度翻转，确保每颗牙齿都被扫描到，逐步完成全牙列的扫描。最后再补扫最后一颗磨牙、牙间隙、个别位置牙龈、软件提示位置等区域。

扫描过程中可以暂停，但继续扫描时，应尽量回到暂停位置或暂停位置之前已经扫描完成的位置（靠近暂停位置处即可）。

（2）Z形扫描：这种扫描轨迹包括三次完整牙弓的扫描路径，即先完成牙弓𬌗面，再绕行到舌/腭侧，最后绕行到唇/颊侧（图2-1-10 B）。扫描路径详解如下。

Z形扫描从𬌗面出发，按"牙弓磨牙远中端—牙弓𬌗面—前牙区（3-3切端成Z形摆动）—另一侧牙弓𬌗面—磨牙远中端"轨迹扫描；接下来扫描头环绕磨牙远中端，绕到舌/腭侧，按"磨牙区—前牙区—另一侧磨牙区"的舌/腭侧面轨迹扫描；然后扫描头环绕磨牙远中端舌/腭侧面，按"磨牙区颊侧面—前牙区唇侧面—另一侧磨牙区颊侧面"轨迹扫描；最后补扫磨牙区、牙龈位置、软件提示位置等重点区域。

无论是S形扫描还是Z形扫描，扫描过程中可以暂停，但继续扫描时，应尽量回到暂停位置或暂停位置之前已经扫描完成的位置（靠近暂停位置处即可），不要跳跃扫描。

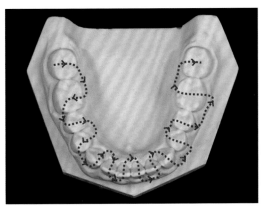 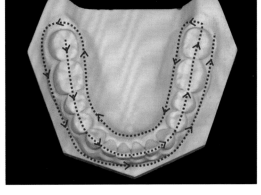

A. S形扫描　　　　　　　　　　　　　　　B. Z形扫描

图 2-1-10　扫描轨迹类型

扫码观看视频
口内光学扫描仪S形扫描方式

扫码观看视频
口内光学扫描仪Z形扫描方式

（3）咬合扫描：分为轨迹扫描获取和点扫描获取两种方式。

轨迹扫描获取：当患者处于正中咬合时，在左、右牙列颊侧分别进行连续不间断扫描，大约扫描3~5个牙位后，软件会自动对齐咬合（图2-1-11）。

点扫描获取：当患者处于正中咬合时，分别在左侧牙列、右侧牙列和前牙区中线位置进行分散的点扫描，每个点扫描1~2个牙位后，软件即可进行自动对齐（图2-1-12）。

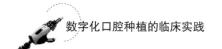
　　对于上述两种方法，不同品牌的扫描仪采取的扫描方式也不同，以实际扫描仪品牌的临床要求为准。

　　扫描咬合时，叮嘱患者正常咬合，不必咬合过紧，扫描过程中不要变动咬合位置。扫描头侧向进入口内，用扫描头外侧推开颊侧软组织，扫描头镜片侧对准咬合位置后，再点击机身按钮进行扫描。如果软件自动对齐无法实现，在扫描获取到合格咬合数据后，可通过软件中的手动对齐功能进行对应选点，实现上下颌的咬合关系对齐。对齐咬合后，需要检查咬合关系是否正确。

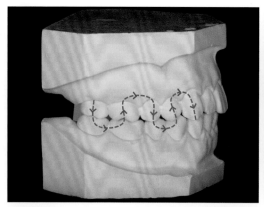

A. 扫描右侧牙列咬合

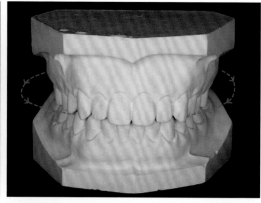

B. 从后向前的扫描路径

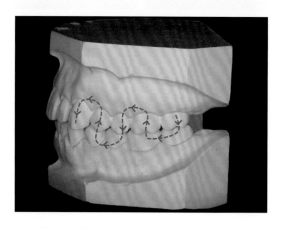

C. 扫描左侧牙列咬合

图 2-1-11　咬合获取的轨迹扫描法

扫码观看视频
口内光学扫描仪轨迹咬合扫描

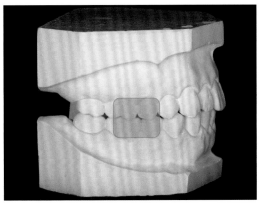

A. 扫描右侧后牙咬合

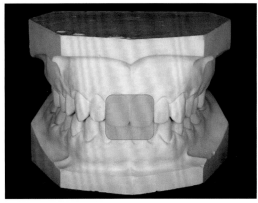

B. 扫描正中前牙咬合

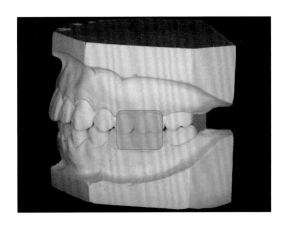

C. 扫描左侧后牙咬合

图 2-1-12　咬合获取的点扫描法

扫码观看视频
口内光学扫描仪点咬合扫描

4. 扫描手法注意事项

（1）扫描过程扫描头的转动：𬌗面转舌／腭侧或唇／颊侧面时，一定要倾斜、成弧度转动扫描头，避免"直角式"转动扫描头，导致𬌗面与舌／腭侧或唇／颊侧面产生拼接不佳问题，造成扫描数据不准确。

（2）注意重点位置的补扫：最后一颗磨牙远中端、牙间隙，以及前庭沟深度不足3~4 mm 处。

口内扫描仪的原理是通过口内取像后堆叠成三维模型。为了保证精度和扫描效率，在

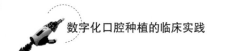

满足基牙形态精确、邻接区域清晰、用于参照的邻牙和对颌牙形态完整的基础上，图片应越少越好。图片越多，计算机运算量越大，耗时越长，导致扫描过程中容易出现卡顿。各品牌口内扫描仪都会建议控制扫描张数，全牙列扫描多推荐控制在 1 000 张左右。

5. 扫描后处理

（1）检查数据：牙弓、咬合等扫描完成后，在后处理前需要进行检查，可关掉彩色效果，在单色渲染的数据模型下，能更好地检查采集的口内数据，包括龈缘是否清晰、牙面是否附着软垢或唾液、模型扫描是否完整，特别是邻面是否因倒凹存在而产生空洞问题。

（2）检查咬合：对照患者口内实际咬合情况，检查数据模型，使用软件的咬合检测功能，查看是否存在𬌗面咬穿等问题。

（3）后处理：检查后需要将多余的软组织（远中端、前庭沟边缘等不规则的部分）去除，否则在扫描咬合时会影响精度。所有品牌的口内扫描仪控制软件均有模型修整功能，单击"修整"按钮，选择"画笔"或者"套索"方式，在模型上圈出不需要的软组织进行删除，之后根据软件提示操作。有些口内扫描仪控制软件还可以实现全部空洞补丁的自动填补，并具备最终数据优化功能。

（4）生成最终模型：医生可将扫描的数据以 STL 格式导出，通过云平台或者邮箱等形式与后台技术人员对接，通过交互式在线数字化排牙确定治疗方案，然后通过快速成型技术制作个性化托槽、弓丝及间接粘接导板、隐形矫治器、种植导板等多种数字化口腔应用部件。

三、面部信息采集技术

对于无牙颌、前牙美学区以及一些颌骨重建后有种植修复需求的患者而言，客观准确地评价面部形态是种植术前诊治的关键环节。在光电技术和计算机技术的基础上，高精度的面部扫描仪逐渐应用于临床，通过采集患者面部信息，将面部信息数据转换为数字信号，再经过相关软件的编辑、输出与后处理，即可生成患者数字化面部形态的 3D 模型。

（一）三维面部扫描仪的原理

三维扫描的关键在于物体三维数据的测量，测量方法分为接触式和非接触式两类。由于人体软组织具有可让性，且往往存在难以进行接触测量的微小区域，因此三维面部扫描的主流方式为非接触式光学扫描，其工作原理大致可分为三类：激光三角测量原理、结构光测量原理，以及立体摄影测量原理。精度一般在 0.5 mm 左右，误差为 0.14~1.33 mm。

1. 激光扫描仪

激光扫描仪主要有 3Shape R700 扫描仪（3Shape 公司，丹麦）、Next Engine 三维扫描仪（Next Engine 公司，美国）等。这类扫描仪采用可照射皮肤的二类激光作为投射光，利用仪器发出激光与面部反射激光之间的时间差，应用三角测量原理测得红外线的位移，即该点的深度信息，进而实现三维重建。激光扫描仪测量准确性高，但造价较高，扫描用时较久（8~30 秒），存在眼安全问题，同时对物体过大的角度及表面粗糙度较为敏感，因此在临床上的使用较为局限。

2. 结构光扫描仪

结构光扫描仪主要有 Face Scan 三维扫描仪（3D System 公司，德国）、3D SS-STD-I 三维扫描仪（上海数造科技有限公司，中国）、Ein Scan Pro 三维扫描仪（先临三维公司，中国）等。这类扫描仪的光学投影装置会发出特定编码的结构光，投射至面部后产生移相，随后摄像机电荷耦合元件同步获取调制后的二维光条畸变图形，将光信号转换为电信号，获得待测面部的结构信息，经计算机系统解算二维光条的图像坐标，直接或间接地获得面部外形。结构光扫描仪测量速度快，景深大，精度好，临床应用广泛，但对环境光和金属表面敏感，部分产品在采集黑色、透明、反光面信息时需要喷粉，患者舒适感低，成本高，需要多角度复杂校准。

3. 立体摄影测量

立体摄影测量基于双目 / 多目视觉原理，采用摄影机模拟人双眼视物，利用视差恢复物体三维信息。典型产品有 3dMD Face System 三维颜面部扫描仪（3dMD 公司，美国）、Face camera Pro（Bellus 3D 公司，美国）等。立体摄影测量需要借助两台或者多台位置确定的立体摄像机（包括获取纹理信息和位置信息的相机）进行被动式光学三维扫描，也可同时主动投射非结构光，消除环境光干扰，精准拍摄两张或多张立体相片，通过立体相片上的像点位置信息解算待测点在三维空间的位置，从而获得面部深度信息，绘制三维图像。该方法可以无创扫描面部，一次扫描即可获得相对完整的图形。目前普遍认为 3dMD 系统有着较高的准确性和可靠性，但这类设备占用空间大，难以转移，每日需要进行标定，操作敏感性高，对有光泽的表面扫描表现较差，且不能很好地扫描毛发等细微结构。

（二）三维面部扫描仪的临床步骤

随着口腔数字化技术的发展，面部扫描仪也在不断更新换代，现已证实其具备高精度性、高还原性、非接触性、可重复性、用时短和便于远程传输等优点。但目前的面部扫描仪也存在诸多缺点，比如对潮湿表面（如眼部）、曲率较大表面（如鼻部）、需要触诊确定部位（如下颌角）等处的扫描效果不佳，且部分产品无法识别黑色而导致面部信息缺失。再者，主流面部扫描仪占用空间大，成本高昂，且获取的数据大，储存消耗较高，在目前大部分地区通信标准仍为 4G 的情况下，面部扫描数据的云端通信就会比较耗时。部分产品技术敏感性高，使用人员需要进行培训，在普通门诊中可能难以推广应用。此外，动态三维视图精度是否满足临床需要、无牙颌修复获得的三维面部数据与其他三维数据的拟合方案是否恰当等问题仍需进一步探讨。

目前，临床上通过面部扫描、CBCT、牙列口扫、电子面弓等，即可构建三维牙科虚拟患者，为最终修复提供可视化治疗方案，大大提高复杂病例、疑难病例的治疗效果的可预期性。

下面以泽康赞（Zirkonzahn）面部信息采集系统为例，具体介绍面部扫描的临床步骤和要求。

（1）患者就位，面部与拍摄镜头同高，并与镜头保持 70 cm 距离（图 2-1-13）。

（2）打开泽康赞面部扫描软件（Zirkonzahn Scan），点击功能选择界面的 "Scan" 选项（图 2-1-14）。

（3）进入创建临时订单界面，输入项目名称及保存路径（图 2-1-15）。

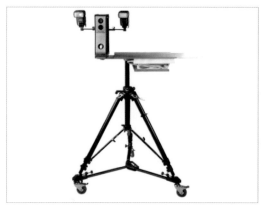
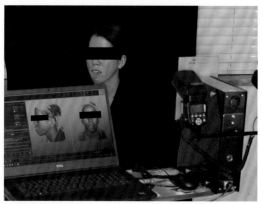

A. 泽康赞面部信息采集仪　　　　　　　　　　B. 患者与仪器就位

图 2-1-13　面部信息采集

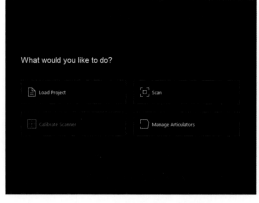
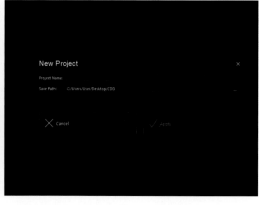

图 2-1-14　软件的功能选择界面　　　　　图 2-1-15　创建临时订单界面

（4）进入𬌗架选择界面。一般来说面部信息的采集对𬌗架没有要求，可以任意选择，一般点击界面上的"Default Articulator"选项（图2-1-16）。

（5）进入拍摄界面。点击界面上的"3D Scan"选项，进入拍摄类型选择界面，再次点击"3D Scan"选项，进入拍摄准备界面（图2-1-17）。拍摄内容可包括正面无表情照、双侧面无表情照、微笑照、大张口照等（图2-1-18）。完成上述步骤，即可获得面部信息数据。

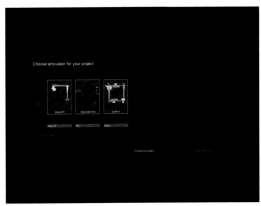

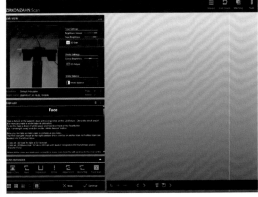

图 2-1-16　𬌗架选择界面　　　　　图 2-1-17　面部信息采集的拍摄界面

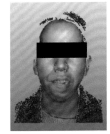 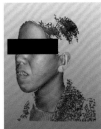 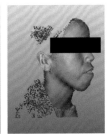 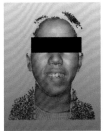 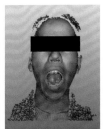

A. 正面无表情照　　B. 左侧面无表情照　　C. 右侧面无表情照　　D. 正面微笑照　　E. 正面大张口照

图 2-1-18　面部信息采集

第二节　个性化虚拟三维患者的建立

虚拟患者是基于数学模拟、计算机图形学及人工智能等技术，融合了解剖学、生理学、病理生理学、药理学、诊断学等医学基础与临床相关知识，形成的一个参数可调的、可在教学中循环使用的、能用于阐述各种疾病机制及训练医生临床诊断能力的三维模拟患者。而个性化三维虚拟患者则是将上述技术应用于单个患者的具体参数信息所构建出的数字化

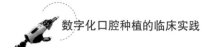

虚拟患者，主要用于临床诊断、评估及方案设计等。

（一）数字化信息的采集

对于口腔种植修复而言，要想构建个性化的三维虚拟患者，首先需要系统、全面地采集下述患者数字化信息（基于泽康赞系统要求）。

（1）利用面部信息采集仪获取面部形态的三维信息，参阅第二章第一节图2-1-18。

（2）面弓信息采集（图2-2-1）。

（3）获取上颌戴殆叉的面部信息（图2-2-2）。

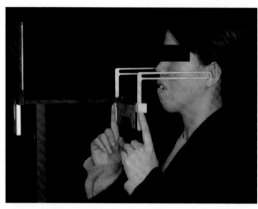
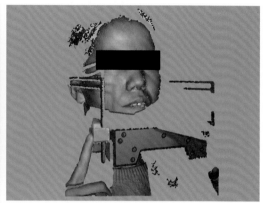

A. 患者立式面弓侧面照

B. 患者立式面弓三维照

图 2-2-1　立式面弓信息采集

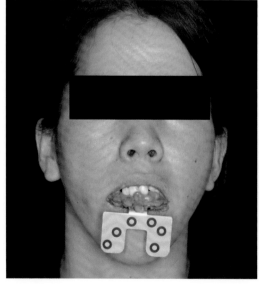
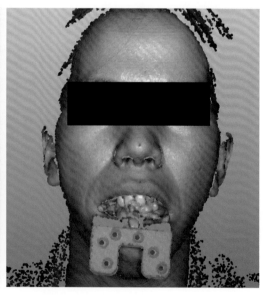

A. 患者佩戴殆叉正面照

B. 患者佩戴殆叉正面三维照

图 2-2-2　上颌戴殆叉的面部信息采集

（4）通过口扫或者仓扫获取上颌咬合印记及殆叉上的口外可识别标记点（图2-2-3）。

（5）获取患者牙列的口扫模型信息（图2-2-4）。

（6）获取患者的CBCT影像数据（图2-2-5）。

（7）获取下颌运动轨迹及相关信息参数（图2-2-6）。

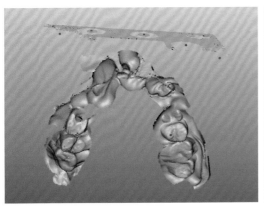

图 2-2-3　殆叉的光学模型

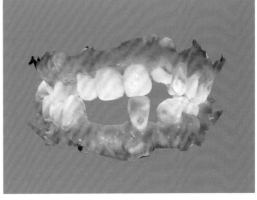

图 2-2-4　上下牙列的光学模型

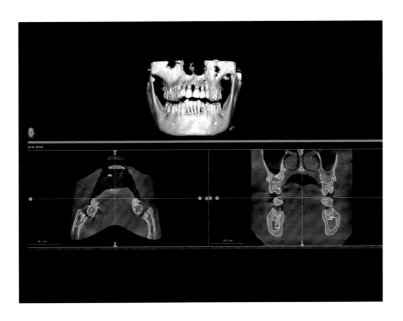

图 2-2-5　CBCT 影像

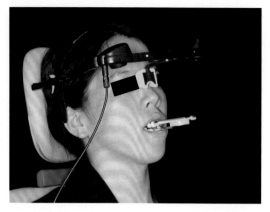

A. 患者佩戴下颌运动轨迹记录仪（电子面弓）

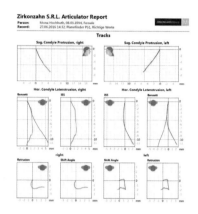

B. 下颌运动轨迹曲线

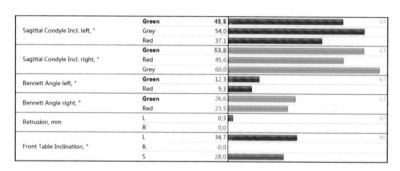

C. 下颌运动相关参数

图 2-2-6　下颌运动轨迹及相关参数记录

（二）虚拟患者的建立

完成上述患者数字化信息采集后，在软件中进行模型数据的拟合及相关信息的转移，构建三维虚拟患者。

1. 面部信息的拼接拟合

将面部图像信息数据拼接，拼接前可先进行面部图像非必要部分的修剪，将正面无表情图像和双侧面无表情图像拼接拟合成患者无表情正面三维面部的虚拟模型（图 2-2-7）。

将微笑照、大张口照或发音位照分别与患者无表情正面三维面部的虚拟模型匹配，选取共同区域进行拟合。需要注意的是由于患者在做表情动作时，脸部肌肉会发生变形，为了达到精准拟合的效果，通常要选取额头和鼻梁等在各种表情状态下形态一致的面部区域来进行图像拟合（图 2-2-8）。

2. 立式面弓的面部信息转移

将立式面弓的图像数据与患者无表情正面三维面部的虚拟模型相互拟合，拟合后得到患者立式面弓的面部空间位置信息。为了提高拟合转移精确度，临床上往往通过获取多张立式面弓拍摄数据，来计算立式面弓转移的平均值，一般拍摄数量为 5~8 张（图 2-2-9）。

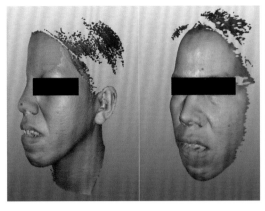 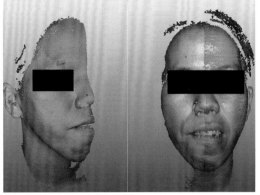

A. 右侧面无表情照与正面无表情照拼接拟合　　　B. 左侧面无表情照与拟合完成的图 A 拼接拟合

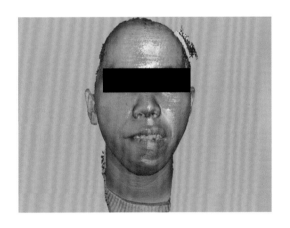

C. 拟合完成的无表情正面三维面部虚拟模型

图 2-2-7　面部信息的拼接拟合

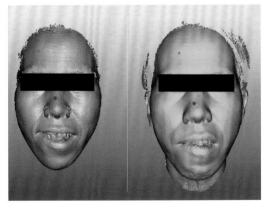 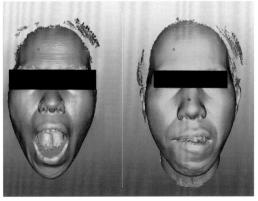

A. 微笑图像与无表情模型的拟合　　　　　　B. 大张口图像与无表情模型的拟合

图 2-2-8　不同表情状态下面部信息的拟合

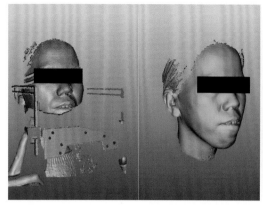
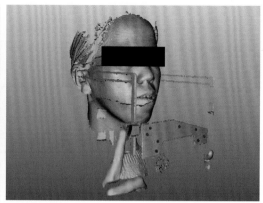

A. 立式面弓图像与无表情模型的拟合   B. 完成面弓信息转移

图 2-2-9　面弓信息转移

3. 𬌗叉信息的转移

通过扫描𬌗叉上的硅橡胶咬合记录及其口外可识别标记点，获得𬌗叉上硅橡胶咬合印记及其口外可识别标记点的光学模型，此后通过软件将上述硅橡胶的阴模光学模型转换为牙列咬合面的阳模模型，接着利用该模型与牙列口扫模型上共同的解剖标记点完成𬌗叉信息与上颌模型信息的精准拟合，最终实现患者牙列信息的口内转移（图 2-2-10）。

4. CBCT 颌骨三维信息与牙列口扫模型的拟合

在软件中将患者 CBCT 的 DICOM 文件转换为 STL 文件，生成可与牙列口扫模型拟合的颌骨三维模型，并利用有相互拟合关系的牙列或放射导板放射点，将颌骨三维模型与牙列口扫模型进行精准拟合，进而完成颌骨信息的转移（图 2-2-11）。

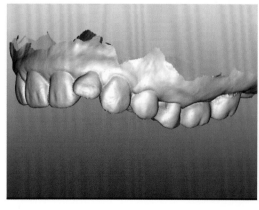
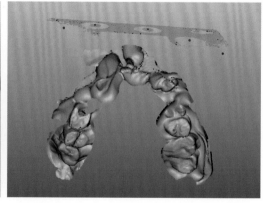

A. 牙列口扫模型   B. 𬌗叉模型

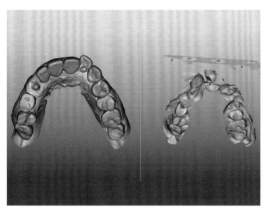

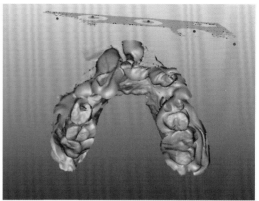

C. 牙列口扫模型与𬌗叉模型的拟合　　　　　　　D. 完成𬌗叉信息的转移

图 2-2-10　𬌗叉信息的转移

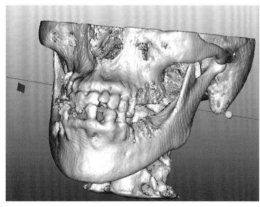

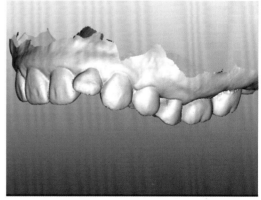

A. 三维重建的颌骨模型　　　　　　　　　　　B. 牙列口扫模型

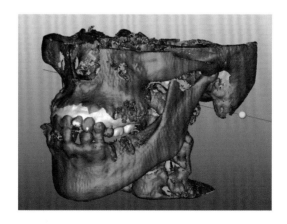

C. 颌骨模型与牙列口扫模型的拟合

图 2-2-11　颌骨模型与牙列口扫模型的拟合

5.融合牙槽骨、牙列及颌位信息

将戴𬌗叉正面图像与𬌗叉光学模型通过可识别标记点进行拟合，此时，CBCT 携带的颌骨信息、上下颌牙列光学模型携带的患者口内软硬组织信息，以及𬌗叉携带的面部扫描信息将会融合为一体，即完成静态三维虚拟患者的初步建立（图 2-2-12）。

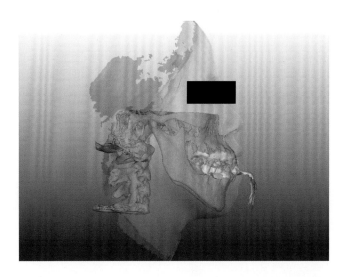

图 2-2-12 颌骨模型、牙列模型、𬌗叉模型与面部三维模型的拟合

6.转移面弓信息至虚拟𬌗架

根据立式面弓图像数据，按照软件提示的操作步骤，逐步标记上颌腭中缝→磨牙中央窝→左侧鼻翼耳屏线→右侧鼻翼耳屏线，弹出立式面弓与𬌗架的多个拟合位置，将立式面弓的拍摄数据与软件的虚拟面弓拟合，𬌗架就会自动移动到与患者面部信息、颌骨信息、口内软硬组织信息相对应的实际空间位置上（图 2-2-13），即完成个性化静态三维虚拟患者的建立。

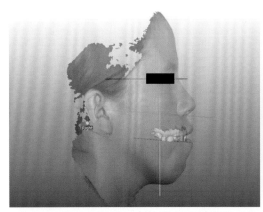

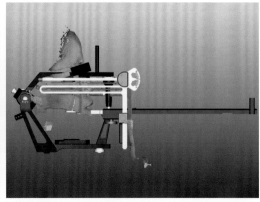

A. 标记患者面部参考线

B. 立式面弓与虚拟𬌗架拟合

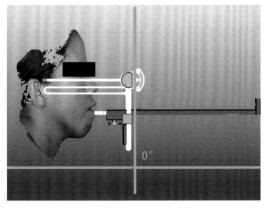
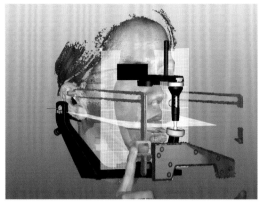

C. 患者面部形态与虚拟𬌗架拟合　　　　　　　　D. 完成静态三维虚拟患者的建立

图 2-2-13　静态三维虚拟患者的建立

扫码观看视频
三维虚拟患者的建立

7. 下颌运动轨迹数据的转移

将患者下颌运动轨迹数据转移到软件中，即完成个性化动态三维虚拟患者的建立。

第三节　数字化种植设计的基本工具——种植导板软件

一、种植导板软件的原理与主要功能

　　CBCT 图像能获取患者牙根、牙槽骨、神经导管等重要解剖结构信息，这些解剖结构的三维可视化呈现是保证种植手术得以安全进行的前提。而通过光学扫描方式获取的患者口内牙、牙列、黏膜以及上下牙列的咬合关系等三维可视信息是准确设计缺失牙、预告最终修复效果的关键要素。要想进行"以修复为导向"种植的数字化虚拟设计，首先要在同一个坐标体系中对 CBCT 的 DICOM 格式数据和口扫的 STL 格式数据进行重叠融合，进而生成一个既能显示口内牙冠、牙列、黏膜形态，又能显示下方的牙根、牙槽骨、上颌窦、神经管等结构的可视化三维虚拟模型。

　　种植导板软件正是通过 CBCT 和口扫数据共有的解剖结构关键点（或放射导板上的阻射点），利用矩阵计算得到两个数据之间的刚体运动矩阵，从而通过矩阵计算，完成两套数据的重叠和融合，生成新的融合体模型。在此基础上，种植导板软件采用人机交互的模式，在颌骨的各种截面上投影确定种植体的最佳位置，生成虚拟种植导板，以实现对种植位点的约束和固定。种植导板模型的生成也是种植导板软件的主要功能，而种植导板生成算法包含两个部分：①导板基板的生成；②基于布尔运算的网格拼接。导板基板主要根据所选取的牙齿覆盖区域，通过计算机图形学中的模型膨胀算法实现模型的增厚，生成导板基板模型。通过模型的布尔运算完成网格拼接，实现导板基板模型与中空导筒结构的模型重组，最终生成种植导板模型。

种植导板软件的主要功能包括最终修复体的可视化设计、"以修复为导向"的种植体三维空间位点设计，以及设计生成能约束和控制种植位点的种植导板。虽然大多数种植导板软件的种植导板设计步骤都类似，但不同软件的具体功能有所差异，图 2-3-1 和表 2-3-1 是各个软件主要功能的比较。

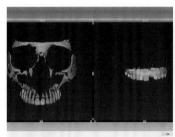

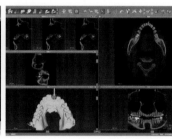

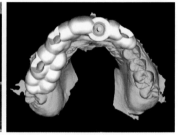

A. coDiagnostiX 中 CBCT 与口扫光学模型拟合界面

B. coDiagnostiX 中种植体规划界面

C. coDiagnostiX 中种植导板生成界面

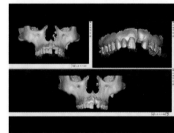

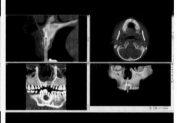

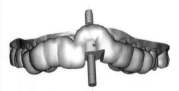

D. Simplant 中 CBCT 与口扫光学模型拟合界面

E. Simplant 中种植体规划界面

F. Simplant 中种植导板生成界面

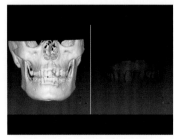

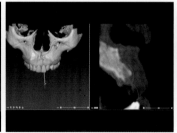

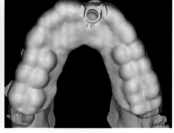

G. Nobel Biocare 中 CBCT 与口扫光学模型拟合界面

H. Nobel Biocare 中种植体规划界面

I. Nobel Biocare 中种植导板生成界面

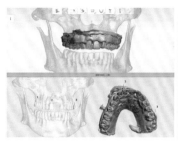 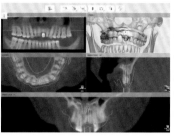 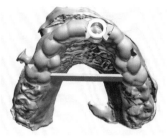

J. Implant Studio 中 CBCT 与口扫光　K. Implant Studio 中种植体规划界面　L. Implant Studio 中种植导板生成界学模型拟合界面　　　　　　　　　　　　　　　　　　　　　　　　　　　　　面

图 2-3-1　四种种植导板软件的功能界面

表 2-3-1　四种软件的主要功能

数据导入功能		coDiagnostiX	Simplant	Nobel Biocare	Implant Studio
CBCT	DICOM 格式	√	√	√	√
	专有 CBCT 扫描仪	×	×	×	×
模型扫描	STL 格式	√	√	√	√
	其他格式	×	×	.nxa	.dcm
	专有模型扫描仪	√	×	Nobel Procera G2	√
口内扫描	STL 格式	√	√	×	√
	其他格式	×	×	×	.dcm
图像配准	双扫描	√	√	√	√
	带参考标记物的单次扫描	√	√	√	√
	无参考标记物的单次扫描	√	√	√	√
	自动配准	×	×	√	×
	半自动配准	√	√	√	√
CBCT 和模型的可视化		coDiagnostiX	Simplant	Nobel Biocare	Implant Studio
虚拟石膏模型的可视化	二维显示	√	√	√	√
	三维显示	√	√	√	√
	透明度显示	√	√	√	√
	彩色显示	×	×	×	√

续表

数据导入功能		coDiagnostiX	Simplant	Nobel Biocare	Implant Studio
CBCT 数据的可视化	正射影像学观察	√	√	√	√
	二维横断面图像	轴向、横向、切向	轴向、横向、切向	轴向、横向、切向	轴向、横向、切向
	三维模型渲染	√	√	√	√
	自动分割和手动分割	√	√	√	√
	成像影像的单独编辑	√	√	√	×
	骨密度测量工具	√	√	×	√
种植导板的设计和生产	牙支持式	√	√	√	√
	骨支持式	√	√	×	×
	黏膜支持式	√	√	√	√
	全程引导	√	√	只支持专有种植体	√
	导出单个生产的种植导板设计数据集	√	×	×	√
	种植导板单独设计	√	×	×	√
	种植导板集中生产	√	√	√	√

二、种植导板软件的基本应用流程

尽管不同的种植导板软件有各自的特点，但是在临床应用上都大同小异，种植导板软件的主要应用流程基本相同（图 2-3-2），包括：

（1）在软件中设计最终修复体，可在口扫光学模型基础上通过软件直接生成，也可在制作好排牙模型后通过仓扫获得。

（2）在软件中将 CBCT 数据与完成修复设计的光学模型数据融合。

（3）在可视化的修复体及颌骨软硬组织信息指导下，精确进行种植体植入位点和分布的设计、基台和修复桥架信息的设计。

（4）设计导筒型号、位置及导板覆盖范围。

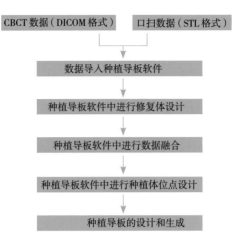

CBCT 数据（DICOM 格式） 口扫数据（STL 格式）

数据导入种植导板软件

种植导板软件中进行修复体设计

种植导板软件中进行数据融合

种植导板软件中进行种植体位点设计

种植导板的设计和生成

图 2-3-2 种植导板软件的基本应用流程图

（5）生成数字化种植导板的打印文件和临床使用报告。

下面将以 3Shape 的 Implant Studio 软件为例，详细地介绍数字化种植导板的设计过程。

1. 患者信息建单

进入 3Shape 的 Implant Studio 软件界面，建立患者相关基本信息、缺牙位置及设计要求（图 2-3-3）。

2. 数据导入

导入患者缺牙侧牙列的口扫模型数据、CBCT 的 DICOM 数据文件，以及对颌的口扫模型数据（图 2-3-4）。

3. 修复体设计

在光学模型的缺牙区域设计最终修复体的位置、形态（图 2-3-5）。

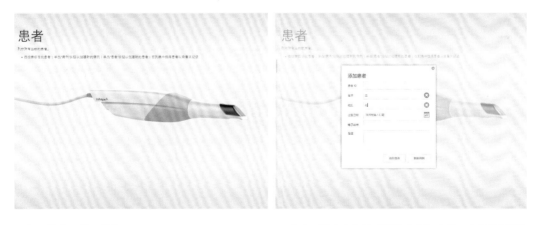

A. 打开软件，进入操作界面

B. 点击界面左上角的"新的患者"选项，建立患者相关信息

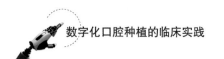

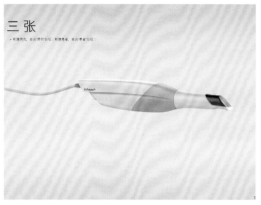

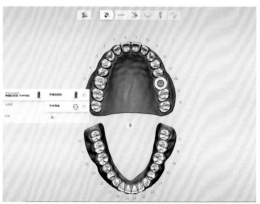

C. 点击界面左上角的"新的病例"选项

D. 选择患者缺牙牙位及设计要求

图 2-3-3　进入软件，完成建单

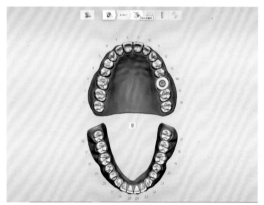

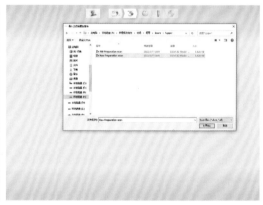

A. 点击界面上方的"导入扫描件"选项

B. 从电脑相关文件夹分别导入患者缺牙侧的口扫模型数据、CBCT 的 DICOM 数据文件和对颌的口扫模型数据

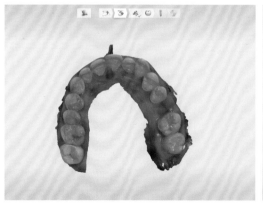

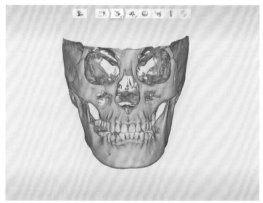

C. 导入的口扫光学模型

D. 导入的 CBCT 模型

图 2-3-4　根据提示，导入相关数据

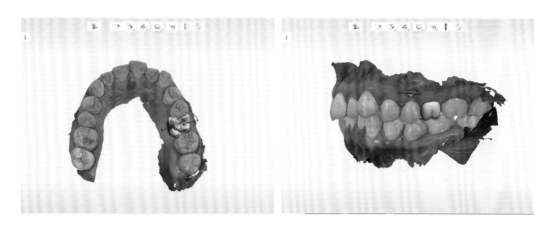

A. 点击界面上方的"牙冠设计"选项

B. 在缺牙侧的光学模型上设计最终修复体的位置、形态及与对颌牙的咬合关系

图 2-3-5　设计修复体解剖外形

4. 裁剪 CT 并与口扫模型对齐融合

依次完成 CBCT 工作区域选择、工作侧牙列𬌗平面定义、工作侧牙弓曲线定义，并在 CBCT 模型和口扫光学模型对齐融合后进行检查（图 2-3-6）。

5. 种植位点及方案设计

在可视化、可测量化的状态下进行种植体植入位点及种植方案的设计（图 2-3-7）。

6. 种植导板创建、核准和导出

在完成导环型号、导环位置、导板覆盖范围、支撑杆、观察窗和患者 ID 标签的设计后，需要对种植导板设计进行核准确认，最后软件会自动生成导板报告和 STL 格式的 3D 打印文件（图 2-3-8，图 2-3-9）。

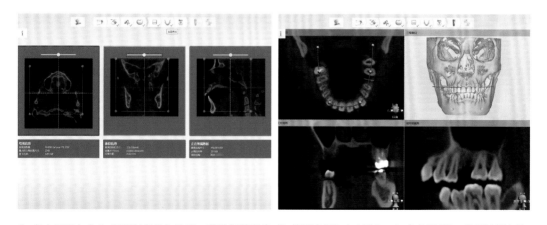

A. 点击界面上方的"CT 制备件"选项，菜单栏随即会出现"裁剪""全景曲线""扫描对齐"等几个工具选项（如果设计的工作侧为下颌，则会多一个"神经定义"的工具选项）

B. 按顺序依次点击进入，完成对 CBCT 工作区域的选择、工作侧牙列𬌗平面的定义、工作侧牙弓曲线的定义

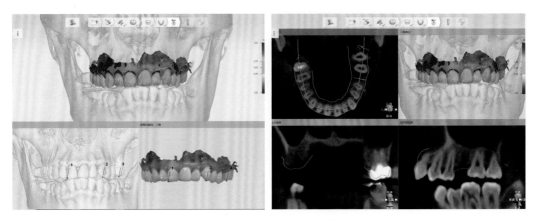

C. 选择 CBCT 模型和口扫光学模型上同一牙位的相同解　D. CBCT 模型和口扫光学模型对齐融合后的效果检查
剖结构，进行三点对齐融合

图 2-3-6　裁剪 CT 并与口扫模型对齐融合

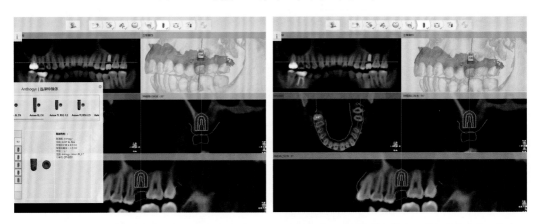

A. 点击界面上方的种植体样图标，即 "3Shape Implant　B. 在可视化、可测量化的状态下进行种植体植入位点及
Studio" 选项，进入种植体选择和位点设计界面　　　　种植方案的设计

图 2-3-7　种植体三维位点设计

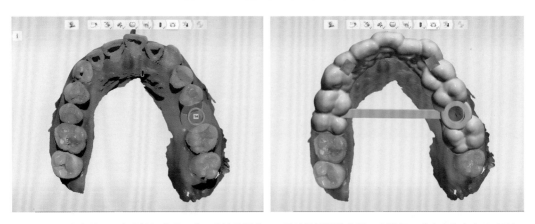

A. 点击界面上方的 "手术导板" 选项，进入种植导板的　B. 设计导板覆盖范围、支撑杆、观察窗和患者 ID 标签
设计界面，设计导环型号和位置

图 2-3-8　创建种植导板

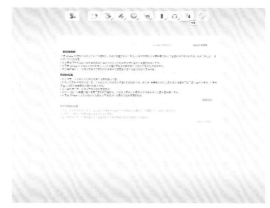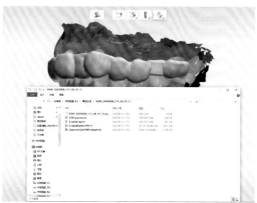

A. 点击界面上方的"核准"选项，依次点击种植导板设　B.软件会自动生成导板报告和 STL 格式的 3D 打印文件
计的"一般核准条款""规划的核准"和"手术导板的
核准"，逐一进行确认

图 2-3-9　核准并导出种植导板

扫码观看视频
Implant Studio 软件设计种植导板流程

三、种植导板软件的主要问题

（一）软件的操作便利性不足

现有的种植导板软件大多采用单机桌面安装的方式，多数软件仅限 Windows 操作系统使用，此外还需要在电脑上插入加密狗等方式。上述问题一方面给习惯使用 Mac OS 操作系统的医生或技师带来了一定的困扰，另一方面在互联网高度发达的当下也大大限制了种植导板的应用场景。

（二）软件的智能化不足

目前，修复效果的设计、数据的融合、种植体植入位点的放置、种植导板的设计等步骤均需要手动完成，导致软件临床使用的人力成本高。对于一些没有特殊设计要求的常规病例，实现种植导板设计全流程的智能化十分必要。

（三）软件的兼容性不足，功能设置尚无统一标准

首先，目前市面上种植导板软件的设计格式不兼容，每种软件的设计存储文件格式不一致，导致无法使用软件 A 打开查看软件 B 的设计文件，给种植医生和设计人员带来了不便。

其次，各种软件的功能并不完全相同，如 coDiagnostiX 可以将 CBCT 重建的颌骨进行分割，从而增加配准的准确性，而 Implant Studio 则不具备此功能；同样，在 Implant Studio 导板设计板块里有各种第三方半程导板的导环数据可供选择，而 coDiagnostiX 软件里半程导板的导筒只能依靠设计者根据已知的导环数据进行编辑设计，如果编辑错误还可能导致误差，降低了工作效率。

需要强调的是，尽管数字化种植导板的设计在很多时候是由加工中心的技术人员完成，但种植医生才是整个种植方案的总设计师和实施者，加工中心的种植导板设计技术人员的主要作用是协助种植医生提高临床治疗的运转效率和治疗效果，而不是代替种植医生完成方案设计。种植医生必须要学习和掌握种植导板软件的相关知识和临床使用技能，使自己可以和技术人员更好地沟通协作，从而全程参与到种植病例数字化设计的每一个环节中。

参考文献

1. SAWICKI P, REGULSKI P, WINIARSKI A, et al. Influence of exposure parameters and implant position in peri-implant bone assessment in CBCT images: an in vitro study[J]. J Clin Med, 2022, 11(13): 38-46.

2. VALIZADEH S, BAHARESTANI M, AMID R, et al. Evaluation of maxillary alveolar ridge morphology and residual bone for implant placement by cone beam computed tomography (CBCT)[J]. J Long Term Eff Med Implants, 2022, 32(2): 61-71.

3. 鞠昊，朱红华，段涛，等. CBCT 的基本原理及在口腔各科的应用进展 [J]. 医学影像学杂志，2015, 25(5): 907-909; 942.

4. YEUNG AWK. Seminal works and historical roots of dental implant research with the use of CBCT[J]. Int J Oral Maxillofac Implants, 2021, 36(4): 731-736.

5. KOMURO A, YAMADA Y, UESUGI S, et al. Accuracy and dimensional reproducibility by model scanning, intraoral scanning, and CBCT imaging for digital implant dentistry[J]. Int J Implant Dent, 2021, 7(1): 63.

6. FOKAS G, VAUGHN VM, SCARFE WC, et al. Accuracy of linear measurements on CBCT images related to presurgical implant treatment planning: a systematic review[J]. Clin Oral Implants Res, 2018, 29(Suppl 16): 393-415.

7. ÇAKMAK G, YILMAZ H, TREVIÑO SANTOS A, et al. Effect of scanner type and scan body location on the accuracy of mandibular complete-arch digital implant scans: an in vitro study[J]. J Prosthodont, 2022, 31(5): 419-426.

8. 曹悦，陈俊锴，赵一姣，等. 口内三维扫描技术临床应用精度的研究进展 [J]. 中华口腔医学杂志，2020, 55(3): 201-205.

9. MOTEL C, KIRCHNER E, ADLER W, et al. Impact of different scan bodies and scan strategies on the accuracy of digital implant impressions assessed with an intraoral scanner: an in vitro study[J]. J

Prosthodont, 2020, 29(4): 309-314.

10. 高毛毛, 郭晓阳, 马晓平, 等. 扫描方法及模型表面特点对全牙列扫描精度的影响[J]. 口腔医学研究, 2022, 38(3): 256-260.

11. KERNEN F, KRAMER J, WANNER L, et al. A review of virtual planning software for guided implant surgery - data import and visualization, drill guide design and manufacturing[J]. BMC Oral Health, 2020, 20(1): 251.

12. MORA MA, CHENIN DL, ARCE RM. Software tools and surgical guides in dental-implant-guided surgery[J]. Dent Clin North Am, 2014, 58(3): 597-626.

13. 刘峰, 周文娟, 柳忠豪. 计算机辅助规划与设计软件在口腔种植外科中的应用[J]. 临床口腔医学杂志, 2021, 37(2): 124-126.

第三章　修复效果的数字化虚拟设计及评估方法

正确的种植修复效果设计和准确的术前修复效果评估是实现"以修复为导向"种植的第一步骤，也是关键步骤。无论是采用传统的诊断蜡型，还是在数字化软件中进行虚拟排牙设计，其目的都是在术前确定未来修复体的状态，包括修复体的形态、三维位置以及多颗牙的排列形式。上述修复设计既是后续一系列外科与修复操作的预定目标，又是在种植戴牙后要尽可能达到的最终效果。

如前所述，数字化种植的实质是从现实到虚拟、再从虚拟回到现实的转化过程，即种植医生利用数字化技术在现实的口颌系统环境与虚拟的数字化世界之间进行的来回转化。就目前的常用技术而言，最终修复效果的数字化设计包括以下几种方式：①虚拟设计—虚拟评估法，即在数字化光学模型上进行修复体设计，并在数字化软件中进行效果评估；②虚拟设计—现实评估法，即在数字化光学模型上进行修复体设计后，通过树脂 3D 打印获得此修复体的实体，并戴入患者口内，在现实口颌系统中进行效果评估；③现实设计评估—虚拟再现法，即先在石膏模型上制作蜡牙或排树脂牙，并直接在口内试戴评估效果，再通过仓扫等方式将上述排牙模型转化为已呈现出修复效果的虚拟数字化模型，进而进行效果评估。

种植体三维位点的准确性依赖于正确的修复体形态和位置设计，尤其是在对种植位点精度要求很高的前牙美学区。因此，最终修复体的设计与评估至关重要。本书之所以根据现实与虚拟之间的转化形式进行上述分类，主要是因为虚拟世界的设计与现实世界所呈现的视觉效果之间存在差异。由于最终修复效果是在现实世界中的患者口内呈现，因此口内试戴修复体并进行直观评估的效果优于电脑屏幕上虚拟评估的效果。需要说明的是，在本书中，虽然用口内照片和虚拟设计图像进行对比，但照片也是二维图像，和现实中肉眼直接观察到的口内效果仍存在差异。因此，对于高美学要求的病例，在患者口内试戴修复体能更有利于种植医生直观、精准地评估修复效果，从而进行精准的种植修复设计。此外，对于无牙颌患者，口内直接试戴类似活动义齿的放射导板并进行评估仍是目前最常用的方式。

第一节　虚拟设计—虚拟评估法

虚拟设计—虚拟评估法，即理想修复体的设计和预告都是在软件中完成的，此虚拟设计方案不转化为实物，医生直接在电脑软件界面进行虚拟效果的评估。该方法适用于简单的后牙缺失病例和一些相对简单的前牙病例。

一、简单的后牙缺失病例

根据国际口腔种植学会（International Team for Implantology，ITI）共识的种植病例难度 SAC 分类，外科操作仅涉及单纯备洞与种植体植入，不需要进行软硬组织增量，且修复空间和上下颌位关系正常的非美学位点病例（无全身性疾病、牙周疾病、口腔卫生、依从性等问题）被定义为简单病例。对于该类病例（图 3-1-1），修复设计通常较为简单，仅通

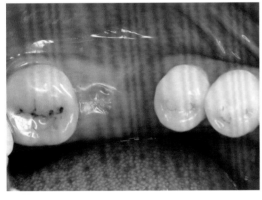

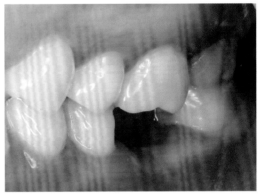

A. 术前患者口内缺牙区的殆面观。示：46 缺失，近远中向缺牙间隙宽度正常

B. 术前患者口内缺牙区的侧面咬合观。示：46 缺失，上下牙列咬合关系正常，对颌牙未见明显伸长，垂直向缺牙间隙高度正常

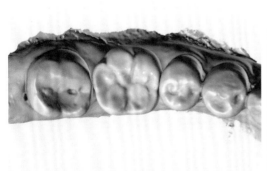

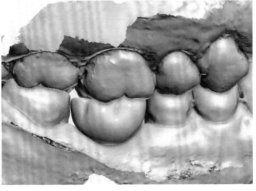

C. 数字化修复效果设计的殆面观。示：最终修复体设计的大小、形态较为理想

D. 数字化修复效果的侧面咬合观。示：最终修复体设计的牙冠高度正常，且与对颌牙的咬合关系正常

图 3-1-1　虚拟设计和虚拟评估（后牙）

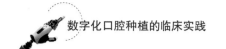

过数字化软件进行最终修复效果的虚拟设计和预告，即可获得可靠的评估效果。因此，经过虚拟界面评估后的修复方案可直接用于指导种植体植入位点的设计。

二、相对简单的前牙缺失病例

尽管在 ITI 共识对种植病例难度的 SAC 分类中，涉及美学区的前牙病例均被定义为复杂病例（A，advanced）或高度复杂病例（C，complex），但在临床实践中对于缺牙间隙大小正常、覆𬌗覆盖正常、缺牙区轮廓较为饱满、软硬组织没有明显缺损、厚龈型、低位或中位笑线、美学风险较低的单颗前牙缺失病例，仅采用数字化的虚拟设计和虚拟评估也是能满足需求的（图 3-1-2）。

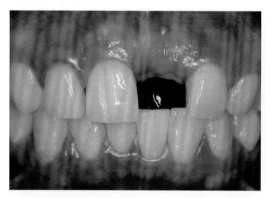

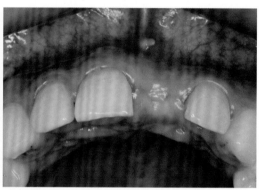

A. 术前患者口内缺牙区的正面观。示：21 缺失，牙列排列整齐，近远中向缺牙间隙宽度正常，上下前牙覆𬌗覆盖正常

B. 术前患者口内缺牙区的𬌗面观。示：21 缺失，缺牙区软硬组织轮廓有轻度凹陷

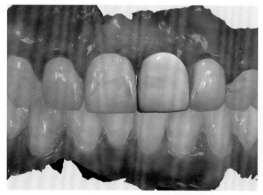

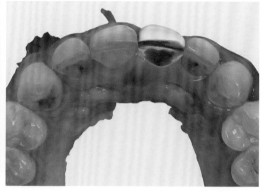

C. 数字化修复设计的正面观。示：最终修复体大小、形态较为理想

D. 数字化修复设计的𬌗面观。示：最终修复体位于理想的牙弓弧线上

图 3-1-2　虚拟设计和虚拟评估（前牙）

虚拟设计—虚拟评估法的整个过程在数字化虚拟世界中完成，较为快捷、方便，配合椅旁导板打印系统可极大地提高种植导板的临床使用效率。但是，由于虚拟世界和现实环境之间存在视觉差异，对于绝大多数 SAC 分类为复杂或高度复杂的病例，如伴软硬组织缺损的多颗前牙缺失病例、缺牙较多且颌位关系不稳定的复杂病例、无牙颌病例，以及对美学要求较高的前牙病例，如果完全依赖于虚拟界面的操作容易造成对上部修复设计效果的"误判"，进而导致种植位点设计出现偏差。

第二节 虚拟设计—现实评估法

虚拟设计—现实评估法是指修复体的设计在软件中进行，但除了在软件界面进行虚拟评估，还需要通过切削或 3D 打印等方式将虚拟设计转化为修复体实体，并戴入患者口内进行试戴评估。该方法适用于美学区 SAC 分类为复杂或高度复杂的病例，以及对美学要求较高的前牙缺失病例。

一、美学区高度复杂病例

对于一些软硬组织缺损较明显或颌位关系异常的患者，仅在软件虚拟界面观察修复体难以实现全面、准确、客观的评估（图 3-2-1）。这是由于软件虚拟界面在物体的三维呈现、光影的立体表达以及色彩的层次关系等方面存在局限性，导致软件模拟的三维效果与真实的三维环境之间存在视觉上的偏差。因此，临床上需要先将虚拟设计的修复体转化为实体，再将其引入现实口内环境进行直接试戴评估（图 3-2-2）。

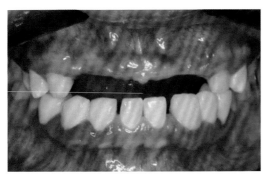 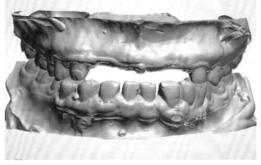

A. 术前患者口内缺牙区的正面观。示：12—22 缺失，13、23 为牙体预备形，剩余牙列和对颌牙列排列正常

B. 术前患者牙列的数字化光学模型的正面观。示：剩余牙列排列正常

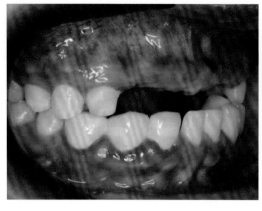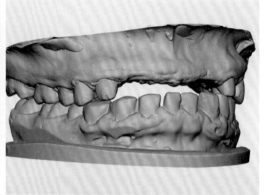

C. 术前患者口内缺牙区的侧面观。示：12—22缺失，13、23为牙体预备形，上前牙区存在一定水平向轮廓塌陷，前牙区颌位关系呈现反颌

D. 术前患者牙列的数字化光学模型的侧面观。示：数字化光学模型三维图像存在视觉偏差，对反颌的呈现不够直观明显

图 3-2-1　现实口腔与软件虚拟界面存在视觉差异

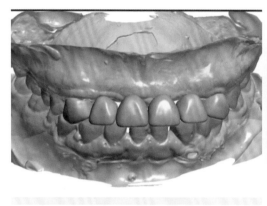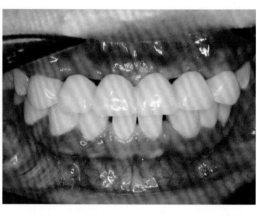

A. 患者在软件中的"虚拟"排牙效果的正面观。示：修复体排列整齐，大小及比例可接受

B. 戴入树脂冠修复体的正面观。示：修复体排列整齐，大小及比例可接受，正面观的前牙颌位关系体现不够明显

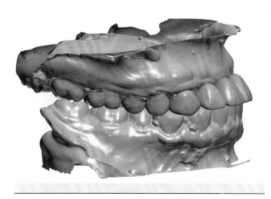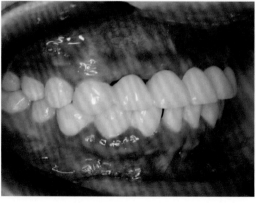

C. 患者在软件中的"虚拟"排牙效果的右侧面观。示：数字化设计时为了保证上下牙正常的覆𬌗覆盖关系，牙冠轴向的唇侧倾斜度加大，但视觉上前牙的前突状态并不明显，患者表示可接受

D. 戴入树脂冠修复体的右侧面观。示：由于口内光影效果的立体表达及色彩的多层次展现，视觉上前牙的"前突"状态十分明显，患者表示不能接受

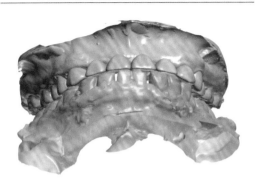 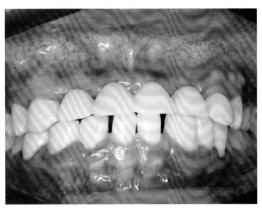

E. 患者在软件中的"虚拟"排牙效果。示：修复体排列整齐，大小及比例可接受，视觉上前牙的𬌗面连线前突不明显，患者表示可接受

F. 戴入树脂冠修复体的口内照。示：由于口内光影效果的立体表达及色彩的多层次展现，视觉上前牙𬌗面连线前突十分明显，患者表示不能接受

图 3-2-2 美学区高度复杂病例的现实评估

二、对美学要求高的前牙缺失病例

在上前牙区域，软件虚拟界面难以直观呈现牙槽嵴轮廓的丰满度（图 3-2-3）。当患者对轮廓外形要求高时，医生可将模拟的最终修复体戴入患者口内以便从牙列𬌗方或侧方直观地观察轮廓丰满度，尤其是未来穿龈袖口区域的丰满度，从而更准确地评估是否应进行软硬组织增量。医生可根据评估结果选择恰当的手术方式，并相对准确地评估扩增需求量（图 3-2-4）。

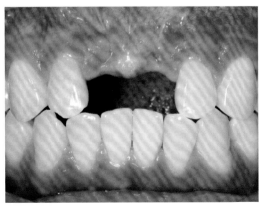 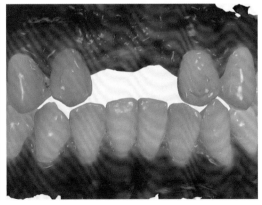

A. 术前患者口内缺牙区的正面观。示：11、21 缺失，牙列排列整齐，近远中向缺牙间隙宽度正常，上下前牙覆𬌗覆盖正常，缺牙区软硬组织轮廓凹陷明显

B. 术前患者口内光学模型的正面观。示：11、21 缺失，难以判断缺牙区软硬组织轮廓凹陷程度

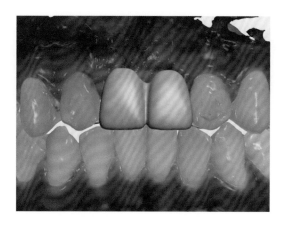

C. 数字化修复设计的正面观。示：最终修复体大小、形态较为理想

图 3-2-3　对美学要求高的前牙缺失病例的虚拟设计

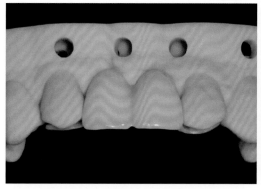

A. 11、21 马里兰桥式树脂冠在树脂模型上就位的正面观。该修复体通过计算机辅助设计与制造（computer-aided design and manufacturing，CAD/CAM）切削技术制作

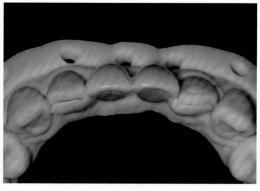

B. 11、21 马里兰桥式树脂冠在树脂模型上就位的𬌗面观

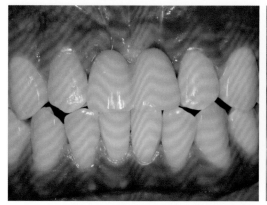

C. 11、21 马里兰桥式树脂冠在患者口内就位的正面观。该状态下医生与患者能更直观、全面地对修复效果进行评估

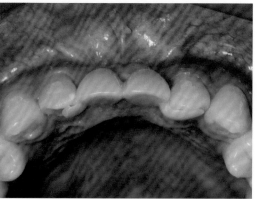

D. 11、21 马里兰桥式树脂冠在患者口内就位的𬌗面观。示：牙冠根方的软硬组织凹陷明显，提示如须恢复前牙区的轮廓美学，可能需要进行软硬组织增量

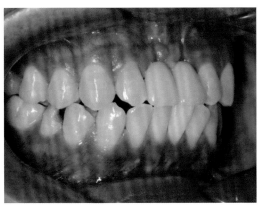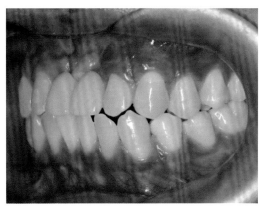

E. 11、21 马里兰桥式树脂冠在患者口内就位的右侧面观。示：修复体和下前牙的覆𬌗覆盖关系正常，但同时牙冠根方软硬组织凹陷明显，造成视觉上 11、21 有向外突出的效果，提示如须改善美学效果，需要对缺牙区软硬组织进行水平增量

F. 11、21 马里兰桥式树脂冠在患者口内就位的左侧面观。示：修复体和下前牙的覆𬌗覆盖关系正常，但同时牙冠根方软硬组织凹陷明显，造成视觉上 11、21 有向外突出的效果，提示如须改善美学效果，需要对缺牙区软硬组织进行水平增量

图 3-2-4　对美学要求高的前牙缺失病例的现实评估

在两颗及以上前牙连续缺失病例中，缺失牙之间的牙槽间隔必然会发生不同程度的吸收，继而导致所支持的牙龈乳头出现退缩，甚至完全消失。为了避免修复后出现明显的"黑三角"，技师在设计和制作修复体时可适当地将邻面接触点向根方移动，使修复体形态从尖圆形变成方圆形（图 3-2-5，图 3-2-6）。

口内试戴后，如果患者对所设计修复体的美学效果满意，医生还可在种植窝洞预备过程中及种植体植入后再次戴入修复体，利用该修复体进行种植体三维位置与轴向的再次验证（图 3-2-7）。为了实现种植体三维位置和轴向验证这一步，需要在树脂冠修复体上提前设计平行杆或种植体携带器的穿出通道。

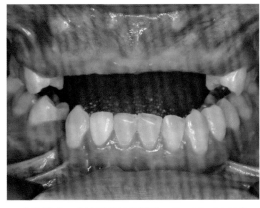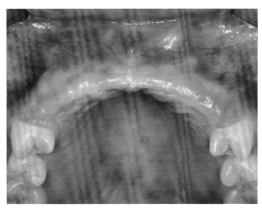

A. 术前患者口内缺牙区的正面观。示：13—23 缺失，缺失牙之间的牙槽间隔吸收，牙龈乳头完全消失

B. 术前患者口内缺牙区的𬌗面观。示：13—23 缺失

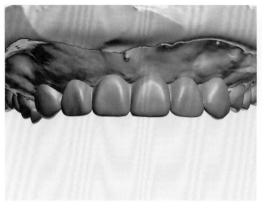
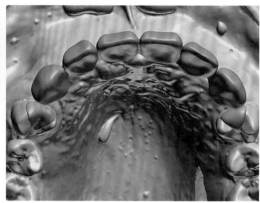

C. 数字化修复设计的正面观。示：适当将修复体邻面接　D. 数字化修复设计的𬌗面观
触点向根方移动，使修复体形态从尖圆形变成方圆形

图 3-2-5　前牙连续缺失病例的虚拟设计

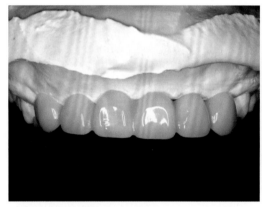
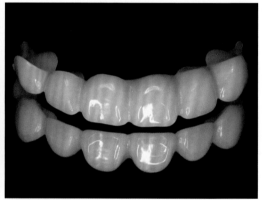

A. 修复体就位于模型上的正面观　　　　　　　　　B. 修复体的正面观

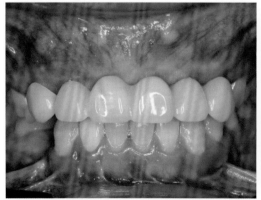
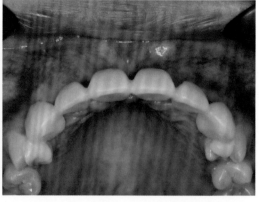

C. 修复体在患者口内就位的正面观。示：修复体的方圆　D. 修复体在患者口内就位的𬌗面观。示：牙冠唇面高于
形态避免了修复后明显"黑三角"的出现　　　　　软组织表面，提示整个唇侧软硬组织轮廓丰满度不足

图 3-2-6　前牙连续缺失病例虚拟设计牙冠的现实评估

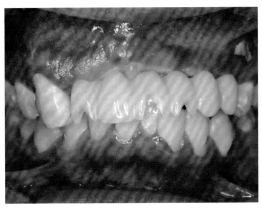 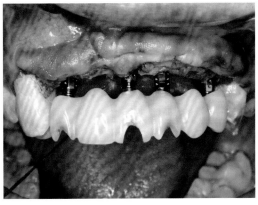

A. 术前12—24树脂冠修复体在患者口内就位的正面观。　B. 术中患者口内植入种植体后，利用树脂冠修复体进行
该状态下医生与患者能更直观、全面地对修复效果进行　种植体植入位点和轴向验证
评估

图 3-2-7　树脂冠修复体作为验证工具

　　综上所述，虚拟设计—现实评估法的实质是由现实口内环境到虚拟软件设计界面，再由虚拟修复设计界面回到现实修复效果的闭环操作。通过虚拟—现实的精确转化，实现了对虚拟设计效果的现实评估，评估结果更加直观、全面、精确。同时，通过在临床上实践该方法，种植医生会更深刻地体会到虚拟和现实间存在的微妙差异，进而更好地理解真正意义上的"理想的最终修复体"。

第三节　现实设计评估—虚拟再现法

　　现实设计评估—虚拟再现法是指修复体的设计是先在石膏模型上完成，然后将修复体戴入患者口内进行效果评估，满足要求后再通过仓扫或 CBCT 等数字化手段将现实的修复体转化为虚拟数据，并导入软件进行后续的种植导板设计。该方法适用于以下情况，包括因缺牙较多无法确定颌位关系、口内存在大量固定修复体、缺牙较多且余留牙松动的牙列缺损患者、无牙颌患者，以及通过虚拟设计—现实评估法难以达到满意效果的复杂美学病例。

一、因缺牙较多无法确定颌位关系的牙列缺损病例

　　当因缺牙较多无法通过口扫或仓扫获取稳定的颌位关系时，医生需要先采用传统蜡堤确定患者上下牙列间的颌位关系，并在此颌位关系下进行排牙，初步重建颌位关系。在此基础上，使用阻射性材料，通过充胶的方式制作放射导板；或使用常规基托材料、3D 打印树脂材料等先制作出放射导板，在放射导板的相应位置放置利于数据融合匹配的点状阻射

性材料。对于此类患者，只有通过制作放射导板的方式才能保证修复设计的正确性和准确性（图 3-3-1）。

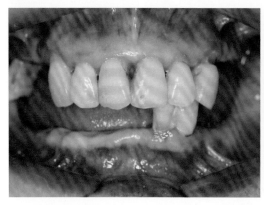

A. 术前患者口内缺牙区。示：14—16 缺失，24—27 游离缺失，31 缺失，34—37 游离缺失，41—47 游离缺失

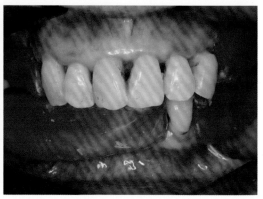

B. 术前患者戴入蜡堤。示：通过蜡堤确定患者上下颌牙列正中𬌗位关系

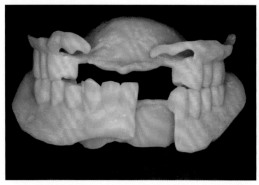

C. 上下颌放射导板。可见修复缺牙的牙冠、基板以及基板上的阻射点

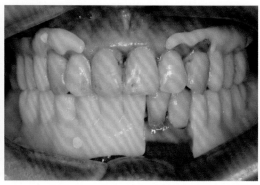

D. 患者戴入放射导板。此时放射导板的牙冠位置、大小、形态和排列即为患者最终理想修复体的状态

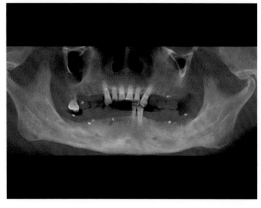

E. 患者戴入放射导板拍摄的 CBCT 影像。可见放射导板上牙冠的位置、形态和排列，以及用于数据融合的阻射点影像

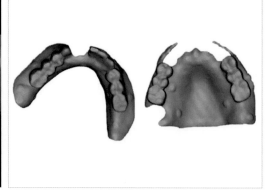

F. 通过导板软件，在数字化虚拟世界中，再现现实世界的排牙设计效果

图 3-3-1　缺牙较多无法确定颌位关系的病例

二、口内存在大量固定修复体的牙列缺损病例

当患者口内存在大范围固定修复体（如银汞合金充填体、烤瓷冠等）时，CBCT 影像将会出现明显的金属伪影。而在种植导板软件中进行 CBCT 重建时，由于金属伪影的存在，无法通过阈值将骨和软组织分开，牙冠外形难以界定，导致光学扫描模型的牙冠数据无法与 CBCT 的牙冠数据匹配融合，因此难以进行修复体和种植体的准确设计。此时往往需要制作放射导板，通过匹配放射导板 CBCT 影像上的阻射点与光学模型上的阻射点，颌骨与牙列才能实现更好的融合匹配，而后才能在此基础上精准地进行"以修复为导向"的种植位点设计，减小因融合不佳带来的误差（图 3-3-2）。

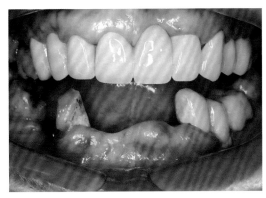

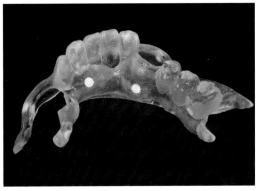

A. 术前患者口内正面观。示：31—33、41—42、44—46 缺失，11—14、21—26 均为烤瓷冠修复

B. 制作完成的下颌放射导板的舌面观。可见修复缺牙的牙冠、基板以及基板上的阻射点

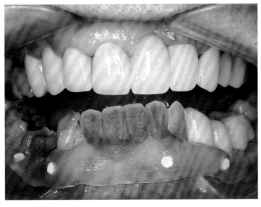

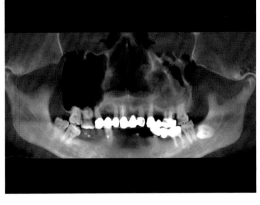

C. 放射导板戴入患者口内的正面观。此时放射导板的牙冠位置、大小、形态和排列即为患者最终理想修复体的状态

D. 患者戴入放射导板拍摄的 CBCT 影像。可见用于数据融合的阻射点影像

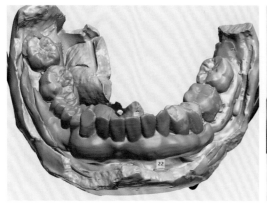 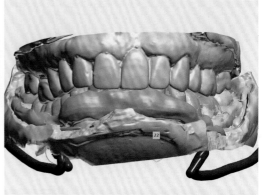

E. 通过导板软件，在数字化虚拟世界中，再现现实世界 　F. 通过导板软件，在数字化虚拟世界中，再现现实世界
的排牙设计的殆面观 　　　　　　　　　　　　　　　的排牙设计的正面咬合观

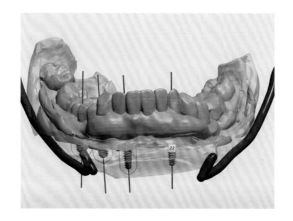

G. 通过虚拟修复体设计种植位点

图 3-3-2　口内存在大量固定修复体的病例

三、缺牙较多且余留牙松动的牙列缺损病例

在制取模型或拍摄 CBCT 时，口内松动的牙齿会发生移动，从而影响后续模型数据与 CBCT 数据的匹配融合，降低影像精确性，最终干扰导板的精度，增加导板的误差（图 3-3-3）。利用放射导板的阻射点，可辅助修复体模型数据与 CBCT 数据的匹配融合，从而避免松动牙的干扰，增加导板的精确性。

四、无牙颌患者

当患者牙列缺失后，医生只有通过制作传统全口义齿的方式才能直观、正确地评估患者的颌位关系、面下 1/3 垂直距离、唇侧外形饱满度以及牙列在口腔中的三维空间位置。因此，

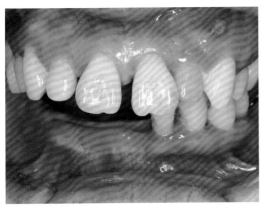

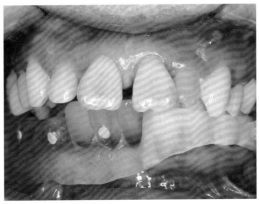

A. 术前患者口内正面观。示：31、36—37、41—47 缺失，32—35 为 II — III 度松动，松动的余留牙会对 CBCT 影像数据和模型数据的融合产生不利影响，增加导板误差

B. 放射导板戴入患者口内的正面观。此时放射导板的牙齿位置、形态和排列即为患者最终理想修复体的位置

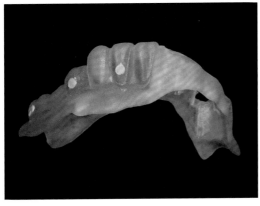

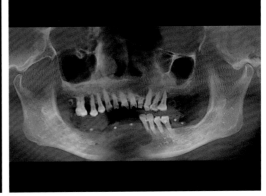

C. 制作完成的下颌缺失牙的放射导板。可见修复缺牙的牙齿、基板以及基板上的阻射点

D. 患者戴入放射导板拍摄的 CBCT 影像。可见用于数据融合的阻射点影像

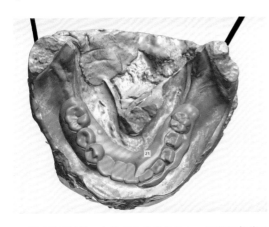

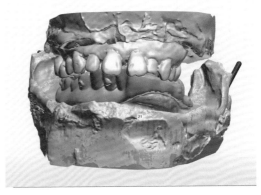

E. 通过导板软件，在数字化虚拟世界中，再现现实世界的排牙设计的𬌗面观

F. 通过导板软件，在数字化虚拟世界中，再现现实世界的排牙设计的正面咬合观

图 3-3-3 缺牙较多且余留牙松动的病例

对于此类患者，进行数字化种植设计和规划的最佳临床路径是：首先按照传统方法制作全口蜡堤和排牙，并在口内直观地进行修复设计评估；再把患者认可的排牙蜡型转化为放射导板，通过 CBCT 和光学扫描等数字化手段将颌骨及修复体数据导入导板软件；最后在虚拟界面进行修复设计的虚拟再现，完成"以修复为导向"的全口种植设计（图 3-3-4）。需要注意的是，采用这种方式进行术前修复体设计和评估，对于上部修复体为覆盖义齿的病例准确度较高；而对于上部修复体为固定义齿的病例，因排牙蜡型或放射导板的基托遮盖了牙冠根方的软硬组织情况，无法在口内进行准确的修复设计评估（例如前牙区红白美学效果、牙弓轮廓丰满度、是否需要进行软硬组织增量等），可能导致最终修复效果和术前修复设计存在一定差距。

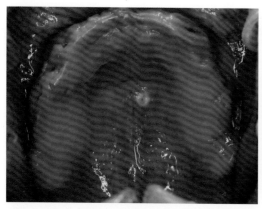

A. 术前无牙颌患者上颌𬌗面观

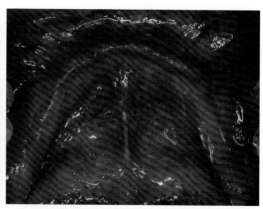

B. 术前无牙颌患者下颌𬌗面观

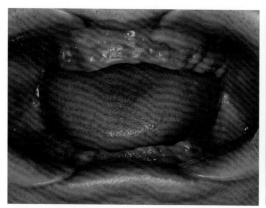

C. 术前无牙颌患者正面观

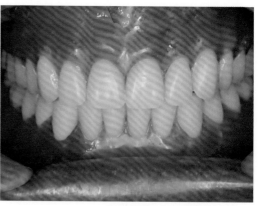

D. 传统全口排牙蜡型在患者口内试戴的正面观。示：颌位关系正确，牙列形态及咬合关系达到患者满意效果

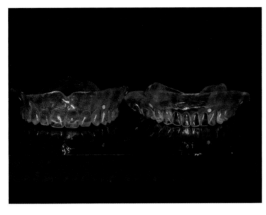

E. 将患者满意并认可的排牙蜡型制作成的放射导板　　F. 放射导板正面咬合观

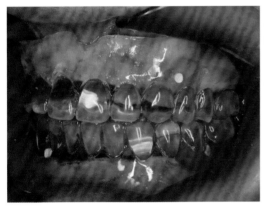

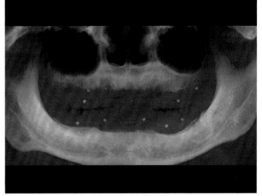

G. 患者口内试戴放射导板的侧面咬合观。评估无误后，　H. 患者戴放射导板拍摄的 CBCT 影像。可见用于数据匹
拍摄 CBCT　　　　　　　　　　　　　　　　　　　　配融合的阻射点

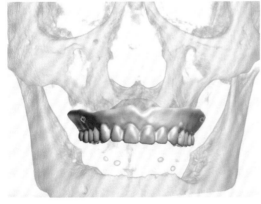

I. 通过导板软件，在数字化虚拟世界中，再现现实世界　J. 通过导板软件，在数字化虚拟世界中，再现现实世界
的上颌排牙设计的正面观　　　　　　　　　　　　　　的下颌排牙设计的正面观

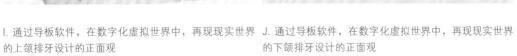

图 3-3-4　无牙颌现实设计与评估，数字化虚拟再现效果的评估

五、通过虚拟设计—现实评估法难以达到满意效果的复杂美学病例

在数字化虚拟界面中观察修复效果存在视觉偏差，修复效果的虚拟评估可能会导致设计者和医生做出错误的评估和判断。与虚拟评估相比，在模型上直接排树脂牙或制作蜡牙更加直观，能更好地帮助医生在一些高美学要求的病例中做出正确的评估和判断。第三章第二节图 3-2-1 和图 3-2-2 所示病例属于美学区高度复杂病例，一般须采用虚拟设计—现实评估法。但医生在将 3D 打印的树脂冠戴入患者口内后发现，虚拟设计的修复体外形与三维位置不满足患者的美学要求，无法指导后期的种植位点设计。对于此类高难度、高要求的美学病例，为了更好地评估修复设计的美学效果，可先在模型上直接排牙，通过诊断性修复体（mock-up）的方式在患者口内呈现预期修复效果，以便医生评估和患者自身观察。当现实环境中的修复效果获得医患双方的认可后，再通过仓扫或口扫的方式，将此修复体数据转移至数字化虚拟设计界面，就能最大限度地保证修复体设计的正确性和准确性（图 3-3-5—图 3-3-8）。

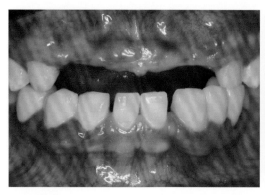

A. 术前患者缺牙区正面观。示：12—22 缺失，13、23 为牙体预备形

B. 术前患者缺牙区殆面观。示：缺牙区唇侧软硬组织轮廓有一定程度塌陷

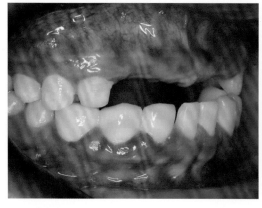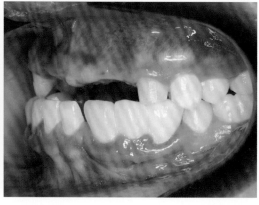

C. 术前患者缺牙区右侧面观。示：缺牙区牙槽嵴顶弧线已位于下颌前牙切端舌侧

D. 术前患者缺牙区左侧面观。示：缺牙区牙槽嵴顶弧线已位于下颌前牙切端舌侧

图 3-3-5　术前口内照

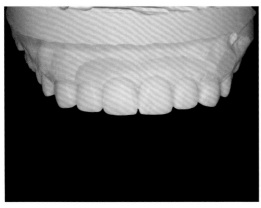

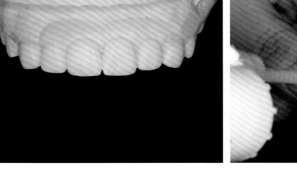

A. 在石膏模型上，用美蜡按理想的牙冠外形和牙列弧度进行蜡牙制作

B. 通过 mock-up 的方式，制取蜡型的印模，注入速凝树脂材料，将模型上的蜡牙转变为树脂牙，便于患者口内试戴

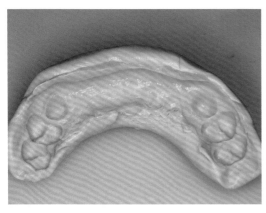

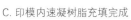

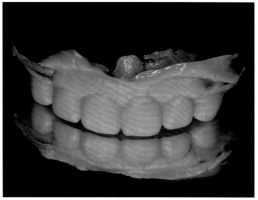

C. 印模内速凝树脂充填完成

D. 通过 mock-up 获得的树脂牙的正面观

图 3-3-6　诊断性修复体（mock-up）

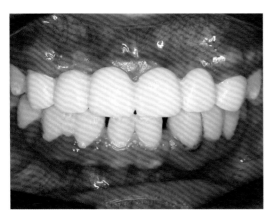

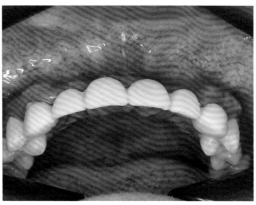

A. 患者戴入 mock-up 树脂牙正面观

B. 患者戴入 mock-up 树脂牙𬌗面观

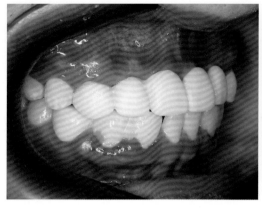 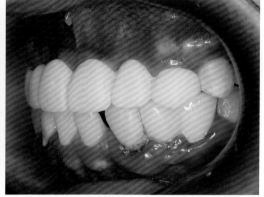

C. 患者戴入 mock-up 树脂牙右侧面观   D. 患者戴入 mock-up 树脂牙左侧面观

图 3-3-7   Mock-up 树脂牙戴入

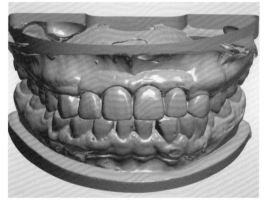 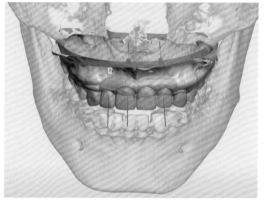

A. 将患者满意的蜡牙模型通过仓扫生成光学模型   B. 通过导板软件，在数字化虚拟世界中，再现现实世界的排牙设计，并通过虚拟修复体设计种植位点

图 3-3-8   虚拟设计

　　对于采用现实设计评估—虚拟再现法进行评估的病例，技师在排牙或制作蜡牙时可能会人为添加一些"现实中的假象"，从而达到以下目的：①在理想颌位上放置牙冠（尤其对于因骨吸收导致颌位关系不调的患者），②保持龈缘高度与健康邻牙对称，③恢复无牙禾的唇侧饱满度，④保持前牙牙冠唇面凸度与邻牙协调（尤其对于咬合空间紧导致修复空间不足的患者）。当出现上述情况时，技师会利用蜡基托或塑料基托来填补、修饰这些软硬组织不足和颌位面形不协调的问题，或者将蜡牙做得很薄以避免牙冠前突。但是，最终修复体又难以达到这样的厚度，这样的设计并不能作为虚拟设计的修复标准。因此，当修复体虚拟再现后，医生在进行种植位点设计时需要注意甄别这些"现实中的假象"，清晰认识到现实客观条件与理想修复体效果之间的差异，做好软硬组织处理的准备，才可能制定出正确且完善的种植修复治疗方案。

参考文献

1. MCLAUGHLIN SD, MILLER NR, SABOL JV. Restoration of a nonideally placed anterior implant: a clinical report[J]. J Prosthet Dent, 2021, S0022-3913(21): 358-359.

2. Michelinakis G, Nikolidakis D, Apostolakis D. Complete digital restoration: implant-supported prosthesis using rapid prototyping and a model-free approach[J]. Compend Contin Educ Dent, 2021, 42(4): 182-186.

3. 夏海斌. 前牙区种植义齿穿龈轮廓的影响因素与美学考量 [J]. 中华口腔医学杂志, 2021, 56(12): 1165-1171.

4. 马艺菡, 周文娟, 柳忠豪. 数字化微笑设计在美学区种植修复的临床应用 [J]. 中国口腔种植学杂志, 2020, 25(3): 146-149.

5. BLASI A, HENAREJOS-DOMINGO V, Madeira S, et al. Stone verification device for verifying the definitive cast of an implant-supported restoration: a dental technique[J]. J Prosthet Dent, 2021, S0022-3913(21): 42-41.

6. 刘峰. 前牙区种植过渡修复体的负荷时机和种植修复体穿龈形态设计 [J]. 中华口腔医学杂志, 2020, 55(6): 429-432.

7. GAMBORENA I, SASAKI Y, BLATZ MB. Predictable immediate implant placement and restoration in the esthetic zone[J]. J Esthet Restor Dent, 2021, 33(1): 158-172.

8. KIM JY, LIM YJ, HEO YK. Modification of framework design for an implant-retained fixed restoration helps when proximal contact loss occurs[J]. J Dent Sci, 2019, 14(2): 213-215.

9. JOSHI N, PIERMATTI J, NAHON M, et al. Management of biotechnical complications associated with a full-arch implant restoration using digital and conventional workflows: a clinical report[J]. J Prosthodont, 2019, 28(5): 483-487.

10. 曹志龙, 李潇. 无牙颌固定种植修复设计的研究进展 [J]. 中华老年口腔医学杂志, 2021, 19(1): 54-59.

11. 仇碧莹, 张凌, 余昊翰, 等. 数字化工具辅助牙列重度磨耗全口咬合重建一例[J]. 中华口腔医学杂志, 2021, 56(9): 904-908.

第四章　种植体植入位点的数字化设计原则

利用种植导板软件的可视化优势，种植医生可以在虚拟界面直观地分析最终修复体与其下方软硬组织的三维空间位置关系，进而精确地在颌骨内进行"以修复为导向"的种植体植入位点设计。种植体植入位点设计的实质是在数字化虚拟的可视状态下，精准地呈现种植体植入的基本外科原则，生成控制种植位点的虚拟种植导板的过程。完成设计后，即可利用3D打印技术或快速成型技术将虚拟种植导板转化为实体种植导板，再结合相应的种植导板工具盒，将虚拟的种植体植入位点精确转化至真实颌骨内。由此可见，种植体植入位点的设计是精准实现"以修复为导向"目标的重要过程，种植医生和技师必须深刻理解种植体植入位点的设计原则。

种植体植入位点的设计原则包括种植体型号的选择原则、种植体数目和分布的设计原则以及种植体骨内三维位置的设计原则。通常情况下，每个种植病例都需要同时遵循上述原则。在简单病例中，上述原则之间一般不会相互冲突，比较容易实现各项设计要求之间的和谐统一。但是在复杂病例中，这些原则之间可能会相互矛盾，种植医生可能会面临顾此失彼的窘况。作为种植医生，我们不应只关注缺失牙，而更应关注患者本身。在面临原则之间的矛盾时，种植医生需要充分理解每个原则的内涵，借助临床经验，仔细分析患者的具体情况，在矛盾的要素之间做出全面、均衡甚至有所妥协的选择，即在遵循原则的同时灵活运用。本章将按照病例的复杂程度，以由易到难的顺序具体阐述上述原则及其临床应用。

第一节　种植体型号的选择原则

种植体型号的选择原则包括"型"与"号"两方面内容。"型"是指种植体的宏观形态，"号"是指种植体的直径和长度参数。

（一）种植体的"型"

1. 根据种植体平台的放置深度分类

根据种植体平台的放置深度分类，可将种植体分为骨水平种植体和软组织水平种植体两类（图 4-1-1）。

（1）骨水平种植体：骨水平种植体平台放置深度与植入位点的牙槽嵴顶平齐或位于骨面之下。种植体平台可为粗糙表面或光滑表面，粗糙表面有利于种植体与骨组织产生更多骨结合，光滑表面则有利于种植体周软组织附着更稳定。骨水平种植体的软组织封闭主要是依靠软组织附着在基台或愈合帽的光滑穿龈部分，因此在种植二期手术取模或戴牙时，基台或愈合帽的反复取戴不利于软组织封闭的稳定。

（2）软组织水平种植体：软组织水平种植体平台位于植入位点牙槽嵴骨面之上的牙龈软组织内，或与牙龈表面齐平。种植体颈部有特征性的光滑颈圈，可为与种植体直径一致的平直形或比种植体直径更宽的膨大形。与骨水平种植体相比，软组织水平种植体与基台间的微间隙向冠方位移，更远离骨面，可以减少种植体与基台间的微动以及微间隙处的病原微生物对种植体周围骨组织的刺激和破坏。软组织水平种植体因光滑颈圈能与穿龈软组织形成稳定附着，在种植二期手术取模或戴牙时，不会因为基台或愈合帽的反复取戴而破坏软组织的封闭。但是，软组织水平种植体对种植位点的牙龈厚度有一定要求，对于牙龈较薄、穿龈深度较小的病例，术后光滑颈圈容易透色或暴露。临床上出于对美学风险的考虑，软组织水平种植体一般用于非美学区的后牙缺失病例。

2. 根据种植体的形态分类

根据种植体的正面投影形态，可将种植体分为锥形种植体和柱形种植体两类（图4-1-1）。

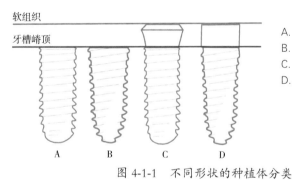

软组织

牙槽嵴顶

A. 骨水平柱形种植体
B. 骨水平锥形种植体
C. 软组织水平柱形种植体
D. 软组织水平锥形种植体

A B C D

图 4-1-1 不同形状的种植体分类

（1）锥形种植体：形状为轴对称的圆锥形，与单根牙形态类似的种植体称为锥形种植体。锥形种植体在即刻种植时可以更好地吻合拔牙窝形状，当缺牙区近远中邻牙牙根距离较近时，可以避免损伤邻牙牙根。与柱形种植体相比，微锥度形态具有以下优势。一方面，锥形种植体在根端缩窄，在根端所需的骨量也相应减少，因此对于根端骨宽度不足或存在骨倒凹的病例，锥形种植体可减少根端皮质骨侧穿的风险。另一方面，锥形形态增加了种植体的自攻能力，有利于种植体初期稳定性的获得。因此，微锥度形态是目前临床上种植体的主流设计形态。

（2）柱形种植体：形状为轴对称，上下直径相同的种植体称为柱形种植体。较同尺寸的锥形种植体而言，柱形种植体可以提供更多的骨结合面积。由于根端没有自攻性，在规避下颌神经管和上颌窦等重要解剖结构时，柱形种植体更加安全。

种植体形态结构尚无统一标准，各种结构设计各具优缺点。通过优化种植体设计增加骨结合面积，减少种植体周围骨吸收始终是优化种植体形态设计的目标。

（二）种植体的"号"

1. 种植体的直径

种植体直径通常是指种植体体部最粗部位的直径。根据直径不同，种植体一般可分为标准直径种植体、细直径种植体、粗直径种植体。标准直径种植体，简称"标准种植体"，通常指直径为 4.0 mm 左右的种植体；细直径种植体，简称"细种植体"，通常指直径为 3.5 mm 及以下的种植体；粗直径种植体，简称"粗种植体"，通常指直径为 5.0 mm 及以上的种植体。目前，临床应用的各品牌种植系统基本都配备了以上三种直径的种植体。随着直径的增加，种植体表面积也显著增加。种植体的直径每增加 1 mm，其表面积约增大 25%。种植体的长度每增加 3 mm，其表面积约增大 10%。以上结果提示，在增加同样量级的情况下，种植体直径的增加比种植体长度的增加所带来的表面积增量更大。

影响种植体直径选择的主要因素包括但不限于：①缺牙的区域位置；②缺牙区牙槽嵴的骨量和解剖条件；③种植修复后需要承受的𬌗力；④所选种植品牌的材料强度（参考不同品牌种植体的临床使用指南）；⑤更有利于形成合理的种植修复体穿龈轮廓等。

在正常情况下（无明显软硬组织缺损的标准缺牙患者），种植体直径的常规选择为：①上颌侧切牙和下颌切牙选择细直径种植体，例如直径 3.5 mm 的种植体；②上颌中切牙、上颌与下颌尖牙和前磨牙选择标准直径种植体，例如直径 4.0 mm 的种植体；③上颌和下颌磨牙选择标准直径种植体或粗直径种植体，例如直径 4.0 mm 或 5.0 mm 的种植体。此外，一些新型种植体以钛锆合金或五级钛作为主体材料，使种植体的机械强度显著提高。对于这些新型种植体的应用，在同等𬌗力荷载状态下可以选择更小的直径。

2. 种植体的长度

种植体的长度是指种植体植入骨内部分的长度。骨水平种植体的长度是指整个种植体的长度，而软组织水平种植体的长度是指具有粗糙表面的体部长度，并不包括光滑颈圈的长度。除穿颧用等特殊种植体外，多数系统的种植体长度为 6~16 mm。

增加种植体的长度可增加骨-种植体的接触面积，同时增强抗侧向负荷的能力。但骨结合一旦形成，过长的种植体并不能辅助分散应力。相关研究表明，对于负载后的种植体，应力集中分布于种植体颈上 1/3，因此种植体颈上 1/3 的骨结合质量和骨稳定状态是保障种植体长期留存的关键。在能保证该区域的骨结合质量和骨稳定状态前提下，不需要使用过长的种植体。通常情况下，长度 8~12 mm 的种植体应用较为普遍。在解剖条件受限时，可以选择较短的种植体，但同时应该考虑增加种植体的直径或数量。此外，患者的年龄也是在选择种植体长度时需要考虑的重要因素。考虑到种植体的使用年限，越年轻的患者应尽可能选择常规长度的种植体，而随着患者年龄增大，对种植体长度的要求可以相对降低。

第二节　种植体数目和分布的设计原则

种植体数目和分布的设计由多种因素决定，包括缺牙数目、缺牙间隙的大小、缺牙的位置、种植位点的骨量和骨密度、牙弓形态、对颌牙的𬌗力状态和副功能习惯等。同时，患者的年龄、职业和身体状况，及其对种植治疗的接受度、对功能和美学效果的期望值、对治疗费用的承受能力、复诊依从性和口腔卫生自我维护能力等也都会影响到种植体数目的设计。此外，种植医生在方案设计上的经验和偏好也可能影响种植体植入数目。在临床实践中，上述因素往往会交织在一起，让种植体数目的确定变得复杂。例如对于无牙颌患者，在上述因素的综合影响下，种植体数目可在 2~8 颗间浮动。

通过修复效果的设计与评估，种植医生对缺牙区修复方案已了然于心，同时对与修复相匹配的种植体数目也已有大致判断。此外，随着种植体数目设计的变化，其分布位点也会有所不同。

一、种植体数目和分布的设计原则

（一）连续缺牙的应力分布

对于多颗牙连续缺失的患者，种植体的数量及分布应该遵循以下规律。首先，若缺失牙位涉及中切牙或尖牙或第一磨牙时，应将中切牙、尖牙或第一磨牙作为种植位点的首要选择。其次，原则上桥体不超过两个单位，应尽量避免在关键位点和𬌗力较大的区域出现悬臂。同时，修复体下方的骨质和骨量也会影响种植体的分布。

（二）修复方式的选择

对于两颗及以上缺牙患者，多颗种植体支持的联冠或桥体与单颗种植体支持的单冠修复体相比，水平侧向应力明显减小。

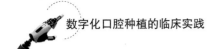

（三）悬臂的长度控制

对于牙列缺损的固定桥修复，由于修复体悬臂形成的侧向应力（剪切应力）会对基牙和修复体产生不利影响，因此天然牙的桥体设计应尽量避免悬臂。而对于种植固定修复体，当上部修复体的悬臂长度控制在一定范围内时，对骨结合和种植体存留率无显著负面影响。其中，对于连续多颗牙缺失的种植患者，原则上修复体悬臂不可超过一个单位。

对于牙列缺失的种植固定修复体，悬臂长度不超过 AP 距（AP 距为牙弓中每一侧最远端种植体的连线与最前端种植体中间连线之间的垂直距离）的 1.5 倍（图 4-2-1）。由于牙弓呈马蹄形，三颗以上的种植体应分布排列为三角形，因为三角形的几何分布联合夹板式修复体可以减少咬合时局部受到的压力和拉力，抵消剪切应力。

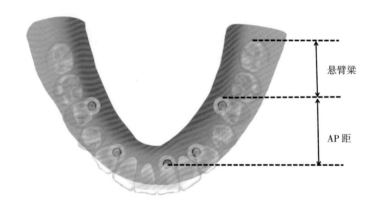

图 4-2-1　牙列缺失的种植固定修复体中悬臂长度不超过 AP 距的 1.5 倍

二、种植体数目和分布的设计举例

本节主要针对不同缺牙数目及其下方的骨量来分析种植体数目和分布方案。如无特殊说明，默认影响种植体数目设计的其他因素与主要考虑因素无矛盾。

（一）单颗牙缺失的种植体数目设计

1. 单颗种植体支持的单冠

正常情况下，单颗牙缺失的病例仅须根据缺牙位点植入一颗直径匹配的种植体（图 4-2-2 A）。

2. 两颗种植体共同支持的单冠

当单颗后牙的缺牙间隙超过 14 mm 时，在保证安全距离的情况下可以考虑植入两颗常规或细种植体，共同支持单颗牙冠（图 4-2-2 B）。

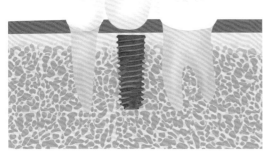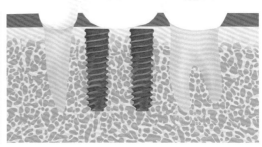

A. 缺牙间隙正常，单颗缺牙设计一颗种植体

B. 单颗后牙的缺牙间隙大于 14 mm，可以考虑设计两颗种植体

图 4-2-2 单颗牙缺失的种植体数目设计

（二）连续两颗牙缺失的种植体数目设计

1. 两颗种植体支持的单冠或联冠

正常情况下，两颗牙连续缺失的病例需要根据缺牙位点植入两颗直径匹配的种植体，视情况选择单冠或联冠修复（图 4-2-3 A）。

2. 单颗种植体支持的单端固定桥

在前牙美学区，出于骨量和安全距离的限制以及对美学效果的考量，临床上有时会采用种植单端固定桥设计。例如，当 31、41 缺失时，可考虑在 31 位点植入一颗种植体，进行 31、41 单端固定桥修复。当采用这种设计时，可考虑适当增大种植体直径（图 4-2-3 B）。

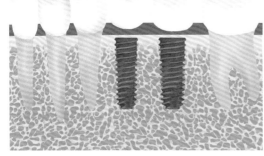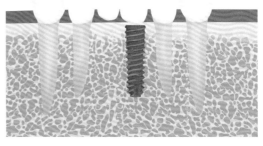

A. 后牙区两颗牙连续缺失，缺牙间隙正常，设计两颗种植体

B. 前牙区两颗牙连续缺失，出于骨量和安全距离的要求以及美学效果的考虑，设计一颗种植体，采用种植单端固定桥的修复设计

图 4-2-3 连续两颗牙缺失的种植体数目设计

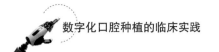

（三）连续三颗牙缺失的种植体数目设计

1. 两颗种植体支持的双端固定桥

正常情况下，连续三颗牙缺失的病例最常采用两颗种植体支持的双端固定桥进行修复（图 4-2-4 A）。

2. 两颗种植体支持的单端固定桥

对于某些患者，当其中一端的种植位点存在骨量条件限制时，为了避免植骨等复杂手术，可考虑设计为两颗植体支持的单端固定桥（图 4-2-4 B）。

3. 三颗种植体支持的联冠

在后牙区，当骨密度较差（如四类骨条件）、可用骨高度不足需要使用短种植体，或缺牙区水平骨量不满足标准种植体直径要求时，为了获得更多的骨结合面积，在骨宽度允许、有足够安全距离的情况下需要考虑植入三颗种植体（图 4-2-4 C，图 4-2-4 D）。在前牙区，只有在特定骨量条件、缺牙间隙条件及殆力条件下才考虑植入三颗种植体。

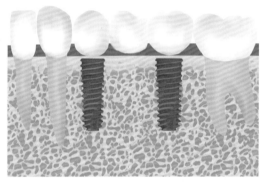

A. 三颗牙连续缺失，采用两颗种植体支持的双端固定桥进行修复

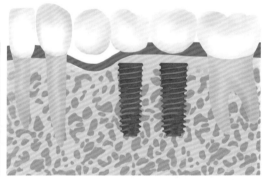

B. 三颗牙连续缺失，采用两颗种植体支持的单端固定桥进行修复

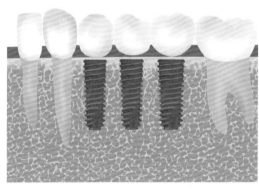

C. 三颗牙连续缺失，术区骨密度低，采用三颗种植体支持的联冠进行修复

D. 三颗牙连续缺失，术区可用骨高度不足，采用三颗短种植体支持的联冠进行修复

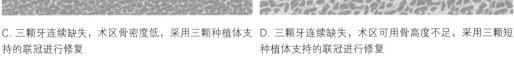

图 4-2-4　连续三颗牙缺失的种植体数目设计

（四）连续四颗牙缺失的种植体数目设计

1. 三颗种植体支持的双端固定桥

正常情况下，四颗后牙连续缺失的病例最常采用三颗种植体支持的双端固定桥进行修复（图4-2-5 A）。

2. 三颗种植体支持的单端固定桥

当其中一端的种植位点存在骨量条件限制时，为了避免植骨等复杂手术，可以考虑设计为三颗种植体支持的单端固定桥（图4-2-5 B）。

3. 四颗种植体支持的联冠

在后牙区，当骨密度较差时（如四类骨条件）、可用骨高度不足需要使用短种植体时以及缺牙区水平骨量不满足标准种植体直径要求时，可以考虑植入四颗种植体，通过增加种植体数目可使骨结合总面积和负载承受能力也相应增加（图4-2-5 C，图4-2-5 D）。随着缺牙数目的增加，对颌牙的𬌗力大小对种植体数目、型号及分布的影响会变得尤为重要。

4. 两颗种植体支持的双端固定桥

在一些特殊后牙病例中，如果对颌为活动义齿修复，因其𬌗力偏小，故在合理控制种植体的受力大小和方向的前提条件下，也可以考虑采用两颗种植体支持的四单位修复体。但需要注意的是，应尽可能增加种植体的直径，并采用双端固定桥进行修复（图4-2-5 E）。

在正常情况下，四颗前牙连续缺失的病例常采用两颗种植体支持的双端固定桥修复或悬臂修复（图4-2-5 F—图4-2-5 H）。如果上前牙区缺牙间隙较大或（和）患者𬌗力较大，也可以考虑采用三颗种植体支持的四单位修复体。前牙区缺四颗植入四颗种植体的设计方式极为少见。

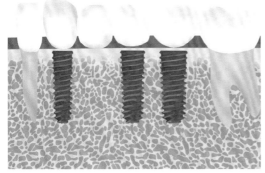
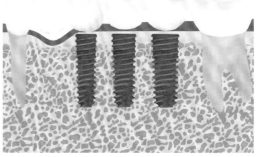

A. 四颗牙连续缺失，采用三颗种植体支持的双端固定桥进行修复

B. 四颗牙连续缺失，采用三颗种植体支持的单端固定桥进行修复

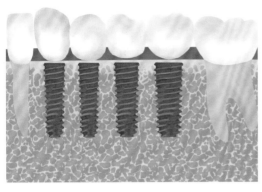

C. 四颗牙连续缺失，术区骨密度低，采用四颗种植体支持的联冠进行修复

D. 四颗牙连续缺失，术区可用骨高度不足，采用一颗标准种植体和三颗短种植体支持的联冠进行修复

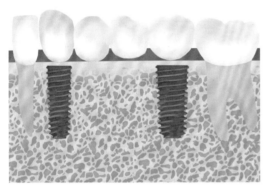

E. 四颗后牙连续缺失，采用两颗种植体支持的双端固定桥进行修复

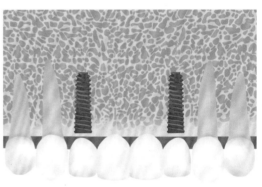

F. 四颗前牙连续缺失，采用两颗种植体支持的双端固定桥进行修复

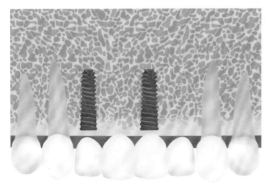

G. 四颗前牙连续缺失，采用两颗种植体支持的单端固定桥进行修复

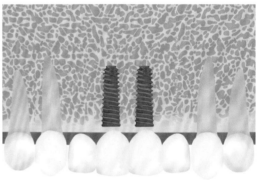

H. 四颗前牙连续缺失，采用两颗种植体支持的双侧悬臂进行修复

图 4-2-5 连续四颗牙缺失的种植体数目设计

（五）连续五颗牙缺失的种植体数目设计

一般情况下，五颗牙的连续缺失存在以下五种情况：①第二磨牙到尖牙的连续缺失；②第一磨牙到侧切牙的连续缺失；③第二前磨牙到中切牙的缺失；④第一前磨牙到对侧中切牙的连续缺失；⑤尖牙到对侧侧切牙的连续缺失。前四种情况同时包含了前、后牙缺失，而最后一种情况只涉及前牙缺失。常见的种植方案设计如下。

1. 三颗种植体支持的双端固定桥

五颗牙的连续缺失最常采用三颗种植体支持的双端固定桥进行修复（图 4-2-6 A）。三颗种植体最理想的分布位点为缺失区域的近中端、远中端以及中间位置。

2. 三颗种植体支持的单端固定桥

当缺失区域的其中一端存在骨量条件限制时，三颗种植体可有其他多种位点组合设计（图 4-2-6 B）。在这些设计中，如果存在悬臂，需要满足悬臂不超过一个单位等要求。

3. 四颗种植体支持的双端固定桥

五颗牙的连续缺失修复方案可设计为四颗种植体支持的双端固定桥（图 4-2-6 C）。这种设计与三颗种植体支持的双端固定桥相比，骨结合总面积更多，咬合承受力也更大。

4. 四颗种植体支持的单端固定桥

当后牙区可用骨高度不足需要使用短种植体，且需要避开骨量严重不足的其中一端时，可以设计为四颗种植体支持的单端固定桥（图 4-2-6 D）。

5. 两颗种植体支持的双端固定桥

由于原则上中间连续桥体的数目不能超过两个单位，一般不推荐采用两颗种植体支持的固定桥设计。但在上述五颗牙连续缺失的第五种情况下，若患者为𬌗力可控的高龄患者，为了减少手术创伤以及治疗费用，可考虑在尖牙和中切牙（或侧切牙）区域植入两颗种植体，而两颗种植体支持的双端固定桥设计最为常见（图 4-2-6 E）。

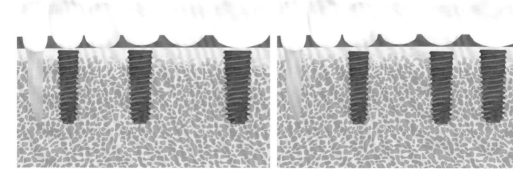

A. 五颗牙连续缺失，采用三颗种植体支持的双端固定桥进行修复

B. 五颗牙连续缺失，采用三颗种植体支持的单端固定桥进行修复

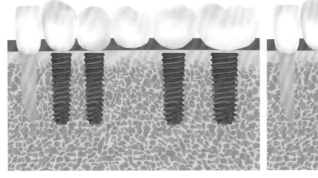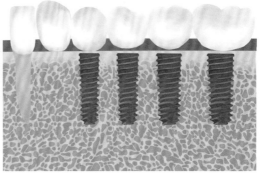

C. 五颗牙连续缺失，采用四颗种植体支持的双端固定桥进行修复

D. 前牙区五颗牙连续缺失，采用四颗种植体支持的单端固定桥进行修复

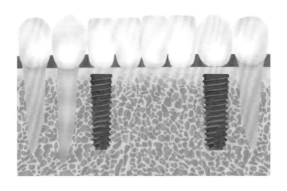

E. 前牙区五颗牙连续缺失，采用两颗种植体支持的双端固定桥进行修复

图 4-2-6　连续五颗牙缺失的种植体数目设计

（六）连续六颗牙缺失的种植体数目设计

一般情况下，六颗牙的连续缺失存在以下五种情况：①第二磨牙到侧切牙的连续缺失；②第一磨牙到中切牙的连续缺失；③第二前磨牙到对侧中切牙的缺失；④第一前磨牙到对侧侧切牙的连续缺失；⑤尖牙到对侧尖牙的连续缺失。前四种情况同时包含了前、后牙缺失，而最后一种情况只涉及前牙缺失。常见的种植方案设计如下。

1. 四颗种植体支持的两段固定桥或一体桥架

对于涉及较多后牙区牙位的连续六颗牙缺失的情况，最常采用的是四颗种植体支持的设计，其种植位点分布设计与上述五颗牙连续缺失的情况类似，需要考虑悬臂和桥体的跨度。当上颌一侧尖牙到另一侧尖牙缺失时，最常规的设计是在两侧的尖牙和中切牙位点植入四颗种植体，上部采用两段三单位固定桥、一段六单位固定桥或整体桥架完成修复（图 4-2-7 A）。

2. 三颗种植体支持的双端固定桥

随着骨量情况、咬合情况、全身情况等条件的变化，在某些病例中可以考虑三颗种植体支持的双端固定桥设计（图 4-2-7 B）。此时，三颗种植体的位点要尽可能位于殆力引导的关键牙位，即中切牙、尖牙（或尽可能靠近中切牙或尖牙位置）以及磨牙。

3. 两颗种植体支持的双端固定桥

当下颌尖牙到对侧尖牙连续缺失时，可考虑在两侧尖牙位点植入两颗种植体进行双端固定桥修复（图 4-2-7 C）。此外，在缺牙间隙相对较窄、修复体受力尽量减轻的情况下，可选择较细的两颗种植体进行双端固定桥修复。两颗种植体修复六颗上前牙连续缺失的设计在临床上比较罕见。

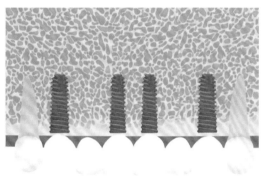

A. 六颗牙连续缺失，设计四颗种植体支持的两段三单位固定桥修复

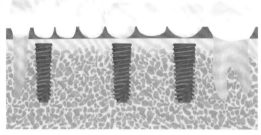

B. 六颗牙连续缺失，设计三颗种植体支持的双端固定桥修复

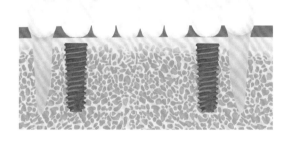

C. 六颗牙连续缺失，设计两颗种植体支持的双端固定桥修复

图 4-2-7 连续六颗牙缺失的种植体数目设计

总之，随着连续缺牙数目的不断增加，种植体数目和分布的变化及组合方式越来越多样化。因此种植医生必须全面、系统地理解各因素间的内在联系和相互影响，并结合具体情况，做出"患者利益最大化"的种植设计方案。关于无牙颌的种植体数目和分布的相关内容将在第九章详细阐述。

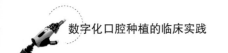

第三节　种植体骨内位点的设计原则

"以修复为导向"的数字化种植是指以理想修复体的位置为参照，在数字化可视状态下，遵循有利于种植修复体长期稳定的一系列生物力学、生物学以及美学原则，精准地在颌骨中设计出种植体植入的三维空间位置。

一、后牙位点的设计原则

（一）种植体 – 修复体中心轴线一致的生物力学原则

种植牙在发挥咬合功能时，上部修复体可将轴向应力以压力的形式传递至基台，并向种植体周围均匀分散。种植体一般能够承担较大的垂直向咬合压力，受到的轴向力将通过种植体螺纹均匀地分布至种植体及周围的骨组织。

种植牙在受到较大的非轴向力（拉应力或剪切应力）时，可能出现上部修复体的松动、脱落、崩瓷、折裂，也可能出现中央螺丝、基台、种植体的松动或折断。非轴向力使种植体产生弯矩，在种植体的颈部和根端以及对应部位的骨组织形成应力集中，具有破坏性作用。若非轴向力持续存在，将破坏骨结合界面，导致种植体周围骨吸收。

基于以上生物力学因素的考量，种植体在颌骨中的轴向位置应由穿过理想修复体𬌗面中心的假想牙长轴线决定。即在数字化可视条件下进行种植体的骨内位点设计时，应使理想修复体长轴与种植体轴向尽量保持一致，以实现二者在轴向应力传递和分布上的合理关系。这种通过修复体轴向确定颌骨内种植体轴向位置的设计方式，即是狭义上的"以修复为导向"的种植设计（图 4-3-1）。

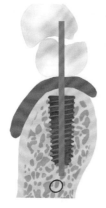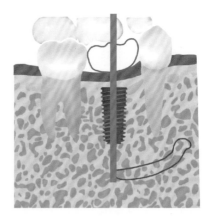

A. 参考理想修复体颊舌向中心点，设计种植体的颊舌　B. 参考理想修复体近远向中心点，设计种植体的近远中
轴向　　　　　　　　　　　　　　　　　　　　　轴向

图 4-3-1　后牙种植体 - 修复体中心轴线一致的生物力学原则

（二）种植体周足量骨包绕的生物学稳态原则

为了保证种植体的长期稳定性，减少种植体在骨结合过程中及负载后可能发生的骨吸收，无论在种植窝洞的预备过程中还是在种植体行使功能后，都需要保证种植体周围有足量的骨包绕。而种植体直径的选择会直接影响种植体周的剩余骨量。

1. 颊舌向

在种植体颊舌向上，种植体边缘至颊舌向骨壁的距离，即颊舌向骨壁厚度的最低要求为 1 mm（图 4-3-2 A）。如果少于这个厚度，很可能出现骨板吸收，需要通过植骨等方式改善条件，以满足骨壁厚度的要求。

2. 近远中向

在近远中向上，种植体颈部边缘与邻牙牙根的最小距离（安全距离）应大于 1.5 mm，两颗相邻种植体颈部边缘间的距离应不少于 3 mm（图 4-3-2 B）。若种植体与相邻天然牙（或种植体）之间的距离过小，会影响局部组织的血供，极有可能对相邻天然牙造成不良影响，或出现种植体与相邻天然牙、种植体间的垂直骨吸收。

3. 垂直向

在垂直深度上，种植体根端与下牙槽神经管、颏孔应至少保持 2 mm 的安全距离，以确保下牙槽神经不受到损伤（图 4-3-2 C）。上颌种植体不能侵入鼻腔、上颌窦（未进行上颌窦黏膜提升术时）、切牙管等解剖结构（图 4-3-2 D）。上述解剖结构的存在是种植体长度选择的主要限制因素。

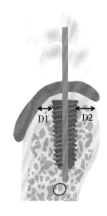 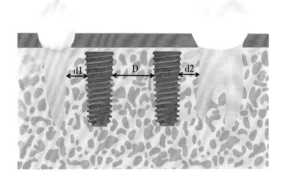

A. 在满足种植体直径要求前提下，种植体颊舌侧至少有 1 mm 厚的骨板包绕（D1 ≥ 1 mm，D2 ≥ 1 mm）

B. 在满足种植体直径要求前提下，近远中向种植体和邻牙牙根间至少保留 1.5 mm 距离（d1 ≥ 1.5 mm，d2 ≥ 1.5 mm），相邻种植体间至少保留 3 mm 距离（D ≥ 3 mm）

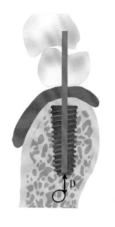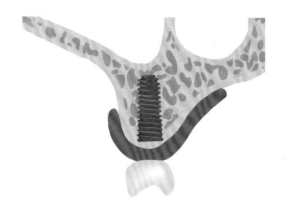

C. 在满足种植体长度要求前提下，种植体根端和下牙槽神经管至少保留 2 mm 安全距离（D ≥ 2 mm）

D. 在满足种植体长度要求前提下，未进行上颌窦黏膜提升术时，种植体根端不能侵入上颌窦腔内

图 4-3-2　后牙种植体周足量骨包绕的生物学稳态原则

（三）种植体周软组织封闭的生物学宽度原则

对于后牙区种植位点而言，如果牙龈的厚度在 3 mm 以上，种植体平台应与牙槽嵴顶骨面平齐或位于骨下 0.5 mm（具有平台转移设计的骨水平种植体）（图 4-3-3 A）。如果牙龈的厚度低于 2 mm 且不准备行软组织增量手术，种植体平台则要位于骨下 1~2 mm，以保证种植体周围软组织有足够的冠根向厚度，从而形成较好的穿龈袖口软组织生物学封闭（图 4-3-3 B）。

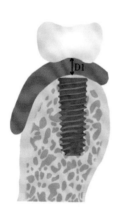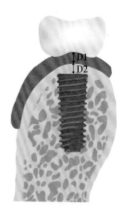

A. 牙龈的厚度在 3 mm 以上（D1 ≥ 3 mm），种植体平台与牙槽嵴顶骨面平齐

B. 牙龈的厚度低于 2 mm（D1 ≤ 2 mm），种植体平台位于骨下 1~2 mm（1 mm ≤ D2 ≤ 2 mm）

图 4-3-3　后牙种植体周软组织封闭的生物学宽度原则

二、前牙位点的设计原则

（一）种植体 – 修复体中心轴线的美学原则

对于前牙种植患者，种植体轴向应首先参考理想修复体长轴，先大致确定种植体在牙槽骨中的轴向，此时种植体轴向的冠方延长线将决定修复体上中央螺丝的开孔位置。在种植体轴向和位置设计的基础上，可以通过轻微旋转种植体的唇舌向角度来控制修复体中央螺丝的开孔位置，一般情况下将螺丝开孔位点控制在舌窝与唇面中 1/3 之间的区域，在此区域范围的种植体轴向设计常可获得较满意的美学效果（图 4-3-4）。一旦螺丝开孔位点超出上述区域，则可能引起美学和（或）功能等方面的问题。例如，当开孔位点在修复体唇面中 1/3 的龈方时，可能因种植体轴向偏唇侧导致唇侧龈缘退缩；当开孔位于舌隆突甚至其龈方时，可能因种植体轴向偏腭侧造成修复体舌侧过厚，影响患者的舒适度及咬合功能。

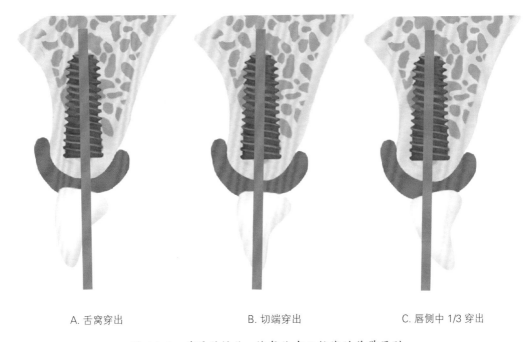

A. 舌窝穿出　　　　　　　B. 切端穿出　　　　　　　C. 唇侧中 1/3 穿出

图 4-3-4　前牙种植体 - 修复体中心轴线的美学原则

需要强调的是，在美学区，将螺丝开孔位点置于修复体舌窝的轴向设计是最理想的，因为该设计可实现上部修复体的螺丝固位，并且有利于最终修复体美学效果的呈现和唇侧龈缘自然外形的恢复。但由于种种原因，美学区种植体轴向所决定的修复体开孔位置时常不能在"最理想舌侧"位置穿出，此时上部修复体只能采用粘接固位方式，且需要特别注意粘接剂残留问题。

（二）种植体周足量骨包绕的生物学稳态原则

按照骨组织生物学原则，美学区种植体唇侧骨板厚度应为 2 mm 以上，腭侧骨板厚度至少 1 mm（图 4-3-5 A）。保证 2 mm 以上的唇侧骨板是为了防止在负载后的骨改建过程中出现唇侧骨板吸收，继而发生牙龈退缩；而腭侧骨板边缘并非应力集中区，吸收改建较小，且腭侧牙龈相对较厚，不会轻易发生退缩，故种植体可适当挤占腭侧骨板空间。在种植义齿负载过程中，由于生物学改建，可能出现种植体边缘骨吸收（垂直方向上 1~1.5 mm）。倘若种植体与邻近天然牙（或种植体）之间的距离过小，会影响局部组织的血供，导致二者之间的牙槽骨高度降低，引起牙龈乳头的退缩，出现"黑三角"，引起食物嵌塞或美观问题。因此，应保证种植体颈部边缘与相邻天然牙之间留有 1.5~2 mm 的安全距离，而相邻种植体颈部边缘之间应保证至少 3 mm 的安全距离，进而保证牙龈乳头的形态与美观（图 4-3-5 B）。最后需要根据基骨高度确定种植体长度，确保种植体的根端不突破鼻腔（图 4-3-5 C）。

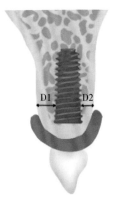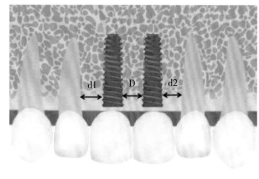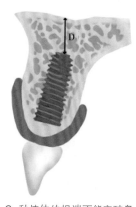

A. 美学区种植体唇侧骨板厚度在 2 mm 以上（D1 ≥ 2 mm），腭侧骨板厚度至少 1 mm（D2 ≥ 1 mm）

B. 种植体颈部边缘与邻牙之间 1.5~2 mm 的安全距离（d1 ≥ 1.5 mm，d2 ≥ 1.5 mm），相邻种植体颈部边缘之间保证至少 3 mm 的安全距离（D ≥ 3 mm）

C. 种植体的根端不能突破鼻腔（D > 0 mm）

图 4-3-5　前牙种植体周足量骨包绕的生物学稳态原则

（三）种植体周软组织封闭的生物学宽度原则

种植体平台的冠根向位置在一定程度上决定了种植体周生物学宽度的建立。如果种植体植入过深，可能造成生物学宽度大于 3~4 mm，进而导致龈沟加深和自洁能力下降（图 4-3-6 A）；如果种植体植入过浅，则会造成生物学宽度不足，进而导致种植体边缘骨吸收和软组织的退缩（图 4-3-6 B）。此外，过浅的种植体植入会导致穿龈深度不足，影响袖口成型，进而影响最终修复体颈缘形态。因此，种植体平台的冠根向位置，原则上应位于理想修复体的唇侧龈缘根方 3~4 mm 处（图 4-3-6 C）。在临床个案中，种植体植入深度还受到多种客观因素的影响，如牙龈生物型、种植体系统、牙槽嵴的骨缺损情况等。

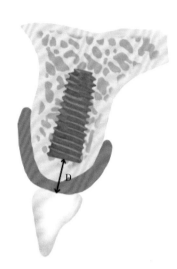 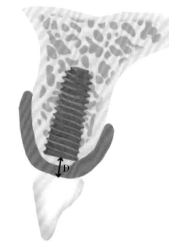 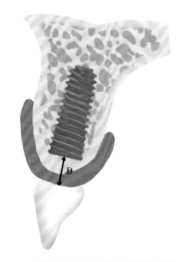

A. 种植体植入过深，生物学宽度大于3~4 mm（D ≥ 4 mm）

B. 种植体植入过浅，生物学宽度不足（D ≤ 3 mm）

C. 种植体平台的冠根向位置位于理想修复体的唇侧龈缘根方3~4 mm处（3 mm ≤ D ≤ 4 mm）

图 4-3-6　前牙种植体周软组织封闭的生物学宽度原则

三、多颗种植体间的空间设计原则

（一）粘接固位的轴向平行度原则

当计划采用粘接固位方式进行种植体上部修复时，要尽可能保证种植体之间在三维空间位置上的轴向平行度，目的有二：其一，种植体粘接基台就位道平行，可以减少基台的调磨，从而保证修复体和基台间有足够的粘接面积；其二，使种植修复系统在受力后的应力分布更合理（图 4-3-7）。

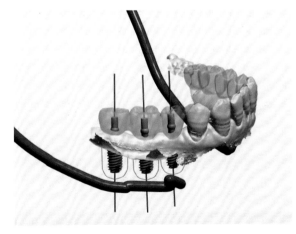

最终上部修复体计划采用粘接固位方式时，三颗种植体间的平行度尽量接近

图 4-3-7　粘接固位的轴向平行度原则

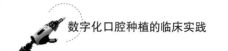

（二）螺丝固位的共同就位道原则

当计划采用整体桥架的螺丝固位方式进行种植体上部修复时，对种植体之间的轴向平行度要求相较于粘接固位更低，只要保证轴向之间的夹角不超出复合基台的接受度即可（图4-3-8）。考虑到复合基台本身的基台角度以及其外部连接提供的聚合度，一般种植体之间的夹角最大可达 40°。

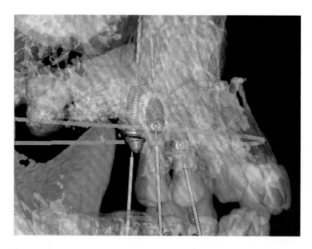

最终上部修复体计划采用整体桥架的螺丝固位方式时，三颗种植体间的平行度要求相对较低

图 4-3-8　螺丝固位的共同就位道原则

四、种植体轴向与骨结合要求间的对立统一原则

在修复体𬌗面中心长轴上放置种植体时，可能发生以下三种情况。

（一）种植体轴向和颌骨骨量间统一

在修复体𬌗面中心长轴上放置种植体时，种植体周围有足够骨量，符合足量骨包绕要求，即"以修复为导向"的种植体轴向和颌骨骨量之间实现统一。

（二）种植体轴向和颌骨骨量间可协调

在修复体𬌗面中心长轴上放置种植体时，如果种植体周围没有足够骨量，不符合足量骨包绕要求，即"以修复为导向"的种植体轴向与颌骨骨量间存在矛盾。当通过轻微调整种植体轴向便能符合足量骨包绕要求时，即种植体轴向与颌骨骨量间存在协调空间。

（三）种植体轴向和颌骨骨量间对立矛盾

无论种植体轴向与修复体中心长轴是否一致，颌骨的骨量均不符合足量骨包绕要求，即种植修复和骨量间对立矛盾，且不可调和，需要进行骨增量处理。

在上述第二种情况下，如果要按修复体和种植体轴向一致的原则进行种植体三维空间位置的设计，即意味着需要进行骨增量手术（图4-3-9 A）。这样的设计虽然使修复体受力合理，降低了出现机械并发症和生物学并发症的风险，但是增大了手术创伤和患者的术后反应，延长了治疗周期，增加了治疗费用。如果在设计时对二者轴向进行一定程度的妥协调整，充分利用剩余骨量以保证种植体周有足够的骨量包绕，则可能减少骨增量需求，避免骨增量相关问题（图4-3-9 B）。但是这种设计由于种植体及相关部件的非轴向应力的增加，出现机械并发症的风险也随之增加。

以图4-3-9中展示的两种方案设计为例，孰对孰错？什么才是真正意义上的"以修复为导向"的种植设计？在编者看来，两个方案都有成立的理由，都可能是正确的；但两种方案也都存在局限性，因为除了骨量和轴向，患者的年龄、全身状态、主观诉求和美学要求、经济承受能力等都是影响种植体植入位点设计的因素。仅从轴向、骨量、应力分布等影响因素来看，"以修复为导向"种植需要保证修复体和种植体轴向的一致性。但是，从"患者利益最大化"角度来看，轴向一致性原则也只是"以修复为导向"种植的参考因素之一。

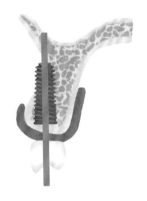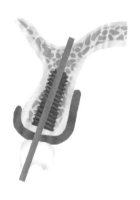

A. 按理想修复体中心轴向放置种植体，种植体根端穿出颊侧骨板，需要进行骨增量手术

B. 不按理想修复体中心轴向放置种植体，而是充分利用剩余骨量保证种植体周足量骨包绕，不需要进行骨增量手术

图 4-3-9　种植体轴向与足量骨包绕要求间的对立统一原则

下面将通过一个具体病例详细阐述此原则（图4-3-10—图4-3-13）。

（1）病例概况：一位76岁的男性患者，上颌12—17、24—27缺失，要求修复（图4-3-10 A）。全身情况尚可，无系统性疾病，患者及其家属希望固定修复缺牙，但拒绝采用较复杂的种植外科手术（如上颌窦外提升等）。CBCT提示磨牙区骨高度严重不足，如按修复体中心轴向设计种植体位置，则须行上颌窦外侧壁开窗植骨术（图4-3-10 B）。

（2）治疗方案：考虑到患者的年龄和诉求，制定出以下治疗方案。在右上缺牙区，修复范围设计为12—16。根据患者现有骨量条件，为了减少植骨和手术创伤并充分利用15外侧壁骨量，将种植体沿上颌窦前壁向远中倾斜（图4-3-11 A，图4-3-11 B），最终采用复合基台和双端固定桥的方式完成上部修复（图4-3-12 A，图4-3-12 B）。在左上缺牙区，修复范围设计为24—26。为了充分利用26位点对应的上颌窦分隔的骨量，将26位点的种植体中心轴适当向远中平行移动（图4-3-11 C，图4-3-11D），术中仅做不植骨的上颌窦内提升术，最终采用成品粘接基台和双端固定桥的方式完成修复（图4-3-12 C，图4-3-12 D）。最后戴牙时，控制好牙尖斜度并进行精细调𬌗，在保证正常咬合功能的情况下最大限度地减小不利的应力，达到较理想的最终修复效果（图4-3-13）。

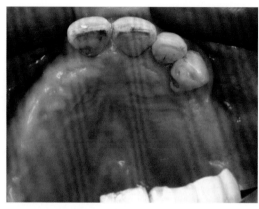 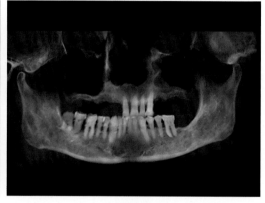

A. 术前患者口内𬌗面观　　　　　　　　　B. 术前患者 CBCT 影像。示：磨牙区骨高度严重不足

图 4-3-10　术前评估

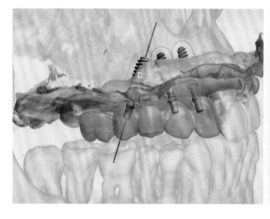 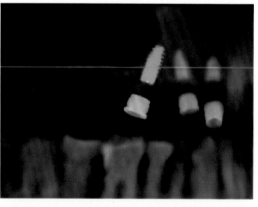

A. 右上缺牙区的种植体虚拟设计三维视图。示：种植位点为12、13、15，利用15上颌窦外侧壁骨量，沿着上颌窦前壁向远中倾斜

B. 右上后牙区的种植体虚拟设计全景视图。示：15种植体沿上颌窦前壁向远中倾斜

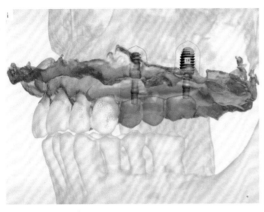 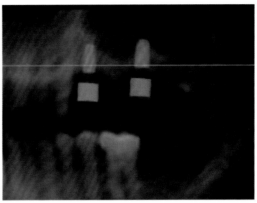

C. 左上后牙区的种植体虚拟设计三维视图。示：种植位
点为 24、26，利用 26 对应上颌窦分隔的骨量，将 26
种植体的中心轴适当向远中平移

D. 左上后牙区的种植体虚拟设计全景视图。示：将 26
种植体的中心轴适当向远中平移

图 4-3-11　种植导板软件中修复方案及种植位点的设计

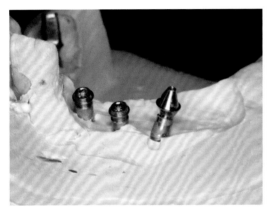 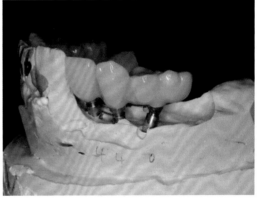

A. 12、13、15 基台的颊侧面观。12、13 为直基台，15
为 25° 复合基台

B. 12—16 修复体的颊侧面观

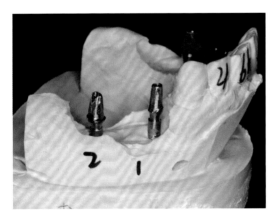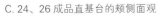 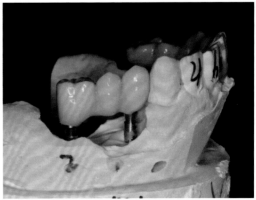

C. 24、26 成品直基台的颊侧面观

D. 24—26 修复体的颊侧面观

图 4-3-12　基台与牙冠就位于模型

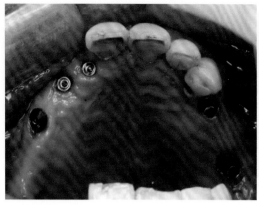
A. 基台戴入𬌗面观

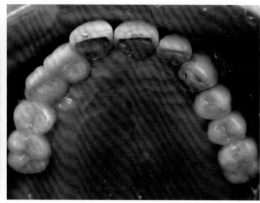
B. 最终修复体戴入𬌗面观

图 4-3-13 最终修复效果的口内照

　　总之，在种植治疗方案的设计过程中，种植医生需要熟练使用可视化的种植软件工具，遵循种植体植入位点的设计原则，并综合考虑患者的个性化病情特点和主观诉求。这个过程是种植医生对上述工具、原则、病情等要素条件的认知程度和实践经验的综合体现。正如前人经验告诉我们"方向大于努力，选择决定成败"，只有从一开始选择了正确合理的设计方案，才能保证最终的种植修复效果。

参考文献

1. 宿玉成. 口腔种植学 [M]. 2 版. 北京：人民卫生出版社，2014.

2. 聂秀吉，李淑娴，马宗民，等. 种植体不同设计参数对下颌骨牙齿种植的影响 [J]. 医用生物力学，2021，36(6): 890-895.

3. HUSSEIN FA, SALLOOMI KN, ABDULRAHMAN BY, et al. Effect of thread depth and implant shape on stress distribution in anterior and posterior regions of mandible bone: a finite element analysis[J]. Dent Res J (Isfahan), 2019, 16(3): 200-207.

4. 孙江伟，王俊祥，白布加甫·叶力思，等. 不同光滑颈圈种植体修复时应力分布的三维有限元分析 [J]. 中国组织工程研究，2023，27(7): 1004-1011.

5. DAYAN C, GECKILI O, BURAL C. The influence of implant shape on primary stability of implants with a thread cutting and forming design: an ex vivo study[J]. J Oral Implantol, 2019, 45(3): 181-185.

6. ALSHEHRI M, ALSHEHRI F. Influence of implant shape (tapered vs cylindrical) on the survival of dental implants placed in the posterior maxilla: a systematic review[J]. Implant Dent, 2016, 25(6): 855-860.

7. 周钰琳，毛志红，王建生，等. 长径比差异对牙种植体 - 颌骨界面的应力分布影响 [J]. 医用生物力学，2019，34(3): 315-319.

8. NAGUIB GH, HASHEM AB, NATTO Z, et al. The effect of implant length and diameter on stress

distribution of tooth-implant and implant supported prostheses: an in-vitro finite element study[J]. J Oral Implantol, 2021.

9. 左书玉，王璇，吴海威，等 . 不同种植体外形设计对上颌窦提升术后种植体周围应力分布的影响 [J]. 上海口腔医学 , 2020, 29(4): 355-358.

10. ABDEL-HALIM M, ISSA D, CHRCANOVIC BR. The impact of dental implant length on failure rates: a systematic review and meta-analysis[J]. Materials (Basel), 2021, 14(14): 3972.

11. BEDROSSIAN E. Do dental implant width and length matter?[J]. Compend Contin Educ Dent, 2020, 41(7): e1-e5.

12. DURKAN R, OYAR P, DESTE G. Effects of cantilever length and implant inclination on the stress distribution of mandibular prosthetic restorations constructed from monolithic zirconia ceramic[J]. Int J Oral Maxillofac Implants, 2020, 35(1): 121-129.

13. 刘峰 . 前牙区种植美学修复的植入位点和植入角度设计 [J]. 中华口腔医学杂志 , 2020, 55(4): 285-288.

14. 黄建生 . 上颌后牙区骨量不足种植的风险与对策 [J]. 华西口腔医学杂志 , 2012, 30(1): 1-9.

第五章 种植导板的设计生成与打印

种植导板是将软件设计所得的虚拟种植位点转变成现实颌骨中的种植体三维位点的桥梁，换言之，种植导板是实现虚实转化的工具。在种植导板软件中完成对种植位点的精准设计后，需要进一步在数字化虚拟世界中，通过导环和其配套工具系统间的相互制约与引导作用，按照种植外科步骤的要求，确定种植窝洞的预备和种植体的植入过程。总的来说，种植导板的设计生成包括导环的选择、导环的放置、导板基板及相关附件的设计与生产等步骤。

第一节 种植导板的设计生成

在种植导板软件中，种植导板的设计生成过程主要有种植导板就位方向的选择、导环的选择及放置、导板基板覆盖范围的生成、导板固位钉的设计、观察窗与支撑杆的添加等。下面将进行详细介绍。

一、种植导板就位方向的选择

种植导板设计生成的第一步是设计种植导板的就位方向。种植导板软件一般会提供两种就位方向的设计方式：①手动选择，也称从视图选择；②种植导板软件自动设计生成。

种植导板就位方向的设计与活动义齿就位道的设计原理有类似之处，所以也需要考虑整个牙弓的倒凹情况，使种植导板的刚性部件均位于牙弓中所有余留牙的倒凹之上或牙槽嵴的骨倒凹之上（无牙颌时）。根据余留牙的实际情况，在设计时可选择均凹法，或调凹法。

1. 均凹法

均凹法，即平均倒凹，适于缺牙间隙多、倒凹大的病例。选择均凹法的主要目的是便于种植导板的戴入（图 5-1-1 A）。

2. 调凹法

调凹法，即调节倒凹，使缺隙两端基牙的倒凹适当地集中在一端基牙，产生有利于就位的倒凹（图 5-1-1 B）。

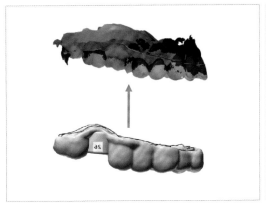 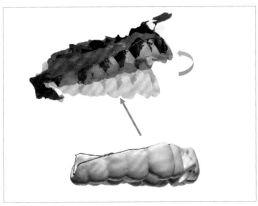

A. 均凹法   B. 调凹法

图 5-1-1　种植导板就位方向的设计

二、导环的选择及放置

1. 导环的种类

导环，也称为导筒，分为三类，即先锋钻导环、半程导环、全程导环（图 5-1-2）。

先锋钻导环是仅能和直径 2.0 mm 左右的先锋钻配合使用的导环，适用于近远中缺牙间隙较小的病例。先锋钻导环主要用于确定种植体中心植入位点，具有钻穿皮质骨和部分定深的作用。需要特别指出的是，大多数先锋钻导环不具有控制先锋钻备洞深度的止停功能。

半程导环是和对应的半程手术工具盒配套使用的导环。由于临床上半程导板的种类较多，为了适应不同种类，种植导板软件一般存储了多种型号的半程导环，以满足对多种内径和高度的需求。

全程导环是和对应的特定种植系统全程手术工具盒配套使用的导环。对于一个具体的种植系统，其所使用的全程导环的内径、外径、高度等参数都是固定一致的。

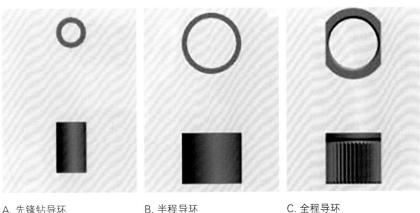

A. 先锋钻导环   B. 半程导环   C. 全程导环

图 5-1-2　导环的种类

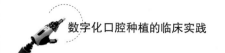
2. 导环的参数

导环的参数主要有导环的内径、导环的外径和导环的高度（图 5-1-3）。

导环的内径与种植导板工具中种植窝洞预备钻针引导部的直径相匹配（导筒式导板工具系统），或与约束引导钻针的压板的外径相匹配（压板式导板工具系统），一般来说导环内径与钻针引导部（或压板）之间存在间隙，导环内径与钻针引导部（或压板）之间的间隙越大，越有利于钻针（或压板）进入就位，但与此同时二者间的制约能力随之降低，进而导致导板误差增大，反之亦然（图 5-1-4）。

导环的外径主要受缺牙间隙大小的影响。导环的外表面是和导板基板相连，以保障导环空间位置的正确性和稳定性。导环的外径越大，其周围包绕的树脂就越少，导板基板固定和稳定导环的能力就随之降低；导环的外径越小，导环内外壁的厚度就会减少，进而影响导环本身抵抗形变的能力。因此，一般情况下临床上使用的导环内径会控制在 5 mm 左右，外径控制在 6 mm 左右，导环的厚度则为 1 mm 左右。

导环的高度是影响种植导板精度的重要参数之一。导环的高度越高，对钻针的约束和

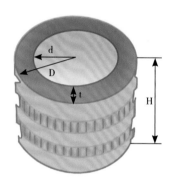

导环的参数：导环的内径（d）、
导环的厚度（t）、导环的外径（D）
和导环的高度（H）

图 5-1-3　导环的参数

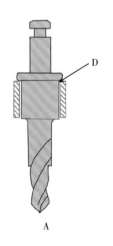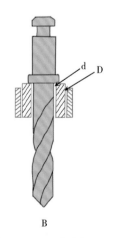

A. 导筒式导板工具间隙 = 钻针与套筒之
间的间隙（D）
B. 压板式导板工具间隙 = 钻针与压板之
间的间隙（d）+ 压板与套筒之间的间隙
（D）

图 5-1-4　两种导板工具的间隙

引导能力就越强，故种植导板对植体位点精度的控制能力也就越高。但导环高度越高，会使钻针在口内进入的难度增加，反之亦然。因此，临床上一般会把导环高度控制在4~5 mm。

3. 导环的放置

临床上通过导环型号参数的选择、空间位置的放置并结合相配套的导板工具，即可将在种植导板软件中设计的种植体植入位点转化为可实现的临床操作与结果。因此，在种植导板软件中正确设计导环位置十分重要。

放置导环需考虑轴向与深度两个方面。一方面，导环的中心长轴必须与设计的种植体植入位点的中心长轴重叠一致，可通过种植导板软件的自动计算设计功能完成重叠放置。另一方面，导环与牙槽骨嵴顶之间的距离控制了种植窝洞的预备深度。其中，考虑到骨面不平整性、黏膜厚度影响及种植体植入深度可变等因素，选择种植体平台作为参照点，将d定义为导环下缘至种植体平台的距离。种植窝洞预备深度控制的计算公式如下。

（1）导筒式导板工具系统（图5-1-5 A）：

$$H=L-D-d$$

（2）压板式导板工具系统（图5-1-5 B）：

$$H=L-h-D-d$$

在种植导板软件中进行导环𬌗龈向深度位置的设计时，导环的型号、高度和种植体的型号、长度是已知的，所以通过在软件中计算和调整导环下缘至种植体平台的距离就可以计算出需要使用预备钻的总长度。

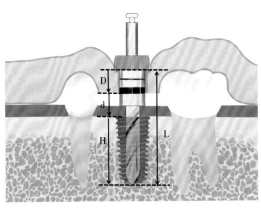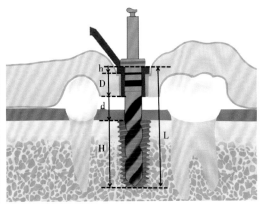

A. 导筒式导板工具系统
（H—植入种植体的长度；d—导环下缘至种植体平台的距离；D—导环的高度；L—预备钻的总长度）

B. 压板式导板工具系统
（H—植入种植体的长度；d—导环下缘至种植体平台的距离；D—导环的高度；h—压板的厚度；L—预备钻的总长度）

图 5-1-5　两种导板工具的深度控制

三、导板基板覆盖范围的设计

在完成导环在牙列、颌骨上的三维空间位置设计后，需要使用导板基板或导板基板结合固定钉将其三维空间位置固定在牙列上（牙支持式种植导板）、牙列黏膜上（牙黏膜混合支持式种植导板）及黏膜上（黏膜支持式种植导板）。导板基板的覆盖范围一方面会影响种植导板的顺利准确就位，另一方面则会影响种植导板在临床使用中的稳定性，例如种植导板在戴入或使用过程中发生下沉、摆动、翘起、旋转等。上述两方面若出现问题，最终会影响种植导板的精度。

1.牙支持式种植导板的覆盖范围设计要求

（1）适当增大种植导板的覆盖范围，避免支点线的出现（图5-1-6）。

（2）按三角形稳定原理设计种植导板覆盖范围（图5-1-7）。

（3）按四边形稳定原理设计种植导板覆盖范围（图5-1-8）。

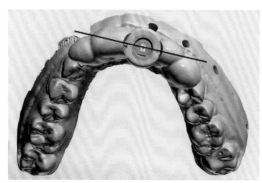

A. 错误示例：存在支点线

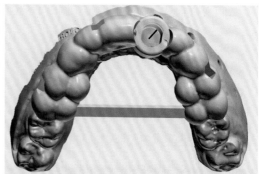

B. 正确示例：针对于单颗前牙病例，种植导板生成的范围应设计为种植位点两端4~5颗牙的范围内，防止因覆盖范围过小而在前牙处形成支点线，保证种植导板的稳定性

图 5-1-6　适当增大种植导板的覆盖范围，避免支点线的出现

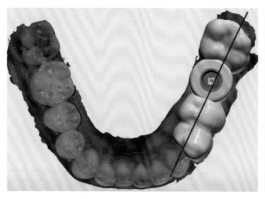

A. 错误示例：存在支点线

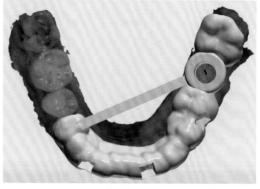

B. 正确示例：针对于单颗后牙病例，种植导板生成的范围应到对侧双尖牙，形成三角形的稳固面支持

图 5-1-7　按三角形稳定原理设计种植导板覆盖范围

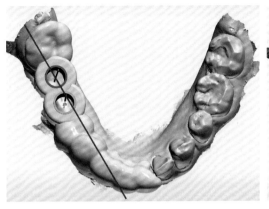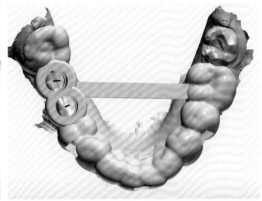

A. 错误示例：存在支点线

B. 正确示例：针对于连续两颗以上的后牙病例，导板生成的范围应到对侧第一磨牙，形成四边形的稳固面支持

图 5-1-8　按四边形稳定原理设计种植导板覆盖范围

2. 牙黏膜混合支持式种植导板的覆盖范围设计要求

（1）尽可能多地覆盖余留牙。

（2）在不影响种植导板就位和操作的情况下，尽可能增大种植导板和黏膜的接触面积。

（3）结合使用固位钉（图 5-1-9）。

3. 黏膜支持式种植导板的覆盖范围设计要求

（1）在不影响种植导板就位和操作的情况下，尽可能按传统全口义齿基托的伸展范围来进行种植导板覆盖范围的设计。

（2）结合使用固位钉（图 5-1-10）。

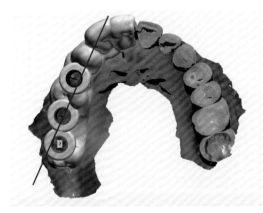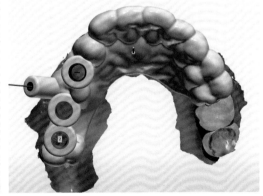

A. 错误示例：存在支点线，且覆盖不足

B. 正确示例：针对多颗游离缺失病例，应尽可能扩大覆盖范围并增设固位钉

图 5-1-9　牙黏膜混合支持式种植导板覆盖范围及要求

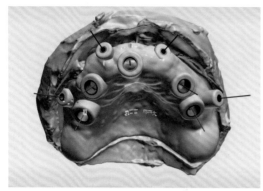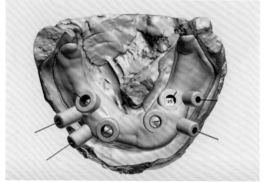

A. 上颌黏膜支持式种植导板的覆盖范围   B. 下颌黏膜支持式种植导板的覆盖范围

图 5-1-10　黏膜支持式种植导板覆盖范围及要求

四、种植导板固位钉的设计

对于黏膜支持式种植导板，固位钉的使用是必须的。对于牙黏膜混合支持式种植导板，只要满足固位钉使用的解剖条件和操作条件，原则上是可以考虑使用固位钉的。此外，对于一些连续四颗及以上缺牙的牙支持式种植导板也是可以考虑使用固位钉的。

尽管理论上固定钉的数目越多越能保证种植导板在使用中的稳定性，但受患者解剖条件和开口度等因素的制约，临床上不同病例情况的固位钉使用数目一般为 1~4 颗不等。同时固位钉的设计使用还要遵循以下原则：

1. 解剖安全原则

在添加固位钉时，需要保护天然牙的牙根和重要解剖标志（如神经管）。

2. 种植位点无干扰原则

在添加固位钉时，不能侵犯到种植体的位点范围。

3. 固定钉稳定原则

在添加固位钉时，需要保证固位钉尽可能多地位于骨皮质内，在保证安全的情况下也可考虑双皮质固位。

4. 固位钉间的制锁稳定原则

在添加固位钉时，应尽量使固位钉相互处在不同三维空间层面上，并形成较大的夹角以产生制锁作用。

五、观察窗与支撑杆的添加

观察窗，也称为种植导板就位视窗，通过观察窗可直观地观察种植导板的就位状况以及种植导板的密贴程度。一般来说，对于牙支持式种植导板或牙黏膜混合支持式种植导板，会在余留牙上设置 2~4 个观察窗，观察窗的位置应尽量放置于𬌗面与唇颊面转角处，以便医生观察种植导板就位状况及𬌗面密合度。观察窗的大小一般是 3~5 mm 的长方形或正方形。而对于黏膜支持式种植导板，一般是不需要添加观察窗的。

添加支撑杆的主要作用是增加种植导板的整体强度，防止种植导板在打印和使用过程中发生变形。原则上支撑杆为左右相连的跨牙弓设计，其截面形态多为正方形，厚度一般在 5 mm 左右（图 5-1-11）。

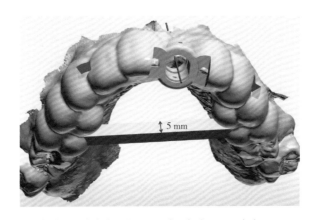

支撑杆截面形态多为正方形，厚度一般在 5 mm 左右

图 5-1-11　种植导板的观察窗和支撑杆的设计

当在种植导板软件中完成种植导板所有要素部件的设计后，软件就会将种植导板数据转化为可光固化 3D 打印的 STL 文件并进行存储。此时，数字化种植导板就到了由虚拟转变为现实的临界点。

第二节　种植导板的 3D 光固化打印

将种植导板软件中设计的虚拟种植导板通过光固化 3D 技术打印出来，是数字化种植外科技术由虚拟到现实的第一步。光固化 3D 打印设备及打印材料的正确选择、打印过程中相关细节的正确处理都是保障现实种植导板精度的决定性因素。

一、光固化 3D 打印技术的原理

目前用于种植导板打印的 3D 打印技术主要有三种：① SLA（stereo lithography apparatus），即立体光固化成型法；② DLP（digital light processing），即数字光处理固化

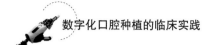

成型法；③ LCD（liquid crystal display），即液态晶体显示器成型法。

1.SLA 光固化 3D 打印

作为最早出现的 3D 打印技术，SLA 技术是目前最成熟的 3D 打印技术，在各行各业应用广泛。1986 年，3D 打印行业领导者 3D Systems 的联合创始人查克·赫尔（Chuck Hull）获得这项技术的专利。目前，大型工业光固化 3D 打印机主要基于 SLA 技术。

通常 SLA 光固化 3D 打印机采用激光束（波长为 355 nm 或 405 nm）作为光源，激光束在树脂槽上方，曝光方向为从顶部向下，激光束在液态树脂表面勾画出物体的第一层形状，然后制作平台下降一定高度（0.025~0.05 mm），再让固化层浸入液态树脂中。因此，平台的表面是树脂表面以下的一层厚度。然后激光束追踪边界并填充模型的二维横截面，一层树脂固化后，平台再下降一定高度，一层一层地重复固化，直到产生一个实体的 3D 物体。每一层的图案形成均由激光束的移动控制。理论上，激光束可以在很大的空间中移动。因此，SLA 打印技术可以打印大尺寸模型。

SLA 是最早的快速成型技术，成熟度高，印刷工艺稳定，机器供应商众多。迄今为止，SLA 是唯一可以打印大尺寸模型的光固化 3D 打印技术。但由于固化速度受激光束移动速度的限制，因此 SLA 的打印速度较低。模型尺寸越大，打印速度越慢。同时，与其他光固化技术相比，SLA 的分辨率相对较低。

2.DLP 光固化 3D 打印

DLP 使用投影仪（如用于办公室演示或家庭影院的投影仪）将物体横截面的图像投影到光敏液态树脂中。由于半导体封装材料不耐受紫外线，因此波长为 405 nm 的 LED 灯是 DLP 光固化 3D 打印机的光源。DLP 光固化 3D 打印的关键是 DLP 技术，它决定了图像形成和打印精度。DLP 芯片是 DLP 技术的核心部分，是由拉里·霍恩巴克（Larry Hornback）博士于 1977 年发明，并由美国德州仪器（Texas Instruments，TI）于 1996 年商业化。DLP 芯片可能是迄今为止世界上最先进的光开关设备，包含 200 万个相互铰接的微型显微镜的规则阵列，每个显微镜大约是人类头发直径大小的五分之一。当 DLP 芯片与数字视频（或图像信号）、光源和投影镜头配合时，显微镜可以将完整的数字图像投影到屏幕或其他表面上。DLP 芯片的显微镜切换次数可达每秒数千次，能反映 1 024 个像素的灰度阴影，将 DLP 芯片输入的视频或图像信号转化为丰富的灰度图像。因此，DLP 光固化 3D 打印的分辨率较高，可打印的最小尺寸为 50 μm。DLP 可投射并聚合一整层，当光线照射到树脂上时，与 SLA 那样局限于单个光斑不同，而是整层一次形成。因此，在成型速度上，DLP 快于 SLA。

尽管，DLP 光固化 3D 打印是平面曝光，但曝光面积有限，目前可印刷尺寸为 100 mm × 60 mm 至 190 mm × 120 mm。其优势主要在于可以打印体积小、精度高的物体。

高精度是DLP光固化3D打印的最大优势。然而，为了保证高精度，投影尺寸会受到限制。因此，DLP光固化3D打印只能打印小尺寸物体。此外，DLP技术由美国德州仪器公司主导，价格高，所以DLP光固化3D打印机较为昂贵。由于DLP光固化3D打印技术具有精度高的特点，且只能打印小尺寸的模型，因此主要应用于珠宝铸造和牙科领域。

3.LCD 光固化 3D 打印

LCD光固化3D打印是将液晶显示器用作成像系统，利用光学投射穿过红、绿、蓝三原色滤镜过滤掉红外线和紫外线（红外线和紫外线对LCD片有一定的损害作用）后，再将三原色投射穿过三片液晶板，合成投影成像。在液晶上施加电场会改变其分子排列，阻止光线通过。液晶显示器的分辨率非常高，然而在电场切换过程中，少量液晶分子不能重新排列，将导致液晶显示器出现轻微漏光现象。

LCD光固化3D打印机较便宜，且分辨率很高，但液晶屏使用寿命短，需要定期更换。LCD光固化3D打印的光强度很弱，只有10%的光能从液晶屏穿透，90%的光被液晶屏吸收屏蔽。此外，局部漏光会导致底部光敏树脂过度曝光，需要定期清洁液槽。

表 5-2-1 打印种植导板的三种主要 3D 打印技术

	SLA	DLP	LCD
打印精度	精度较低	精度高	精度较高
固化效率	取决于激光束的移动	快	透光率低
每层固化一致性	—	好	存在灯珠功率差异、屏幕老化差异
使用寿命	主要部件的使用寿命与DLP相似	30 000+ 小时	2 000+ 小时，极易坏
运行噪声	—	无噪声	散热风扇噪声大
维护要求	维护成本高，对工作环境的要求高	擦玻璃，换膜	定期更换屏幕，调平
稳定性	稳定	长期可靠	功率随时间衰减，存在碎屏风险
价格	介于DLP和LCD之间	相对较高	较便宜
持续成本	相对高	相对低	定期更换屏幕，成本相对高

二、光固化 3D 打印种植导板的制作步骤及注意事项

1. 种植导板打印的排版要求

首先，将需要打印的STL格式的种植导板文件导入打印排版软件，然后按以下要求排版。

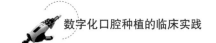

（1）将种植导板摆放在打印平台的适当位置，使导环孔尽量与打印平台平行。由于3D打印是层层叠加完成的，导环孔平面应尽可能平行于打印平台，以避免二者间存在夹角导致打印误差，从而保证导环孔的精准度（图 5-2-1 A）。

（2）种植导板不能超出打印平台的边缘，且须高出打印平台 2~3 mm，以便在打印平台和种植导板外表面之间添加支撑杆（图 5-2-1 B）。

（3）注意支撑杆不能设置在种植导板有开孔的部位，以免影响导环就位的精确度（图 5-2-1 C，图 5-2-1 D）。

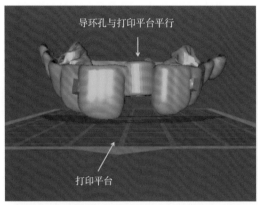

A. 导环孔尽量与打印平台平行

B. 种植导板高出打印平台 2~3 mm，便于添加支撑杆

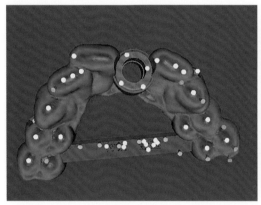

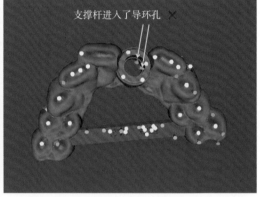

C. 正确示例：支撑杆未设置在种植导板上导环开孔的部位（注：白点为支撑杆在种植导板上的虚拟生成点）

D. 错误示例：支撑杆设置在种植导板上导环开孔的部位，影响导环就位的精确度

图 5-2-1　种植导板打印的排版要求

2. 种植导板的片切计算

在完成种植导板的位置排版后，需要确定种植导板打印每层固化的厚度，也称之为种植导板的片切计算。一般有两种片切打印厚度，即 0.05 mm 和 0.1 mm。片切厚度可影响打

印的耗时和最终打印模型的精度。比如，对于一个常规的种植导板，如果选择 0.1 mm 片切厚度，打印耗时 30~45 分钟，而选择 0.05 mm 片切厚度的打印则耗时 1~1.5 小时。但从打印精度上来看，0.05 mm 片切厚度要优于 0.1 mm。

3. 种植导板打印使用的光敏树脂材料要求

（1）固化前性能稳定，便于运输、储存，基本无暗反应发生。

（2）粘度低。

（3）溶胀小。

（4）固化收缩小。

（5）固化速度快。

（6）一次固化程度高。

（7）半成品强度高。

（8）固化产物具有较好的力学性能。

（9）毒性小。

4. 种植导板打印完成的后处理

（1）打印结束后取下种植导板：使用打印机附带的铲刀将打印好的零件从打印平台上铲下（图 5-2-2）。铲刀尽量平贴，避免铲伤打印平台。然后清理树脂槽，回收剩余打印材料时需要用过滤纸过滤细小的残渣，防止下次使用时损坏打印机离型膜。

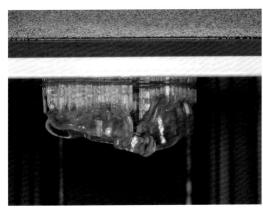
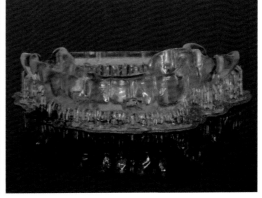

A. 种植导板打印完成   B. 从打印平台取下种植导板

图 5-2-2 打印完成的种植导板

（2）清洗种植导板：为获得更好的清洁效果，建议使用超声波清洗机对种植导板进行清洗。建议使用 95% 以上纯度的酒精进行 2 次超声波清洗，每次清洗时间为 1~2 分钟，第 2 次清洗需要更换酒精。

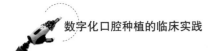

5. 种植导板的保存和消毒

（1）种植导板的保存。种植导板须在避光、阴凉、干燥的条件下保存。一般保存时间不应超过 1 个月，保存时间过长会导致树脂材料老化进而影响种植导板精度。

（2）种植导板的消毒。种植导板在制作过程中很可能被微生物污染，因此种植手术前对其进行消毒至关重要。若消毒不充分，种植导板钻孔上的微生物则很容易进入手术区域，引起炎症，对骨整合的成功和种植体的寿命产生负面影响。种植导板需要高水平消毒，即杀灭一切细菌繁殖体，包括分枝杆菌、病毒、真菌及其孢子和绝大多数细菌芽孢。高水平消毒可通过两种方式实现：使用化学消毒剂（临床上常采用碘伏或 75% 的乙醇浸泡 15 分钟），或低温灭菌技术。但考虑到对种植导板精度的影响，低温灭菌技术在临床上较少使用。

6. 打印机使用的注意事项

（1）电气要求：额定电压 110/220 VAC，额定频率 50/60 Hz，额定功率 450 W，电源插头为两极带接地插头，应确保设备可靠接地。

（2）工作环境温度、湿度、通风与光照：最佳工作环境温度为 20~35 ℃，湿度在 60% 以下，工作环境应通风良好（非密闭空间），设备安装位置应避免阳光直射。

（3）空气无粉尘：机身内部含有精密光学部件，需要确保使用环境没有粉尘污染，否则将影响光学器件的正常工作。

（4）放置平台保持水平和稳定：工作过程中需要确保树脂的精准流平，所以放置打印机的平台的水平度和稳定性非常重要，且应远离火源、热源与振动源。

（5）打印过程保持机箱密闭：在打印过程中，请尽量不要长时间打开打印机的门，以免引起打印机箱内温度的急剧变化，进而造成树脂温度的剧烈变化，影响光固化化学反应的稳定性，影响打印质量或导致打印失败。

（6）使用官方耗材：不同耗材有不同的性能要求，且都经过大量测试与优化，使用官方指定耗材可以获得相同或相近的打印性能。

参考文献

1. WU YT, PAPASPYRIDAKOS P, KANG K, et al. Accuracy of different surgical guide designs for static computer-assisted implant surgery: an in vitro study[J]. J Oral Implantol, 2022, 48(5): 351-357.

2. SCHNUTENHAUS S, EDELMANN C, WETZEL M, et al. Influence of the macrodesign of an implant and the sleeve system on the accuracy of template-guided implant placement: a prospective clinical study[J]. J Prosthet Dent, 2022, S0022-3913(21): 517.

3. ADAMS CR, AMMOUN R, DEEB GR, et al. Influence of metal guide sleeves on the accuracy and

precision of dental implant placement using guided implant surgery: an in vitro study[J]. J Prosthodont, 2023, 32(1): 62-70.

4. 游嘉, 刘云峰, 潘小波, 等. 两种类型导航工具对种植导板手术备孔精度的影响研究 [J]. 中国临床新医学, 2020, 13(4): 327-331.

5. DUSMUKHAMEDOV S, LEE C, JEONG SM, et al. Effect of anchor guiding sleeve length on accuracy of computer-guided flapless implant surgery: a model study[J]. J Oral Implantol, 2022, 48(6): 578-583.

6. EL KHOLY K, JANNER SFM, SCHIMMEL M, et al. The influence of guided sleeve height, drilling distance, and drilling key length on the accuracy of static computer-assisted implant surgery[J]. Clin Implant Dent Relat Res, 2019, 21(1): 101-107.

7. 陈洪刚, 剡亚妹, 高婧. 3D 打印在口腔种植学中的应用研究进展 [J]. 实用口腔医学杂志, 2021, 37(3): 419-422.

8. 朱丽莎, 陈宇明, 李鹤飞, 等. 3D 打印用光敏树脂材料及其在口腔医学领域的应用 [J]. 中国组织工程研究, 2018, 22(6): 979-984.

9. ZHANG C, YUAN Y, CHEN J. Material extrusion based fabrication of surgical implant template and accuracy analysis[J]. Materials (Basel), 2022, 15(5): 1738.

10. ROUZÉ L'ALZIT F, CADE R, NAVEAU A, et al. Accuracy of commercial 3D printers for the fabrication of surgical guides in dental implantology[J]. J Dent, 2022, 117: 103909.

11. 李志文, 洪涛, 白石柱, 等. 桌面光固化 3D 打印模型远期尺寸稳定性的研究 [J]. 实用口腔医学杂志, 2021, 37(2): 158-163.

第六章　数字化种植导板的临床应用

数字化种植导板的临床应用，是指利用数字化种植导板和相应的导板工具盒，在现实世界中通过外科操作把虚拟设计的种植位点精准地实施到患者颌骨内。这个过程既需要医生有传统自由手种植的外科技巧，又要求医生掌握种植导板和配套导板工具盒的操作要点。本章将分别详述数字化种植导板的就位准备与外科操作流程。

第一节　数字化种植导板的就位

数字化种植导板在口内顺利就位是其临床应用的第一步。种植导板就位后的稳定性是保证种植体植入位点精度的重要条件。判断种植导板顺利就位的标志主要有三个：①种植导板就位无阻力；②种植导板就位后保持稳定；③通过观察窗确定种植导板组织面和基牙表面紧密贴合。同时达到以上三个条件才能说明种植导板已完全被动就位，可以正常使用。种植导板不稳定则主要表现为摆动、下沉和旋转等。以牙齿长轴为参照，下沉是指上下方向上的垂直位移，摆动是指左右方向上的水平位移，旋转是指前后向或颊舌向的轴向位移。而影响种植导板稳定性的因素包括缺牙数目、缺牙位置、剩余牙齿的状况（例如排列是否整齐、松动程度等）、种植导板的覆盖范围、种植导板的材料以及制作技术等。在临床上，种植导板就位并保持稳定的方法因其支持方式的不同而有所差异。下面将分述各类导板的就位方法。

一、牙支持式种植导板的就位

牙支持式种植导板的就位类似于从牙列冠方戴入一个没有进入牙倒凹的树脂"殆垫"样装置，一般情况下是比较容易的。当种植导板覆盖范围内的天然牙排列不齐或松动时，种植导板就位的难度可能增加，甚至影响种植导板的精度。此外，连续缺牙的颗数和缺牙间隙的数目也是影响牙支持式种植导板就位的重要因素。

（一）影响牙支持式种植导板就位的因素

1.牙列的整齐程度

牙列的整齐程度越高，在设计种植导板时就越容易获得从殆面戴入的就位道，在临床戴入时也越容易就位。与之相反，如果牙齿排列不整齐，存在较明显的错位，错位的牙齿则容易形成高点，影响种植导板就位。

2. 牙齿的松动程度

对于存在松动牙的患者，在取模过程中松动牙可能会出现移动，进而影响模型的精准度，最终会对种植导板的顺利就位造成不良影响。

3. 连续缺牙的颗数

对于多颗牙连续缺失患者，随着缺牙颗数的增加，特别是超过 3 颗时，牙支持式种植导板会在缺牙区域两端的基牙上形成支点线，使种植导板的不稳定性增加。在种植导板的引导下进行种植窝洞预备时，种植导板可能沿着支点线发生前后向或颊舌向旋转。

4. 缺牙间隙的数目

对于非连续牙列缺损患者，缺牙间隙越多，缺牙间隙间的相互自锁作用越大，种植导板就位的难度也会相应增大。

（二）增加牙支持式种植导板稳定性的方法

一般可从以下几个方面着手增加牙支持式种植导板的稳定性：

（1）适当增大种植导板的覆盖范围，以增加导板支持面；

（2）在缺牙区的唇颊侧或舌腭侧添加固定钉；

（3）在种植导板的引导下进行种植窝洞预备时，助手采用跨牙弓手压种植导板的方法，辅助稳定种植导板。

二、牙黏膜混合支持式种植导板的就位

牙黏膜混合支持式种植导板的就位过程与牙支持式种植导板基本相同。但是在多数情况下，采用牙黏膜混合支持式种植导板的患者属于肯氏一类或二类牙列缺损病例，因而相较于牙支持式种植导板，影响牙黏膜混合支持式种植导板就位的因素会更多。

（一）影响牙黏膜混合支持式种植导板就位的因素

除了牙列的整齐程度、牙齿的松动程度、连续缺牙的颗数以及缺牙间隙的数目等因素，缺牙区域的牙槽骨黏膜状态也会影响牙黏膜混合支持式种植导板的顺利就位。例如，对于伴有严重牙槽骨吸收的单侧或双侧游离缺失患者，种植导板在就位时容易出现下沉或水平摆动，使种植导板精准就位的难度增加。

（二）增加牙黏膜混合支持式种植导板稳定性的方法

同牙支持式种植导板。

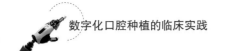

三、黏膜支持式种植导板的就位

与牙支持式、牙黏膜混合支持式不同，黏膜支持式种植导板完全由黏膜支持。由于黏膜具有弹性，因此黏膜支持式种植导板受压后易下沉，需要特殊的辅助就位方式。临床上常采用以下几种方式辅助黏膜支持式种植导板就位。

（一）咬合锁定硅橡胶辅助就位法

硅橡胶辅助就位是指先在口外排牙模型殆架上确定上下颌的正中咬合关系，并利用硅橡胶锁定种植导板和对颌牙列（种植导板）的关系（图6-1-1 A）；接着在手术开始前，将锁定咬合的硅橡胶和种植导板作为整体放置于黏膜软组织上，通过硅橡胶稳定种植导板与对颌牙列（种植导板）的关系（图6-1-1 B）；在此稳定状态下，利用固位钉通道对软硬组织进行局部麻醉，并预备骨固位钉的钉洞，进而放置固定钉，完成黏膜支持式种植导板的就位和固定（图6-1-1 C）。

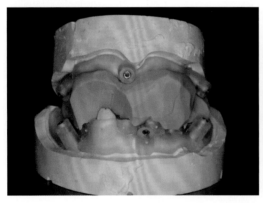
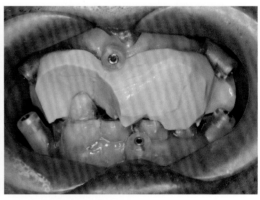

A. 咬合锁定硅橡胶在模型上就位的正面观　　　　B. 咬合锁定硅橡胶在口内就位的正面观

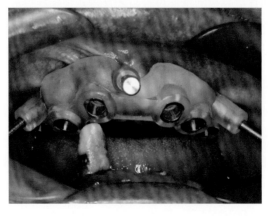

C. 放置3颗固位钉固定黏膜支持式种植导板口内照的正面观

图6-1-1　咬合锁定硅橡胶辅助黏膜支持式种植导板就位法

（二）固位钉钉洞导板辅助就位法

固位钉钉洞导板具有牙列信息（图6-1-2 A），能与对颌牙列建立较稳定的正中咬合关系。固位钉钉洞导板辅助就位分为两步。首先，戴入固位钉钉洞导板，利用导板上牙列咬合信息和硅橡胶辅助对上下颌的正中咬合关系进行记录并锁定，并在此稳定位置上进行固位钉钉洞的预备（图6-1-2 B）。然后，取下固位钉钉洞导板，戴入种植导板，利用已预备好的钉道，植入多颗固位钉以实现辅助种植导板稳定就位的目的（图6-1-2 C，图6-1-2 D）。

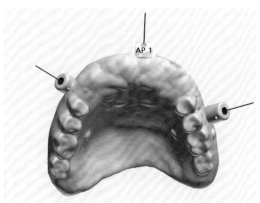

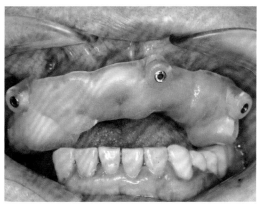

A. 带有固位钉钉洞的放射导板设计的殆面观，包含牙列信息　B. 固位钉钉洞导板就位于口内的正面观

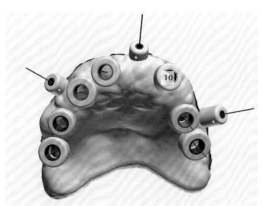

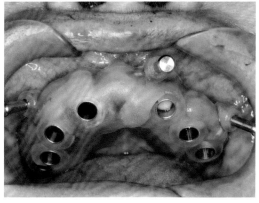

C. 具有相同固位钉钉洞位置的种植导板设计的殆面观　D. 种植导板利用预备好的钉洞就位于口内

图 6-1-2　固位钉钉洞导板辅助黏膜支持式种植导板就位法

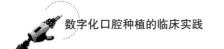

（三）组合导板辅助就位法

组合导板由上层的牙列和下层的种植导板两部分叠加组成，这两部分通过机械锁合连接而成为一个整体（图 6-1-3 A—图 6-1-3 C）。使用组合导板时，首先戴入叠加了牙列的组合导板，利用导板上牙列信息通过咬合硅橡胶记录辅助组合导板整体就位（图 6-1-3 D），并在此稳定位置上完成固位钉钉道的预备，置入多颗固位钉，然后取下上层的牙列部分，保留下层的种植导板（图 6-1-3 E），即完成就位。需要注意的是，因修复空间有限，组合导板的双层结构部分位置较薄弱，术中可能出现折裂、破损等问题。

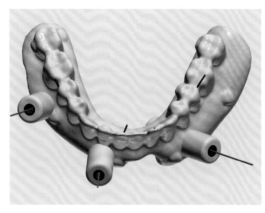

A. 基于放射导板设计的组合导板的殆面观

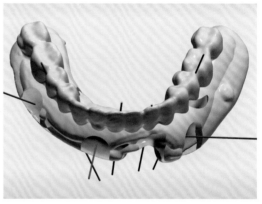

B. 组合导板上层的牙列部分设计的殆面观

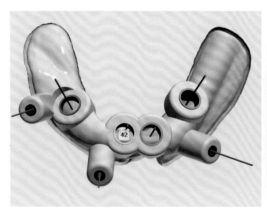

C. 组合导板下层的种植导板部分设计的殆面观

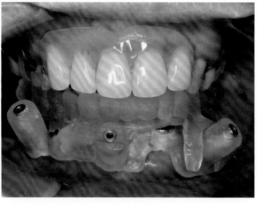

D. 组合导板就位于口内的正面咬合照

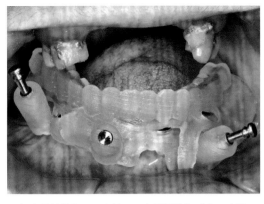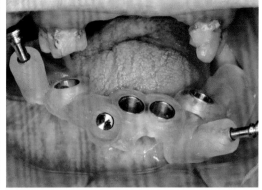

E. 组合导板就位于口内并置入多颗固位钉后的口内照　　F. 组合导板的种植导板就位于口内并置入多颗固位钉后的口内照

图 6-1-3　组合导板辅助黏膜支持式种植导板就位法

第二节　数字化全程种植导板的临床应用

使用数字化全程种植导板（简称"全程导板"）时，从第一步种植窝洞预备到最后一步种植体的植入，每一个步骤都是在种植导板的精准引导下完成的。全程导板、相应的种植系统以及配套的导板工具盒之间构成唯一对应关系，因此在学习全程导板的临床应用时，需要同时了解以上三者的应用原理。全程导板系统与半程导板系统的主要区别在于约束引导的程度，而二者的内在原理实际上是一致的，即通过导环和压板（或仅通过导环）与导板工具之间的内外径制约关系，将虚拟设计的种植体三维空间位置精准地转移至现实颌骨中。

接下来以士卓曼（Straumann）骨水平锥柱状（bone level tapered，BLT）全程导板工具系统为例，具体讲述全程导板工具系统的临床使用步骤和要点。

一、士卓曼（Straumann）BLT 全程导板的外科工具系统

士卓曼 BLT 全程导板工具系统（简称"BLT 全程导板"）是压板约束引导的全程导板系统，主要由全程导板的导环、与种植体直径相匹配的扩孔钻及与扩孔钻直径相匹配的压板等组成。

（一）导环

BLT 全程导板的导环是内径为 5 mm、整体高度为 5 mm 的 T 型圆柱套筒（图 6-2-1）。为了避免牙龈软组织对导板就位的影响，临床上根据不同位点的牙龈厚度会将导环底面至种植体平台的距离设计为 2 mm、4 mm 或 6 mm，并在数字化种植导板设计的报告中说明，分别以 H2、H4 和 H6 标示。

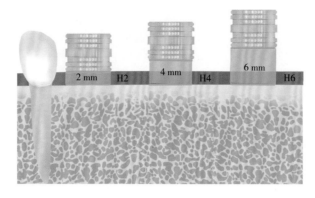

图 6-2-1　BLT 导环示意图。导环底面至种植体平台的距离设计为 2 mm（H2）、4 mm（H4）、
6 mm（H6）

（二）扩孔钻

BLT 全程导板的扩孔钻直径从小到大依次为 2.2 mm（又称先锋钻，无对应种植体）、
2.8 mm（对应直径 3.3 mm 种植体）、3.5 mm（对应直径 4.1 mm 种植体）和 4.2 mm（对应
直径 4.8 mm 种植体），分别采用蓝色、黄色、红色、绿色进行区别标示。每种直径的扩
孔钻根据长度不同分为短型钻、中型钻以及长型钻，引导长度分别为 16 mm、20 mm 以及
24 mm，相应的钻针全长分别为 32 mm、36 mm 以及 40 mm。短型钻、中型钻以及长型钻
的止停结构上部有相应的标记，分别为一横杠、二横杠、三横杠（图 6-2-2）。

（三）压板

压板也称为钻手柄，有不同直径与扩孔钻直径相匹配，BLT 全程导板的压板直径（内
径）也有四种，分别为 2.2 mm、2.8 mm、3.5 mm 和 4.2 mm，分别采用蓝色圆点、黄色圆点、

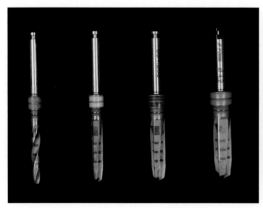

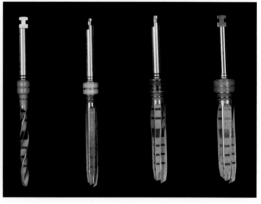

A. 短型钻，引导长度 16 mm，直径（2.2 mm，2.8
mm，3.5 mm，4.2 mm），在止停结构上部以一横杠
作为长度识别标记

B. 中型钻，引导长度 20 mm，直径（2.2 mm，2.8
mm，3.5 mm，4.2 mm），在止停结构上部以二横杠
作为长度识别标记

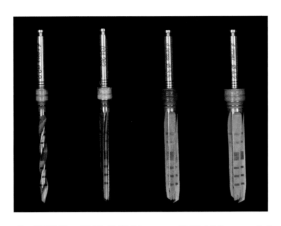

C. 长型钻, 引导长度 24 mm, 直径 (2.2 mm, 2.8
mm, 3.5 mm, 4.2 mm), 在止停结构上部以三横杠
作为长度识别标记

图 6-2-2　士卓曼 BLT 全程导板的扩孔钻

红色圆点、绿色圆点对应标示。每个压板的两端都有相同内部直径的导孔, 但两端导孔上
方的厚度不同, 其中一端的厚度为 1 mm, 用一个圆点表示, 另一端的厚度为 3 mm, 用三
个圆点表示。所有压板导孔下方的外径都和导环内径相匹配, 导孔上方的外直径和导环外
径相同 (图 6-2-3)。

　　BLT 全程导板主要通过导环、扩孔钻与压板间的匹配协调来实现对种植窝洞直径和深
度的控制。

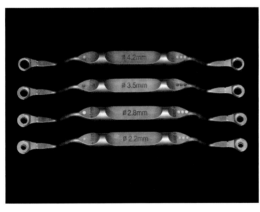
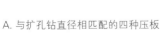
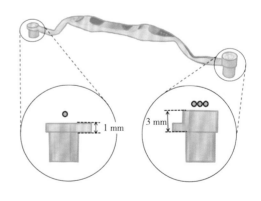

A. 与扩孔钻直径相匹配的四种压板

B. 压板一端上方厚度为 1 mm, 以一个圆点作为标记;
另一端上方厚度为 3 mm, 以三个圆点作为标记

图 6-2-3　士卓曼 BLT 全程导板的压板

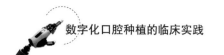

1. 种植窝洞直径的控制

在全程导板使用过程中，按逐级扩大预备窝洞的原则，根据设计时选择的种植体直径，由细到粗选择扩孔钻以及与之匹配的压板：① 2.2 mm 扩孔钻（蓝色）对应 2.2 mm 压板（蓝色圆点）；② 2.8 mm 扩孔钻（黄色）对应 2.8 mm 压板（黄色圆点）；③ 3.5 mm 扩孔钻（红色）对应 3.5 mm 压板（红色圆点）；④ 4.2 mm 扩孔钻（绿色）对应 4.2 mm 压板（绿色圆点）。

2. 种植窝洞深度的控制

BLT 全程导板通过选择钻针的引导长度、压板的厚度以及导环底面至种植体平台的距离实现种植窝洞骨内深度的控制。第五章第一节介绍了种植窝洞预备深度控制的计算公式，种植医生在术前可通过计算再次核对设计导板的预备深度是否有误。例如，当导环底面至种植体平台的距离为 2 mm，即导环设计标记为 H2 时，使用不同长度的扩孔钻和不同厚度的压板可预备的骨内深度如下：

6 mm=16 mm（一横杠短型扩孔钻）−5 mm（导环高度）−2 mm（H2）−3 mm（压板三个圆点端）；

8 mm=16 mm（一横杠短型扩孔钻 ）−5 mm（导环高度）−2 mm（H2）−1 mm（压板一个圆点端）；

10 mm=20 mm（二横杠中型扩孔钻）−5 mm（导环高度）−2 mm（H2）−3 mm（压板三个圆点端）；

12 mm=20 mm（二横杠中型扩孔钻）−5 mm（导环高度）−2 mm（H2）−1 mm（压板一个圆点端）：

14 mm=24 mm（三横杠长型扩孔钻）−5 mm（导环高度）-2 mm（H2）−3 mm（压板三个圆点端）；

16 mm=24 mm（三横杠长型扩孔钻）−5 mm（导环高度）-2 mm（H2）−1 mm（压板一个圆点端）。

（四）颈部成型钻、攻丝钻与 C 型压板

为了使种植体能顺利植入到预设的深度，且获得理想的初期稳定性，不同骨密度类型对种植窝洞预备的极差要求也不同。当牙槽骨的密度为一类骨或二类骨时，在扩孔钻流程结束后、种植体植入前，BLT 种植系统可能需要用到颈部成型钻或（和）攻丝钻对种植窝洞进行部分或全程预备。

颈部成型钻主要用于颈部皮质骨的形态预备，与对应种植体的直径相匹配，工作刃长度为 6 mm，从止停处到工作头底端的长度为 13 mm（图 6-2-4 A）。攻丝钻主要用于松质骨的形态预备，一般在颈部成型钻后使用，同样与对应种植体的直径相匹配，工作刃长度为 6 mm，从钻的底端至靠近顶端的第一个刻度的长度为 13 mm，对应的攻丝深度为 6 mm，余下的刻度依次代表攻丝深度 8 mm、10 mm、12 mm（图 6-2-4 B）。需要注意的是，攻丝钻没有止停结构，一般在低转速（15 rpm）下操作，在攻丝过程中主刀医生必须时刻关注钻上的刻度值。为了保证颈部成型和攻丝的预备效果，需要对钻进入骨下的深度和轴向进行精准控制。C 型压板与前面介绍的压板类似，但每把只有一个导孔，每个导孔都有缺口而呈 C 字形，用于控制颈部成型钻和攻丝钻的预备深度和轴向。C 型压板共有三种型号，导孔上方的厚度分别为 6 mm、4 mm、2 mm，对应以 H2、H4、H6 标记（图 6-2-4 C）。需要特别强调的是，型号为 H2 和 H6 的 C 型压板，其型号数值不等于导孔上方的厚度值，二者是相反的。

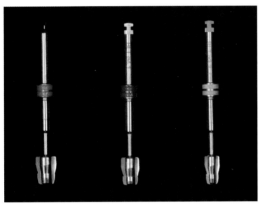

A. 不同直径的颈部成型钻，绿标直径 4.8 mm，红标直径 4.1 mm，黄标直径 3.3 mm

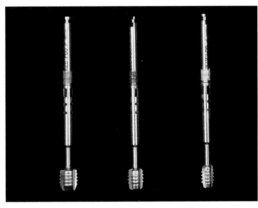

B. 不同直径的攻丝钻，绿标直径 4.8 mm，红标直径 4.1 mm，黄标直径 3.3 mm

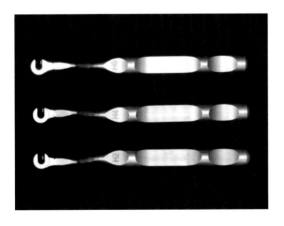

C. 不同止停高度的 C 型压板，同颈部成型钻或攻丝钻配合使用

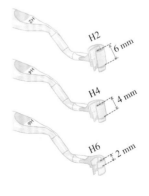

D. C 型压板的立体图

图 6-2-4 士卓曼 BLT 全程导板的颈部成型钻、攻丝钻与 C 型压板

在临床操作时，根据种植导板设计报告中已知的导环底面至种植体平台的距离，选择相对应的 C 型压板的型号，就能达到控制颈部成型钻和攻丝钻预备深度的目的（图 6-2-5 A，图 6-2-5 B）。

（1）H2：当导环底面至种植体平台的距离为 2 mm 时，2 mm+5 mm（导环高度）+6 mm（C 型压板 H2）=13 mm；

（2）H4：当导环底面至种植体平台的距离为 4 mm 时，4 mm+5 mm（导环高度）+4 mm（C 型压板 H4）=13 mm；

（3）H6：当导环底面至种植体平台的距离为 6 mm 时，6 mm+ 5 mm（导环高度）+ 2 mm（C 型压板 H6）=13 mm。

在以上三种情况下，颈部成型钻或攻丝钻（6 mm 刻度时）进入骨下的深度需要保持一致，

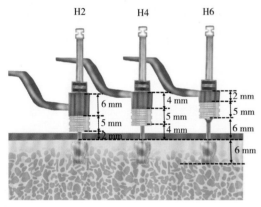

A. 颈部成型钻配合不同高度的 C 型压板使用

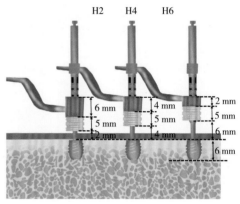

B. 攻丝钻配合不同高度的 C 型压板使用，攻丝深度都在 6 mm

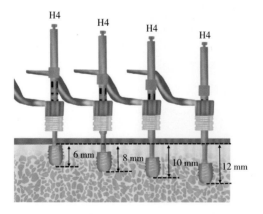

C. 攻丝钻配合 H4C 型压板使用，攻丝深度分别为 6 mm、8 mm、10 mm、12 mm

图 6-2-5　颈部成型钻与攻丝钻配合不同高度的 C 型压板使用

即钻的工作头底端刚好位于设计的种植体平台处。由于攻丝钻的工作刃长度只有 6 mm，如果需要更多的攻丝深度，可以使钻继续深入至刻度 8 mm（工作刃 6 mm+2 mm）、10 mm（工作刃 6 mm+4 mm）、12 mm（工作刃 6 mm+6 mm），便能完成全程攻丝预备（图 6-2-5 C）。

（五）种植体携带器

BLT 全程导板的种植体携带器，又称引导型适配器，其外径与导环内径相匹配，以保证导板对种植体植入时的位点和轴向的约束引导（图 6-2-6）。此携带器上有三个深度标记刻度线，从下到上各自间隔 2 mm，分别对应导环底面至种植体平台的距离为 2 mm（H2）、4 mm（H4）以及 6 mm（H6）的情况。通过携带器上的深度标记可控制种植体的植入深度。需要注意的是，士卓曼 BLT 种植体的插销式携带体和经典骨水平（bone level，BL）种植体的传统携带体的高度不一样，因此本章所述的全程导板操作标准仅针对和插销式携带体连接的 BLT 种植体，如果用传统携带体会产生植入深度的误差。

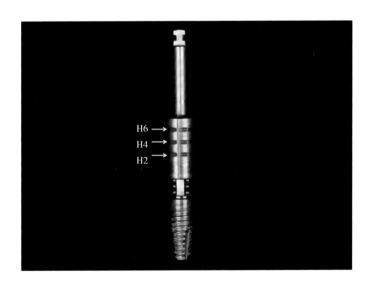

图 6-2-6 种植体携带器，从下到上的刻度分别对应导环底面到骨面的距离（2 mm，4 mm，6 mm）

（六）软组织环切钻

对于软硬组织十分充足的患者，为了减少手术创伤和术后反应，可以采用软组织环切的微创手术方式。软组织环切钻引导部分与导环的内径相匹配；工作刃直径与对应种植体直径相差 0.1 mm，共有三种直径型号，分别是 3.4 mm（对应直径 3.3 mm 种植体）、4.0 mm（对应直径 4.1 mm 种植体）和 4.7 mm（对应直径 4.8 mm 种植体）。环切钻不具备止停功能，一般在低转速（15 rpm）下操作，临床上环切钻到达骨组织面后无法继续深入即可停止（图 6-2-7）。

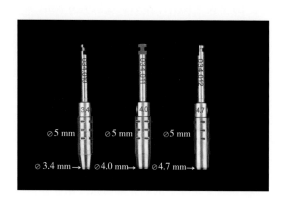
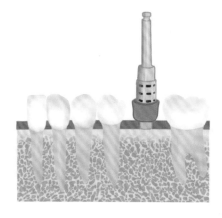

A. 不同直径的环切钻

B. 环切钻到达骨面即可停止

图 6-2-7　环切钻

（七）牙槽嵴平整钻

牙槽嵴平整钻，又称骨平整钻，当牙槽嵴顶有斜面或形态不平整时，为了防止先锋钻进钻方向发生偏斜，保证进钻位点的正确、稳定，往往需要先在相应压板的约束引导下使用平整钻处理牙槽嵴顶。BLT 全程导板的牙槽嵴平整钻与扩孔钻直径相匹配，共有三种直径型号，分别为 2.8 mm、3.5 mm、4.2 mm（图 6-2-8）。临床上在对牙槽嵴进行平整处理时，平整钻应与直径匹配的压板配合使用。平整钻不具备止停功能，工作刃上方有刻度线，便于主刀医生术中观察和控制深度，预备深度在嵴顶下 1~2 mm，一般同压板厚度为 1 mm 的导孔（一个圆点端）配合使用。

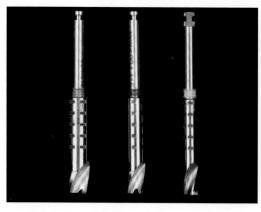
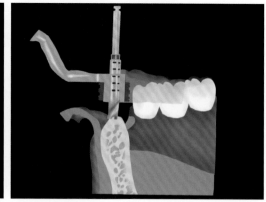

A. 不同直径的牙槽嵴平整钻

B. 牙槽嵴平整钻配合对应直径的压板使用

图 6-2-8　牙槽嵴平整钻

二、士卓曼（Straumann）BLT 全程导板工具系统的临床应用过程

为了进一步解析全程导板工具系统的使用方法，下文以士卓曼 BLT 4.8 mm×10 mm 种植体全程导板工具系统的临床应用为例，依次介绍全程导板工具系统的应用步骤（图 6-2-9—图 6-2-14）。

1. 术前准备

设计种植方案，打印模型、导板和树脂冠。

2. 种植手术

第一步：导板就位于口内，使用牙龈环切钻环切牙龈。

第二步：在导板引导下使用牙槽嵴平整钻平整骨面，随后依次使用 2.2 mm、2.8 mm、3.5 mm、4.2 mm 扩孔钻进行逐级备洞。

第三步：在导板引导下使用颈部成型钻对皮质骨进行成型。

第四步：按需使用攻丝钻进行攻丝，此病例骨质为三类骨，因此不需要攻丝。

第五步：植入种植体，放置愈合帽或覆盖螺丝，缝合牙龈，关闭创口。

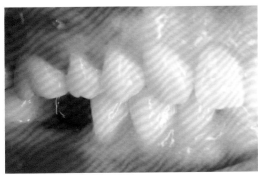

A. 46 缺失颊侧正面观

B. 46 缺失𬌗面观

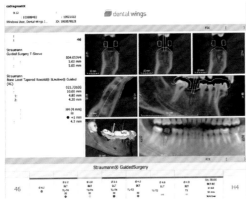

C. Straumann BLT 全程导板设计图及导板工具使用报告

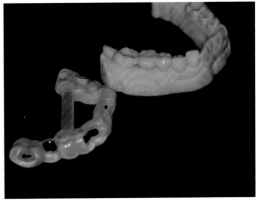

D. 光固化3D打印生成的导板、树脂工作模型，数控切削生成的树脂冠

图 6-2-9　术前准备

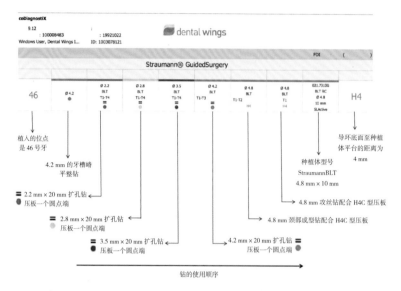

图 6-2-10　Straumann BLT 全程导板及导板工具使用报告

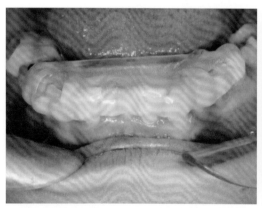

A. 导板就位于口内

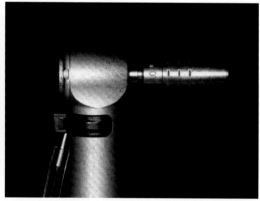

B. 与种植体直径相对应的环切钻

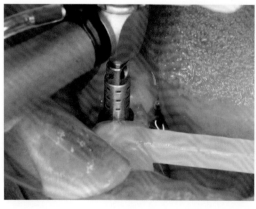

C. 在导环约束引导下进行牙龈环切（也可以采用翻开牙龈瓣的方式）

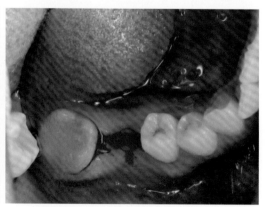

D. 牙龈环切完成

图 6-2-11　牙龈环切

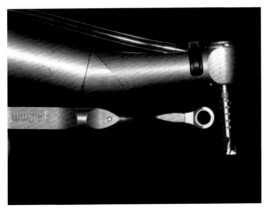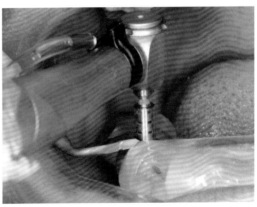

A. 直径 4.2 mm 牙槽嵴平整钻配合 4.2 mm 压板（绿色）进行嵴顶骨面平整

B. 采用牙槽嵴平整钻平整牙槽嵴顶。因为牙槽嵴平整钻不具备止停功能，所以平整深度需要术者根据骨面情况自行控制，一般控制牙槽嵴平整钻进入嵴顶下深度为 1~2 mm

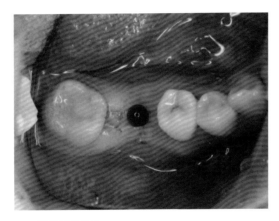

C. 牙槽嵴顶平整后

图 6-2-12　牙槽嵴平整

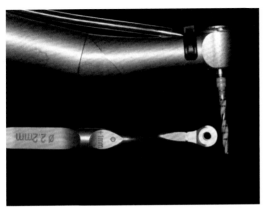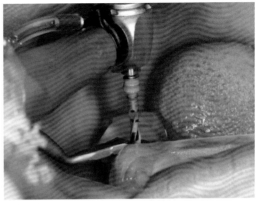

A. 直径 2.2 mm，长度 20 mm 的扩孔钻配合 1 mm 厚度（一个圆点端）2.2 mm 内径的压板

B. 种植窝洞扩孔至 2.2 mm

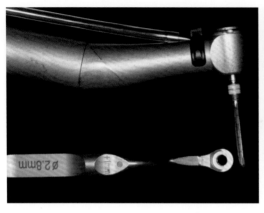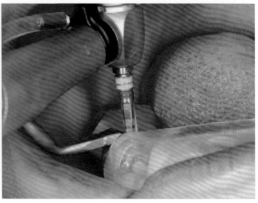

C. 直径 2.8 mm，长度 20 mm 的扩孔钻配合 1 mm 厚　D. 种植窝洞扩孔至 2.8 mm
度（一个圆点端）2.8 mm 内径的压板

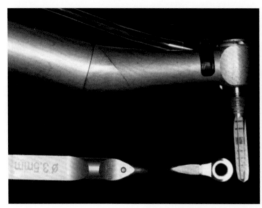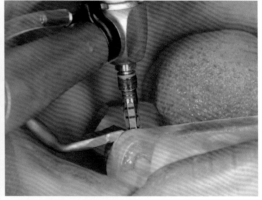

E. 直径 3.5 mm，长度 20 mm 的扩孔钻配合 1 mm 厚　F. 种植窝洞扩孔至 3.5 mm
度（一个圆点端）3.5 mm 内径的压板

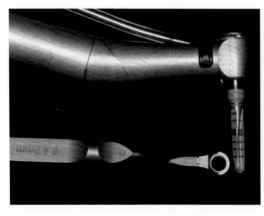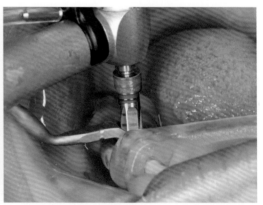

G. 直径 4.2 mm，长度 20 mm 的扩孔钻配合 1 mm 厚　H. 种植窝洞扩孔至 4.2 mm
度（一个圆点端）4.2 mm 内径的压板

图 6-2-13　种植窝洞逐级扩孔预备

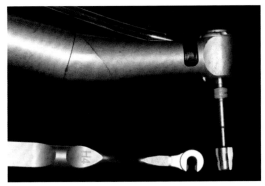

A. 直径 4.8 mm 的颈部成型钻配合 H4C 型压板

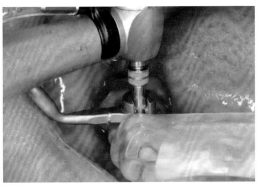

B. 进行颈部成型

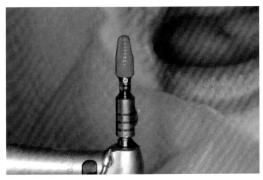

C. 种植体携带器携带士卓曼 BLT 4.8 mm×10 mm 种植体

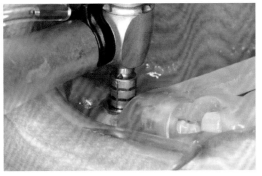

D. 种植体在导板约束引导下植入，深度通过携带器上的刻度标记控制，本病例最后控制在第二条刻度，对应导环位置 H4

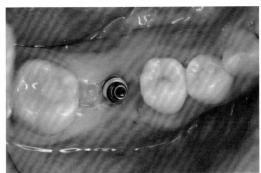

E. 种植体植入完成

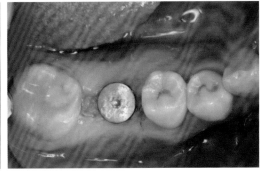

F. 放置愈合帽

图 6-2-14 颈部成型与种植体植入

扫码观看视频
美学区全程导板引导下的种植手术

扫码观看视频
全程导板引导下的即刻种植即刻修复手术

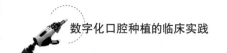

第三节　数字化半程种植导板的临床应用

数字化半程种植导板，简称"半程导板"，是相对全程导板而言的。与全程引导不同，使用半程导板时，种植窝洞的终末洞型预备和种植体的植入往往不受导板约束，即半程导板只能在一定程度上增加种植窝洞预备的精度。虽然精度有所下降，但半程导板并不需要与特定种植系统严格匹配，与全程导板相比具有更广泛的通用性。但半程导板需要与相应的种植导板工具盒配套使用，二者相互配合，以尽可能保证种植窝洞的三维位置、洞型、大小、形状接近术前设计。与全程导板类似，半程导板也分为压板式和导筒式两种，其控制种植窝洞直径和深度的原理与全程导板一致，即通过钻针的工作部控制窝洞的直径，通过钻针的长度与导环至骨平面间的补偿高度实现种植窝洞骨内深度的控制。

下文将以国产 UG（Universal Guide）半程导板工具系统为例，详细介绍半程导板工具系统的临床应用步骤和要点。

一、国产 UG 半程导板工具系统

国产 UG 半程导板工具系统（简称"国产 UG 半程导板"）属于导环式约束引导的半程导板系统，主要由半程导板的导环和多种直径的引导式扩孔钻组成。

（一）导环

国产 UG 半程导板所使用导环的内径为 5 mm，外径为 6 mm，导环高度为 4 mm。

（二）扩孔钻

扩孔钻的工作刃底端为圆柱形，其外径与导环内径相匹配，在进行备洞时与导环相互约束，实现扩孔钻的控制引导。扩孔钻的总长度由引导部分和工作部分构成。引导部分的长度恒定不变，为 10 mm。工作部分具有不同长度型号，因此，扩孔钻是通过改变工作端的长度和直径来控制种植窝洞预备的直径和骨内深度的。

扩孔钻的工作端有 4 种长度型号，分别为 8 mm、10 mm、12 mm、14 mm；有 4 种直径型号，分别为顶端 2.0 mm、底端 2.5 mm，顶端 2.5 mm、底端 3.0 mm，顶端 3.0 mm、底端 3.5 mm，顶端 3.5 mm、底端 4.0 mm（图 6-3-1）。以上直径可用于不同品牌的种植系统，钻针直径与种植体型号相近但不超过，即可用于窝洞的预备成型。在数字化设计时，导环顶面至种植体平台的补偿距离恒定为 10 mm，即导环底面至种植体平台的距离为 6 mm（图 6-3-2）。扩孔钻的全长减去导环顶面至种植体平台的补偿距离即为种植窝洞的骨内深度。

（三）其他相关工具

国产 UG 半程导板的其他相关工具包括软组织环切钻、牙槽嵴平整钻、定位钻等。

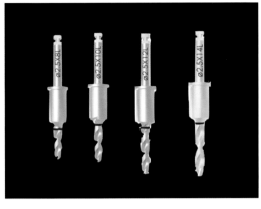
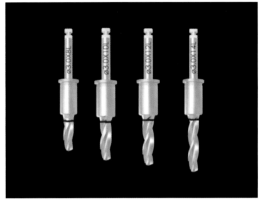

A. 直径一致（尖端 2.0 mm、底端 2.5 mm），长度不同（8 mm、10 mm、12 mm、14 mm）的扩孔钻

B. 直径一致（尖端 2.5 mm、底端 3.0 mm），长度不同（8 mm、10 mm、12 mm、14 mm）的扩孔钻

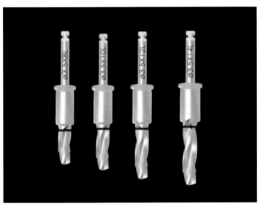
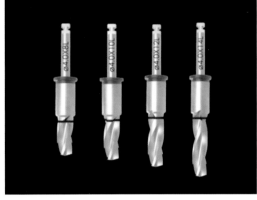

C. 直径一致（尖端 3.0 mm、底端 3.5 mm），长度不同（8 mm、10 mm、12 mm、14 mm）的扩孔钻

D. 直径一致（尖端 3.5 mm、底端 4.0 mm），长度不同（8 mm、10 mm、12 mm、14 mm）的扩孔钻

图 6-3-1　国产 UG 半程导板的扩孔钻

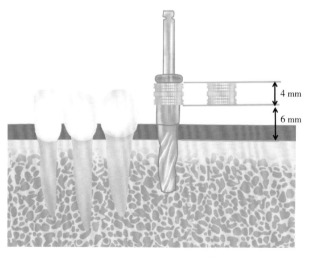

图 6-3-2　国产 UG 半程导板的补偿距离

二、国产 UG 半程导板工具系统的临床应用过程

为了进一步解析半程导板工具系统的使用方法，下文以安卓健（Anthogyr）4.6 mm×12 mm 种植体半程导板工具系统的临床应用为例，依次介绍半程导板工具系统的临床应用步骤（图 6-3-3—图 6-3-9）。

1. 术前准备

设计种植方案，打印模型、导板和树脂冠。

2. 种植手术

第一步：翻瓣，导板就位于口内。

第二步：在导板引导下使用牙槽嵴平整钻平整骨面。

第三步：在导板引导下使用定位钻进行定点，随后依次使用 2.5 mm、3.0 mm、3.5 mm 扩孔钻进行逐级扩孔预备。

第四步：使用 4.0 mm 扩孔钻，自由手完成终末扩孔预备。

第五步：植入种植体，放置愈合帽或覆盖螺丝，最后完成缝合。

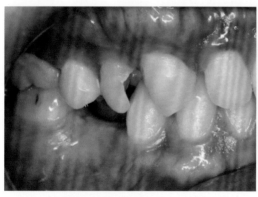

A. 45 缺失口内照的颊侧正面观

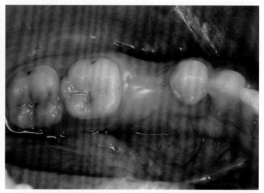

B. 45 缺失口内照的殆面观

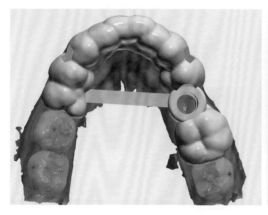

C. 数字化种植软件中种植导板的生成

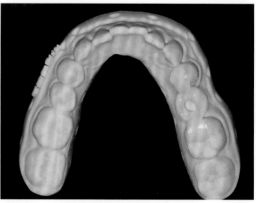

D. 光固化 3D 打印生成的工作模型和数控切削生成的树脂牙冠

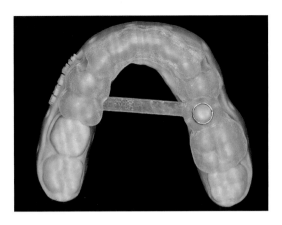

E. 光固化3D打印生成的种植导板

图 6-3-3　术前准备

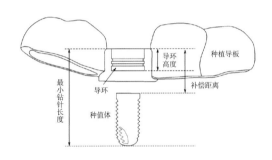

种植体信息	
种植体位置（UNN）	29
制造商	Anthogyr
类型	Anthogyr Axiom REG P2.7 D4.6 L12.0
订单号	0P46120
长度（mm）	12
直径（mm）	4.6
颜色	White
导环信息	
名称	Generic 6.0×5.00×4.00
类型	通用的导环
订单号	G. D6. 0D5. 00L4. 00
补偿 (mm)	8
钻针信息	
最小的车针长度	20.02

图 6-3-4　半程导板及导板工具使用报告

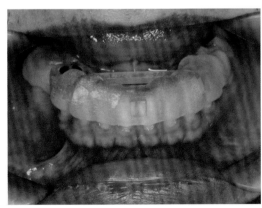

A. 导板在患者口内就位的正面观

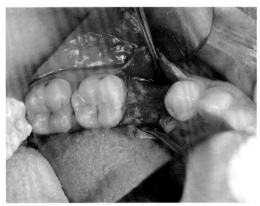

B. 牙槽嵴顶行一字切口后翻瓣口内照的𬌗面观

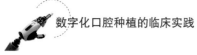

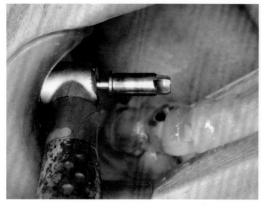

C. 牙槽嵴平整钻

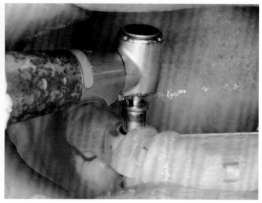

D. 采用牙槽嵴平整钻在导板约束下进行骨面平整

图 6-3-5　切开翻瓣并进行骨平整

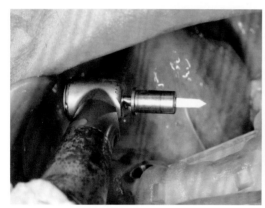

A. 定位钻

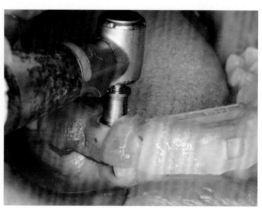

B. 使用定位钻进行定点

图 6-3-6　定点

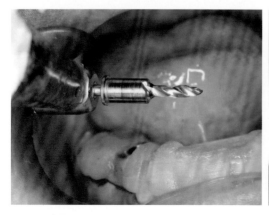

A. 2.5 mm 扩孔钻

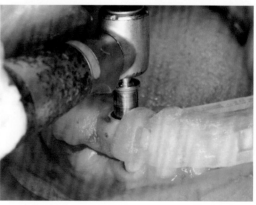

B. 扩孔至 2.5 mm

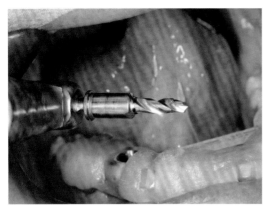

C. 3.0 mm 扩孔钻

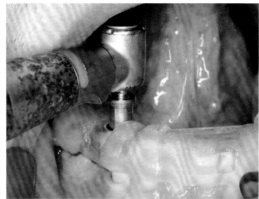

D. 扩孔至 3.0 mm

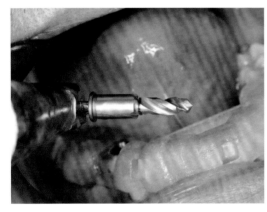

E. 3.5 mm 扩孔钻

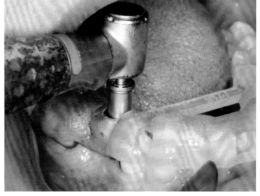

F. 扩孔至 3.5 mm

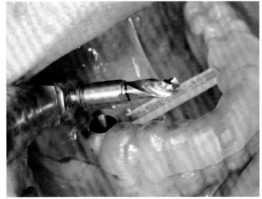

G. 4.0 mm 扩孔钻

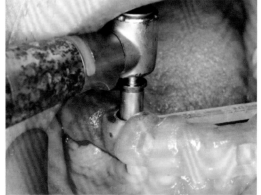

H. 扩孔至 4.0 mm

图 6-3-7　种植窝洞逐级扩孔预备

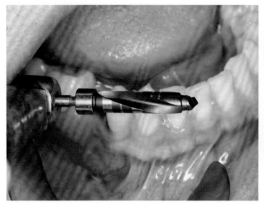

A. 4.0 mm 的扩孔钻

B. 自由手扩孔至 4.0 mm

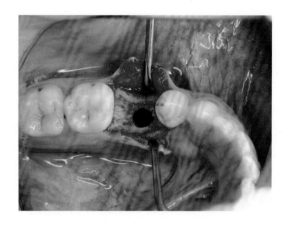

C. 备洞完成

图 6-3-8　自由手完成终末扩孔钻预备

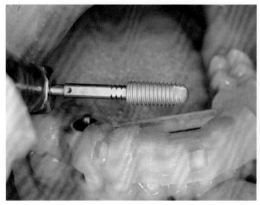

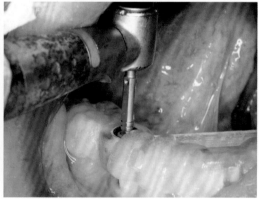

A. 携带器连接 Anthogyr Axiom REG 4.6 mm×12 mm 种植体

B. 在导板约束引导下进行种植体植入

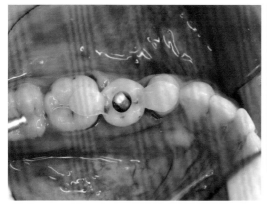 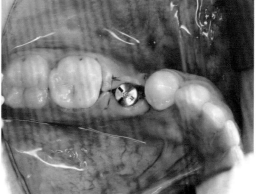

C. 种植体植入完成后，使用树脂牙冠验证轴向　　　D. 放置愈合帽，缝合切口

图 6-3-9　种植体植入

扫码观看视频
美学区半程导板引导下的种植手术

第四节　数字化种植导板应用过程中的相关问题

一、种植导板和器械损坏

种植导板和器械损坏主要包括种植导板折断、导环脱落及钻针折断等（图 6-4-1）。种植导板和外科器械的损坏往往与术者的使用方法相关。例如，当患者张口度不足时，导致钻针和压板之间、钻针的引导部和导环之间难以顺利就位。此时，若术者采用暴力就位或边钻边就位的方式，易导致器械间产生过大应力而发生形变或断裂。

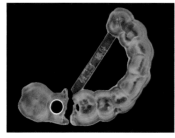 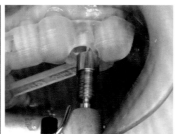 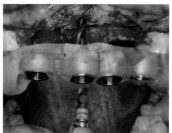

A. 种植导板折断　　　　　　　B. 导环脱落　　　　　　　C. 钻针折断

图 6-4-1　种植导板和器械的损坏

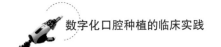

二、外科并发症

种植导板应用过程中可能发生各种外科并发症，例如种植位点不理想、骨板侧穿、下齿槽神经损伤以及上颌窦、鼻底及口底穿通等，以上外科并发症主要由种植导板的误差造成。对数字化种植导板技术的全面认识和正确使用是防止种植导板应用时出现外科并发症的重要前提。术者可以采用翻瓣直视的方式及时发现、矫正错误，并在术中仔细探查，以避免外科并发症的发生。若术中及时发现了由种植导板误差导致的外科并发症，应放弃使用种植导板，改为自由手进行种植窝洞预备和种植体植入操作。由此可见，扎实的种植外科手术能力是防止和处理种植导板应用中相关外科并发症的关键。

三、术后并发症

使用种植导板顺利完成种植手术后，也可能出现术后并发症，主要是术中水冷不充分造成种植窝洞骨灼伤而导致种植体骨结合失败，或导板消毒不到位而引发感染等。预防术后并发症的主要方法是在备洞过程中做到钻针的充分提拉，特别是骨质密度较高时，以保证充足的生理盐水进入，对钻针及窝洞进行及时降温。同时要保证种植导板的浸泡消毒时间，以达到充分消毒的目的。

参考文献

1. 宿玉成. 口腔种植外科技术的新进展 [J]. 中华口腔医学杂志, 2020, 55(11): 803-808.

2. 徐良伟，张坤领. 牙支持式导板设计制造误差及对种植精度的影响 [J/OL]. 中国组织工程研究, 2022: 1-5.

3. 廖娟，任迅，林木，等. 不同支持式外科导板在牙种植中的应用比较 [J]. 口腔颌面外科杂志, 2019, 29(2): 88-91.

4. WAT PY, POW EH, CHAU FS, et al. A surgical guide for dental implant placement in an edentulous jaw[J]. J Prosthet Dent, 2008, 100(4): 323-325.

5. MÖHLHENRICH SC, MODABBER A, STEINER T, et al. Heat generation and drill wear during dental implant site preparation: systematic review[J]. Br J Oral Maxillofac Surg, 2015, 53(8): 679-689.

6. 范凡，何东宁，田国兵. 黏膜支持式导板在无牙颌种植中的研究进展 [J]. 口腔颌面修复学杂志, 2021, 22(5): 395-400.

7. AUGUSTIN G, ZIGMAN T, DAVILA S, et al. Cortical bone drilling and thermal osteonecrosis[J]. Clin Biomech (Bristol, Avon), 2012, 27(4): 313-325.

8. 张莉丽，张志宏，陈佳，等. 种植体轴向相关并发症及其研究进展 [J]. 中华口腔医学杂志, 2022,

57(9): 969-972.

9. LIN JC, CHANG WJ, NEVINS M, et al. Incidence of sinus membrane perforation using two types of implant drills: an ex vivo animal study[J]. Int J Periodontics Restorative Dent, 2022, 42(4): 479-485.

10. CHEN CC, JENG MD. Application of reverse drilling technique in alveolar ridge expansion[J]. J Dent Sci, 2022, 17(3): 1180-1184.

11. ALEVIZAKOS V, MITOV G, AHRENS AM, et al. The influence of implant site preparation and sterilization on the performance and wear of implant drills[J]. Int J Oral Maxillofac Implants, 2021, 36(3): 546-552.

第七章 数字化种植导板的误差分析与应对策略

"精准性"是数字化种植技术的最大特点和优点，是"以修复为导向"的种植得以实现的必要前提。然而，数字化种植技术是由精密硬件、人员团队以及临床实践流程等一系列要素构成的复杂工程体系，在实践过程中不可避免地存在误差。如何全面且客观地认识数字化种植导板的误差、控制系统误差并减少偶然误差，是每位种植医生会面临的重要问题。

第一节 误差概论

一、误差的定义

测量值与真实值之差即为误差，是精准的对立面。种植导板引导下的种植手术精准性是指软件设计规划的虚拟种植体三维位置与患者颌骨中实际的种植体三维位置之间的匹配程度。二者匹配程度越高，三维位点一致性越高，即种植导板的精准性越高，其误差越小，反之亦然。

二、误差的分类

临床上种植导板的误差分为两类：系统误差和随机误差。

（一）系统误差

系统误差，又称可测误差或恒定误差，是指测量值的总体均值与真实值之间的差别。在评价种植导板的误差时，系统误差是指种植导板技术本身的精准程度，而非针对某一具体种植导板病例。系统误差是由测量过程中某些恒定因素造成的，例如方法、设备、仪器、恒定的操作人员和恒定的环境等，在一定条件下具有重现性，并不会因测量次数的增加而减少。

（二）随机误差

随机误差，又称偶然误差或不可测误差，是由测定过程中各种随机因素的共同作用所造成。对于种植导板而言，随机误差是由种植医生的技术水平、患者的解剖条件以及加工所的制作水平等随机因素不断变化而造成的不可预知误差，往往针对某一具体种植导板病例。

三、评价误差的主要指标

种植导板的误差评价指标主要包括以下几个参数：①种植设计位点和术后实际位点在种植体颈部中心点的水平、垂直距离偏差；②在根尖中心点的水平、垂直距离偏差；③种植体长轴的角度偏差（图 7-1-1）。

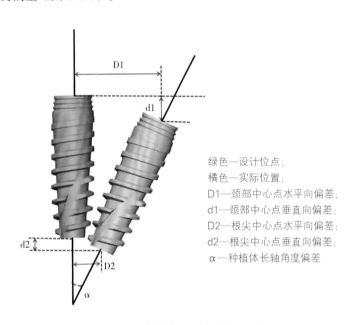

绿色—设计位点；
橘色—实际位置；
D1—颈部中心点水平向偏差；
d1—颈部中心点垂直向偏差；
D2—根尖中心点水平向偏差；
d2—根尖中心点垂直向偏差；
α—种植体长轴角度偏差

图 7-1-1　种植体误差测量示意图

四、关于误差的认识

关于数字化种植导板的误差，总体来看全程导板的精度优于半程导板，半程导板的精度优于医生的自由手操作，牙支持式种植导板的精度优于牙黏膜混合支持式种植导板和黏膜支持式种植导板。

数字化种植导板践行了"以修复为导向"的种植，在整体上提高了种植治疗的质量。但是，数字化虚拟世界与患者口内真实情况具有一定差异，例如，CBCT 所提供的颌骨影像数据可能和口内真实的颌骨状况存在差异。因此，虽然数字化种植导板增加了不翻瓣微创手术的可行性，但不能把数字化种植技术等同于不翻瓣微创手术，以"微创手术"作为数字化

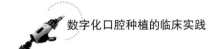

种植技术的主要优势宣传是有局限性的。在大多数病例的临床实践中，编者推荐采用翻瓣的术式以更好地观察牙槽嵴顶的状况，但在种植导板的帮助下可以适当地缩小翻瓣范围。

值得注意的是，在使用数字化种植导板时，医生仍是在部分"盲视"状态下进行种植外科操作，因此丰富的种植外科经验是驾驭数字化种植导板的必要条件，通过对操作细节的把控可以更好地控制种植导板的随机误差。那些认为种植导板让种植手术"傻瓜化""无门槛化"的认知是有局限性的。此外，很多医生认为只有复杂病例才需要用导板，而事实上，在"以修复为导向"的种植目标面前，病例是没有简单和复杂之分的，只有数字化种植导板技术才能真正实现"以修复为导向"的种植目标。

第二节　数字化种植导板的系统误差及控制方法

在临床上，数字化种植导板的系统误差可能来源于多个环节。只有充分理解每个环节中导致误差产生的各种要素，才能充分控制系统误差。

一、数据的采集和处理

（一）口内软硬组织形态信息的采集

临床上对于口内软硬组织信息的采集主要有两种印模方式，即传统印模和数字化印模，分别得到相应的石膏模型和数字化模型。研究表明，对于单颗牙缺失患者，通过石膏模型仓扫法或口内直接扫描法制作数字化种植导板并进行种植手术，术后二者的各项误差指标之间无显著统计学差异，均可达到满意的临床效果。2018年的ITI共识会议指出，在体外条件下，对于植入单颗或多颗相邻种植体的牙列缺损模型和多颗种植体的牙列缺失模型，传统印模和数字化印模都能取得相似的植入精度。但需要强调的是，传统印模需要使用硅橡胶材料，通过两步印模法制成，因此石膏模型的制取应该使用膨胀系数小的超硬石膏。

（二）颌骨解剖信息的获取

在仪器参数设置这一环节中，CBCT扫描层的厚度以及体素尺寸的大小是影响影像学数据质量的关键因素。扫描层的厚度越薄，体素尺寸越小，描绘解剖结构的分辨率和测量精度就越高，解剖信息的呈现就越精细。在精度分析研究中，为了控制变量，种植前后的参数设置应尽可能保持一致，以获得最准确的信息。在拍摄手法上，标准拍摄操作要求放射线与牙长轴垂直。然而在实际应用中，由于司匹曲线（spee curve）与横𬌗曲线的存在，后牙区与CBCT扫描台之间的倾斜角度变大，导致图像部分变形。因此，在拍摄CBCT时需要确保患者的殆平面与地面平行。此外，伪影不仅会影响 CBCT 的数据质量，还会导致图像失真或数据采集无效。

（三）数据的配准和拟合

对于有牙列患者，在设计数字化种植导板之前需要将患者的 CBCT 图像与口内扫描或模型扫描图像通过牙冠标志点进行配准，这一过程可能引入误差。有研究表明，单牙缺失的配准误差为 0.03~0.04 mm。对无牙颌患者，由于 CBCT 无法获取清晰的黏膜影像，故需为无牙颌患者制作放射导板，并借助放射导板上的阻射标志点与佩戴放射导板拍摄的 CBCT 图像进行配准。在配准拟合过程中，操作者的经验、配准区域的选择及 CBCT 重建阈值的选择等均可影响最终数据配准的准确度（图 7-2-1 A，图 7-2-1 B）。例如，在颌骨和放射导板进行三维重建时，选择合适的阈值至关重要。若所选阈值过高会造成重建图像失真（图 7-2-1 C），过低则易引入软组织伪影（图 7-2-1 D），从而给种植导板的设计和制作带来误差。

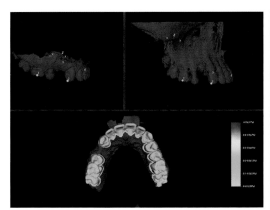

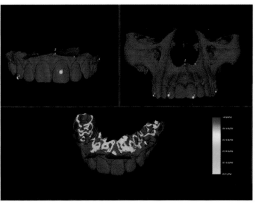

A. CBCT 图像与扫描图像的精准拟合　　　　　B. CBCT 图像与扫描图像的拟合效果不佳

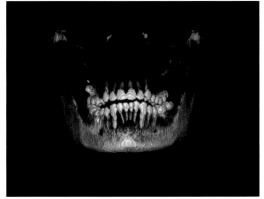

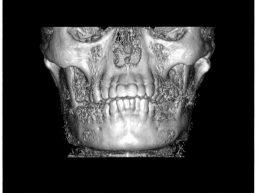

C. CBCT 重建阈值过高，造成重建图像失真　　　D. CBCT 重建阈值过低，引入软组织伪影

图 7-2-1　数据配准引入的误差

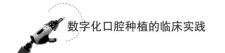

二、种植导板的设计和制作

（一）种植导板的覆盖范围

种植导板覆盖范围的合理选择是减少其在手术过程中微运动和弯曲的关键。导板的覆盖范围主要指以下两个方面：颊舌向支撑牙冠的覆盖范围（即牙冠覆盖范围）和近远中向剩余牙列的远端延伸范围（即牙列覆盖范围）。

1. 牙冠覆盖范围

体外研究表明，种植导板的牙冠覆盖范围可能影响种植导板的准确性。种植导板的牙冠覆盖范围反映了种植导板和支撑牙齿表面的接触范围。牙冠覆盖不足可能导致手术过程中种植导板移位，而覆盖过多可能导致种植导板就位不准。对于在前磨牙和磨牙区域的单颗缺失病例，牙冠覆盖范围不足且未达倒凹线的种植导板，比覆盖范围延伸到或超过倒凹线的种植导板显示出更大的误差。而对于多颗缺失和前牙单颗缺失病例而言，种植导板的牙冠覆盖范围对种植体位置的准确性影响不大。为了制作更准确的种植导板，在设计全牙弓种植导板时，在软件自动填充倒凹的前提下，覆盖范围应延伸到或超过倒凹线。

2. 牙列覆盖范围

对于种植导板的牙列覆盖范围，支撑牙的数量、位置和解剖形态都会影响种植导板的精度。有学者建议牙支持式种植导板应至少覆盖两颗非活动的牙齿，以保证在手术过程中为种植导板提供足够的稳定性。在非游离端单颗牙缺失病例中，覆盖四个牙位的短牙弓种植导板与全牙弓种植导板的精度相当。在非游离端单颗后牙缺失病例中，三个牙位支持的种植导板也可以达到与全牙弓种植导板相似的精度，这是由于后牙牙冠的几何形态类似立方体，增加了与种植导板的接触面积，与相同数量的锥体形前牙相比提供了更高的稳定性和准确性。综上，在后牙单颗缺失病例中，在设计和生产可靠的前提下，短牙弓种植导板可以代替全牙弓覆盖的种植导板。此外，为了增加导板的稳定性也可适当增大种植导板的覆盖范围，按活动义齿的"三角形稳定原则""四边形中心一致原则"设计种植导板的覆盖范围。

（二）固位钉的采用

1. 黏膜支持式种植导板的固位钉

在无牙颌病例中，种植导板往往只由黏膜组织支持。由于黏膜具有可让性，种植导板在术中易发生下沉、摆动、旋转，导致其稳定性不佳。黏膜越厚，种植导板移位的可能性也越大。因此，无牙颌病例的数字化种植导板精度往往不如牙列缺损病例。下颌黏膜支持式种植导板的稳定性通常低于上颌，这是因为下颌种植导板的支持面积更小，导致种植导板更容易移位。为增加术中种植导板的稳定性，在规划种植体的同时，往往会进行固位钉的设计。无牙颌病例通常需要设计三个固位钉，分别在两侧前磨牙区的颊侧以及切牙区的唇侧，这种三点成一面的设计可以增加种植导板的抗旋能力，在术中增加固位力。当不使用固位钉时，只有牙槽嵴的形状可以作为种植导板的支撑，即使在牙槽嵴轮廓平坦的情况下，种植导板仍然可以发生轻微的移动。然而唐（Tang）等报道，如果将固位钉固定在颊侧皮质骨，即使设计四个固位钉，也不能为种植导板提供足够的稳定性，这可能是因为固位钉的表面是光滑的，不像螺钉那样具有较高的固位力。同时，对于吸收严重的牙槽嵴，口轮匝肌收缩时肌肉会推挤固位钉，进而减少固位钉的稳定性。还有研究表明，微型螺钉固定种植导板的效果明显优于未固定种植导板，因此在无牙颌病例中常更推荐使用具有螺纹的微型螺钉进行种植导板固定。

2. 牙黏膜混合支持式种植导板的固位钉

不仅无牙颌病例需要固位钉，对于较大范围的游离端缺失病例也应考虑设计固位钉。在此类病例中，种植导板是牙黏膜混合支持式的，较大区域的黏膜支撑与剩余牙齿的支撑，两端可能因受力不平衡而产生支点线，导致种植导板的下沉、摆动（和）或旋转等。临床上对于三颗及以上的单侧或双侧游离缺失病例，只要口内条件允许，均可以考虑采用固位钉来增加种植导板的稳定性。

（三）导环的选择和位置设计

种植导板的准确性与导环上方使用的压板高度成正比，这可能是由于压板高度的增加会使种植导板引导通道的长度增加。随着钻孔深度的增加，横向振动和颤振也会增加。施耐德（Schneider）等研究证明，通过减少钻针长度和增加导环上方的压板高度，可以降低部件间的间隙引起的钻针横向运动。崔（Choi）等也提出，增加钻针引导距离可以降低种植体的角度偏差。

种植导板的准确性与导环底面的自由钻距离（非约束长度）直接相关。增加导环外的钻孔距离会增大种植体平台和根尖的距离偏差与角度偏差。钻针长度、导环位置和压板高度相结合所产生的钻孔距离对种植精度有显著影响。例如，在植入深度相同的情况下，与使用 H2 导环、钻针长度 20 mm 的方案相比，使用 H6 导环、钻针长度 24 mm 的方案会产生更长的种植导板的自由钻距离，从而增加种植体的三维偏差（图 7-2-2）。

在条件允许的情况下，建议选择自由钻距离尽可能小的方案，以减少误差。如果选择较短的钻针、较低的导环位置和较长的压板高度，种植导板的准确性将更高。然而，导环的位置是由软组织和硬组织共同决定的，不能无限制地压低导环位置。此外，压低导环位置和减少钻针长度在开口度受限的病例中更具优势，特别是在后牙区缺牙病例中。

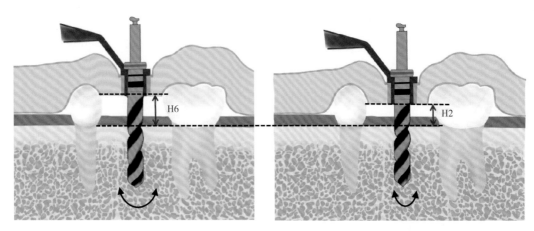

A. 通过降低导环位置、减小自由钻距离（导环底面到钻针尖端的距离），增加种植精度

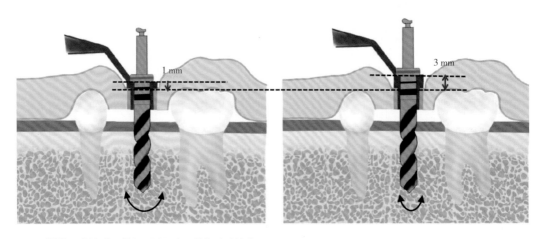

B. 通过增加压板高度、增加引导距离，增加种植精度

图 7-2-2　导环位置和压板高度影响种植精度

（四）打印材料和设备

　　种植导板可以通过两种制造技术制造而成，即减材制造和增材制造。减材制造是通过计算机控制的机器从一个较大的聚合物材料中铣削出种植导板。增材制造是基于 3D 打印技术，通过顺序固化分层材料制造出种植导板，其固化材料可通过数字光处理（digital light processing，DLP）、立体光固化成型（stereo lithography apparatus，SLA）或熔丝制造（fused filament fabrication，FFF）进行。目前，市场上更倾向于通过 3D 打印生产种植导板，因为这种方式更经济、材料损耗更小。然而，这些制造技术均有不同程度的复杂性，所生产的种植导板的准确性也有差异。

　　关于种植导板内表面的准确性，多数研究表明铣削种植导板的准确性高于 3D 打印种植导板，这是因为铣削材料通常选用聚甲基丙烯酸甲酯（polymethylmethacrylate，PMMA）块，其由工业工艺制成，孔隙率较低，不容易收缩。此外，铣削 PMMA 块比铣削氧化锆或钛更容易。铣削不会产生凹面和尖角的圆形内表面，消除了潜在的干扰区域，进一步提高了种植导板的精度。朴（Park）等报道，与 3D 打印种植导板相比，铣削种植导板的导环通道具有更高的精度。与铣削种植导板相反，3D 打印导板涉及多层打印，每一层单独固化。在每一层的固化与聚合过程中，材料收缩不可避免，种植导板每个分层都会累积误差。当每一层固化时，应力会被转移到工件的已固化部分，最终导致内部应力的产生，而发生变形。即使轻微的收缩，也可能导致系统误差的产生，并造成微小间隙，因此，和铣削种植导板相比，由 3D 打印制造的种植导板会产生更大的就位变形。此外，3D 打印的垂直分层将产生阶梯效应，影响倾斜和曲面的区域，将进一步导致就位不佳。增材制造要求打印后进行相应处理，如支撑柱的去除、清洁和再固化，这也会引入尺寸误差，进而影响种植导板的就位。尽管如此，目前 3D 打印技术制造的种植导板仍然能够达到临床上可接受的种植精度。

三、种植板的手术应用环节

（一）术中导板的稳定性

在种植外科操作过程中，种植导板的稳定性对于保证种植体窝洞预备和种植体植入的精准度至关重要。为了使钻针顺利进入导环，二者之间必然存在一定的间隙。高速运转的钻针在导环内旋转，势必会给导环施加不同方向的侧向力，而这些力如果不加以抵抗和控制，可能导致种植导板在窝洞的预备和种植体的植入过程中出现各种不稳定运动，进而导致窝洞预备和种植体植入出现偏差。所以，临床上需要采取必要的操作手法以辅助种植导板在整个外科操作过程中保持稳定，例如跨左右牙弓稳定种植导板法、跨前后牙弓稳定种植导板法等（图 7-2-3）。

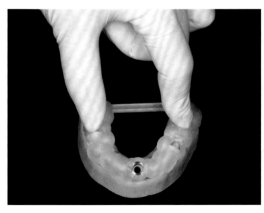
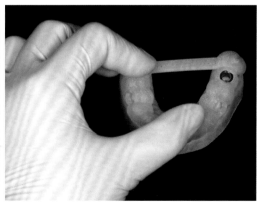

A. 跨左右牙弓稳定种植导板法　　　　　　　　B. 跨前后牙弓稳定种植导板法

图 7-2-3　稳定种植导板的手法

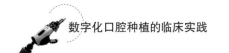

（二）导板工具的系统误差

临床上使用较为普遍的导板工具有两种，即导筒式和压板式。这两种导板工具的各部件之间都存在间隙，这些间隙带来的固有误差会影响种植体的总偏差。如果没有间隙，机械部件产生的摩擦会阻碍钻孔过程，导致导环变形。因此，控制部件的间隙差带来的误差，对于提高引导手术系统的准确性至关重要。

导筒式导板工具中，钻针与导环之间存在间隙，这个间隙通常为 0.05 mm，较小的间隙限制了钻针的横向运动。然而，即使导环限制了钻针的运动，间隙的存在仍然会允许钻针在导环内旋转。当钻针停止转动时，可以从理论上计算出导环与钻针角度之间的相互关系，通常导筒式导板工具的导环与钻针之间形成的角度为 0.72°。在钻孔过程中钻针与导环不平行可能会导致不必要的侧向偏移。

由于备洞过程的可见性和可操作空间有限，很难在狭窄的位置保证钻针的正确路径。因此，建议使用较长的导环来减少各部件之间的间隙带来的角度误差。范阿舍（Van Assche）等建议使用压板来增加引导通道的长度。相较于 5 mm 长的导环，使用 8 mm 长的导环，其颈部中心点偏差从 1.1 mm 下降到 0.6 mm，角度偏差从 3.5° 下降到 2°。库普（Koop）等发现，若增加导环引导距离，根尖偏差、颈部偏差和角度偏差则都会减小。尽管目前通常使用 5 mm 的短导环，但 Koop 等发现 7 mm 和 9 mm 的导环产生的偏差较短导环更小，然而这要求患者有更大的开口度，对于大多数患者来说并不易实现。

压板式导板工具中的间隙包括压板与导环之间、钻针与压板之间的间隙之和。压板与导环的最大配合间隙为 0.05 mm，钻针与压板的最大配合间隙为 0.06 mm，形成的整体最大角度偏差为 1.58°。综上，相较于导筒式导板工具，压板式导板工具的配合间隙较大，导致的角度偏差也较大，选择较高的压板以延长引导通道可能会在一定程度上减小总偏差。

第三节　数字化种植导板的随机误差及控制方法

随机误差的控制需要种植医生具备丰富的经验和技巧。因此，数字化种植导板使用者的经验累积尤为重要。一些种植医生认为只有相对复杂的种植病例（如前牙区种植病例或无牙颌病例等）才需要借助种植导板来保证效果。但由于缺乏种植导板使用的经验，部分种植医生在使用种植导板的过程中会出现各种问题，导致种植位点出现明显偏差，因而他们会得出以下结论：①种植导板无法按照设想提高种植体植入的精度；②自由手种植似乎更"靠谱"。这些认识导致部分种植医生不愿意改变传统的自由手植入习惯，同时又不能获得足够的种植导板使用经验。

为什么会出现上述对数字化种植导板的质疑呢？其原因就在于，部分种植医生将种植导板引导下的种植手术等同于数字化种植技术，从而忽略了数字化种植技术是一个庞大的技术体系。数字化种植导板的使用经验和技巧也是该技术体系的一环，需要种植医生不断学习积累。因此，对于数字化种植导板的使用，建议种植医生应从简单的种植病例做起，从而学习数字化种植技术的流程体系，熟悉种植导板和配套导板工具的使用要求，并培养种植导板的使用手感，最终积累控制导板精度的经验。下文将介绍一些有效的临床使用经验供各位种植医生参考。

一、种植导板相关的基本临床技巧

（一）牙槽嵴平整钻的使用

由于唇颊侧骨板的吸收量常常大于舌腭侧，所以牙槽嵴顶往往会形成舌腭侧高、唇颊侧低的斜坡。尽管有种植导板的约束引导，但在斜坡和致密皮质骨的干扰下，钻针十分容易向唇颊侧滑脱，导致种植窝洞出现唇颊向侧穿。对于这种情况，可以先利用骨面平整钻对斜坡骨面的皮质进行平整，再采用直径 2.0 mm 的先锋钻在种植导板的约束引导下进行窝洞的预备（图 7-3-1）。

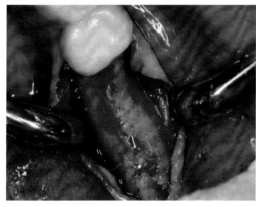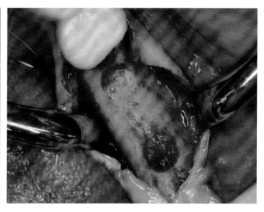

A. 牙槽嵴平整钻使用前　　　　　　　　　　　B. 牙槽嵴平整钻使用后

图 7-3-1　牙槽嵴平整钻的使用

（二）预备钻由短到长的使用

为了控制预备窝洞的深度，导板工具盒配有不同长度的钻针。以士卓曼的全程导板钻针为例，导板工具盒中有三种长度的钻针，分别为 16 mm、20 mm、24 mm。当设计预备窝洞的深度需要使用 24 mm 长度的钻针时，在实际操作预备过程中为了增加种植导板、压板及钻针的约束引导程度，最大限度地减小钻头的摆动，可以先采用 16 mm 长度的钻针进行深度的初步预备，再使用 20 mm 长度的钻针，最后过渡到 24 mm 长度的钻针。这种由短到长的渐进预备方式可以提高种植体的位点精度（图 7-3-2）。

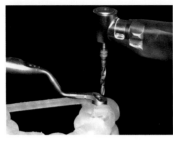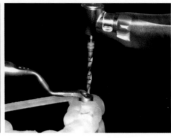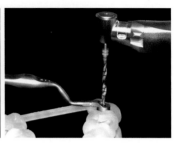

A. 2.2 mm×16 mm 钻针备洞　　　B. 2.2 mm×20 mm 钻针备洞　　　C. 2.2 mm×24 mm 钻针备洞

图 7-3-2　预备钻由短到长的使用

（三）半程导板用于种植体的植入引导

由于半程导板的导环和种植体植入工具不匹配，即种植体携带器和导环间有间隙，二者之间没有任何约束作用，因此半程导板不能用于精确引导种植体植入。不过，临床上为了提高种植位点的植入精度，并将最后阶段自由手种植体植入所导致的偶然误差减到最小，医生在植入种植体时仍可将半程导板戴入患者口内，以导环的假想圆心作为参考，引导种植体植入，从而最大限度地提高半程导板的精准度（图 7-3-3）。

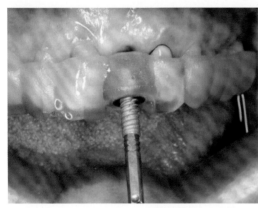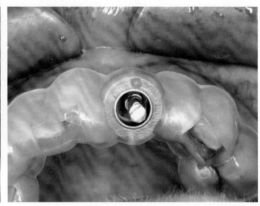

A. 在半程导板引导下植入种植体正面观　　　B. 种植体植入后𬌗面观。示：种植体轴向位于导环中心

图 7-3-3　半程导板对种植体植入的引导

（四）利用临时修复体验证种植导板的精度

为了在种植手术过程中及时有效地验证种植导板的精度，临床上可以在术前设计打印好树脂临时修复体，并在其轴向上开孔，在术中预备的窝洞中插入导向杆，戴入开孔的树脂临时修复体，来更加直观地验证种植导板的精度（图 7-3-4 A）。此外，放射导板在𬌗面开孔后也具有同样的作用（图 7-3-4 B）。

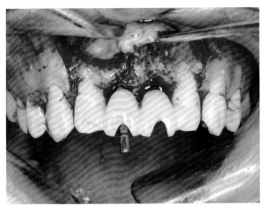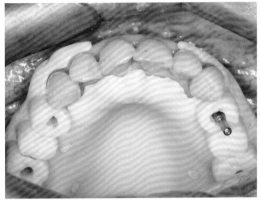

A. 导向杆从树脂牙开孔正中穿出正面观　　　B. 导向杆从放射导板开孔正中穿出𬌗面观

图 7-3-4　术中利用树脂临时修复体验证种植导板精度

二、复杂病例的技巧弥补

数字化种植导板技术应对的复杂病例主要是指无牙颌病例或仅余留少量牙的以黏膜支持为主的种植导板病例。如前所述，黏膜支持式种植导板的精度仍有待加强，对于这类病例，无论是选择全程导板还是半程导板，只有个别软硬组织条件极好的病例可以采用不翻瓣手术，在全程或半程导板约束引导下植入种植体。对于大多数病例，一般会先在种植导板引导下进行直径 2.0 mm 先锋钻的预备，完成每个位点的定点、定轴和定深后（图 7-3-5 A，图 7-3-5 B），再取下种植导板进行翻瓣处理，从而在直视条件下观察牙槽骨的解剖情况，查校备洞位点（图 7-3-5 C）。因为翻起的黏骨膜瓣会大大影响种植导板的精准再就位，所以后续的备洞和植入只能采用自由手的方式完成。如果牙槽骨情况和位点位置均较为理想，后续自由手操作期间可以将种植导板作为验证工具，对位点进行实时验证（图 7-3-5 D—图7-3-5 F）。如果翻瓣后发现牙槽嵴条件不佳或位点位置不理想，则需要医生根据临床经验

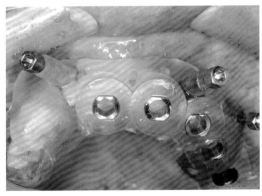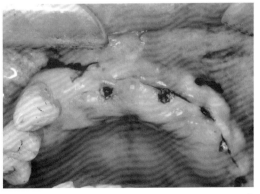

A. 将多颗牙缺失的牙黏膜混合支持式种植导板戴入口内　B. 采用直径 2.0 mm 先锋钻在种植导板约束引导下完成种植窝洞的定点、定深、定轴后

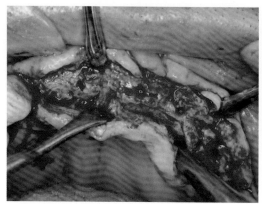

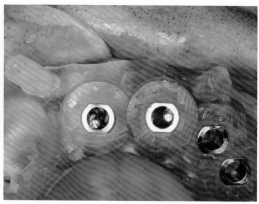

C. 翻开黏骨膜瓣后在直视条件下检查窝洞位置　　D. 窝洞中插入导向杆，种植导板就位后验证前牙窝洞预备精准度

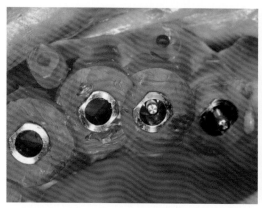

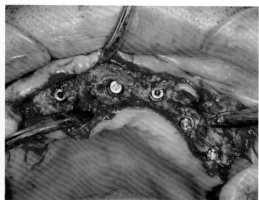

E. 窝洞中插入导向杆，种植导板就位后验证后牙窝洞预备精准度　　F. 完成种植体植入

图 7-3-5　种植导板引导下连续多颗前后牙缺失的翻瓣种植手术

进行牙槽骨和位点位置的修整和调改，最后再采用自由手备洞植入的方式完成后续操作，此时种植导板的精度将无法有效评估。

三、患者客观因素的处理技巧

（一）患者的开口度

患者的开口度不佳是导致种植导板误差的重要临床因素。当患者开口度不佳时，容易导致引导钻无法按理想方向无压力地进入导环内，因而产生轴向偏差。此时可考虑采用颊侧开窗的 C 形导环，钻针从颊侧进入导环内以减小开口度对钻针的干扰（图 7-3-6）。

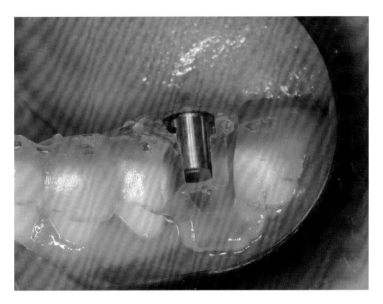

图 7-3-6　患者开口度不佳时使用 C 形导环

（二）余留牙松动

松动的余留牙会在取模、口扫及 CBCT 拍摄时发生位置变化，进而影响 CBCT 数据和扫描数据的配准拟合，最终导致种植导板误差增加。其次，松动的余留牙会降低种植导板戴入后的稳定性，增加种植导板误差。因此，在种植导板设计前应仔细检查并记录患者余留牙的松动情况，在拍摄 CBCT 咬棉卷、数据匹配及设计种植导板覆盖区域时尽量避开松动牙。此外，采用增加固定钉的方法也可以增加种植导板的稳定性，减少松动牙对种植导板稳定性的影响。当有松动余留牙存在时，种植医生要提前预判误差增大的可能性，采用更直观的翻瓣术式，并在术中使用探测尺和导向杆实时检查窝洞的位置和轴向，最大限度地降低松动牙带来的种植导板误差。

（三）对骨量和骨质不良状态进行预处理

在较窄的牙槽嵴上进行备洞时，嵴顶坚硬、倾斜的骨皮质容易造成钻针偏移。随着骨质硬度增加，其对种植导板约束能力的抵抗也越强。例如，在前牙即刻种植时，如果没有对致密的腭侧骨板做适当预处理，在完成种植体植入后，种植体的位置常常出现轻度偏唇的现象。其原因在于腭侧骨板的硬度比种植导板的树脂材料更高，而常规预备的窝洞直径比种植体直径小，所以在种植体植入过程中，硬度更高的腭侧骨板会对种植导板产生唇向的挤压，种植导板会出现肉眼不可见的变形，最终导致种植体的位点出现偏唇的误差（图7-3-7）。因此，种植医生需要预判骨量和骨质对种植体受力的影响，做好窝洞预处理，即考虑到终末钻直径小于种植体直径，以及前期备洞中致密腭侧骨板对钻的唇侧推移，在种植体植入之前应适当充分提拉腭侧骨板，减少上述误差的出现。

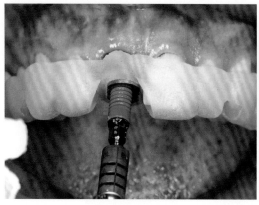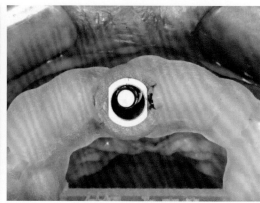

A. 全程导板系统约束引导的前牙即刻种植。示：种植体　B. 种植体植入后的𬌗面观。示：植入种植体的位点偏唇
植入　　　　　　　　　　　　　　　　　　　　　　　　　侧

图 7-3-7　前牙即刻种植时种植体位置出现轻度偏唇的现象

　　总之，种植导板的误差是必然存在的，但具体病例的误差大小存在偶然性。因此，种植医生一方面需要正确认识并理解导板的误差，另一方面需要通过学习和实践来减少误差的产生。

参考文献

1.WISMEIJER D, JODA T, FLÜGGE T, et al. Group 5 ITI consensus report: digital technologies[J]. Clin Oral Implants Res, 2018, 29(Suppl 16): 436-442.

2. ARISAN V, KARABUDA ZC, OZDEMIR T. Accuracy of two stereolithographic guide systems for computer-aided implant placement: a computed tomography-based clinical comparative study[J]. J Periodontol, 2010, 81(1): 43-51.

3. WANG ZY, CHAO JR, ZHENG JW, et al. The influence of crown coverage on the accuracy of static guided implant surgery in partially edentulous models: an in vitro study[J]. J Dent, 2021, 115: 103882.

4. 王颖卉，程翊泠，潘宇，等. 数字化技术结合模型设计及制作种植导板的临床应用 [J]. 中华口腔医学杂志，2020, 55(12): 987-989.

5. CASSETTA M, GIANSANTI M, DI MAMBRO A, et al. Accuracy of positioning of implants inserted using a mucosa-supported stereolithographic surgical guide in the edentulous maxilla and mandible[J]. Int J Oral Maxillofac Implants, 2014, 29(5): 1071-1078.

6. SCHNEIDER D, SCHOBER F, GROHMANN P, et al. Invitro evaluation of the tolerance of surgical instruments in templates for computer-assisted guided implantology produced by 3-D printing[J]. Clin Oral Implants Res, 2015, 26(3): 320-325.

7. 赵璟阳，樊林峰，王艳辉，等. 数字化导板在口腔种植临床应用中的精确度评价 [J]. 中国口腔颌面外

科杂志 , 2015, 13(6): 508-514.

8. CHOI M, ROMBERG E, DRISCOLL CF. Effects of varied dimensions of surgical guides on implant angulations[J]. J Prosthet Dent, 2004, 92(5): 463-469.

9. KOOP R, VERCRUYSSEN M, VERMEULEN K, et al. Tolerance within the sleeve inserts of different surgical guides for guided implant surgery[J]. Clin Oral Implants Res 2013, 24(6): 630-634.

10. 王庆福 , 何正娣 , 于海洋 , 等 . 套筒高度和种植体长度对静态导板精度影响的研究 [J]. 中华口腔医学杂志 , 2020, 55(11): 902-907.

11. VAN ASSCHE N, QUIRYNEN M. Tolerance within a surgical guide[J]. Clin Oral Implants Res 2010, 21(4): 455-458.

12. PARK JM, YI TK, KOAK JY, et al. Comparison of five-axis milling and rapid prototyping for implant surgical templates[J]. Int J Oral Maxillofac Implants, 2014, 29(2): 374-383.

13. 李晋蒙 , 欧国敏 . 计算机辅助设计种植导板精确性及其影响因素 [J]. 华西口腔医学杂志 , 2017, 35(1): 93-98.

14. HERSCHDORFER L, NEGREIROS WM, GALLUCCI GO, et al. Comparison of the accuracy of implants placed with CAD-CAM surgical templates manufactured with various 3D printers: an in vitro study[J]. The Journal of prosthetic dentistry, 2021, 125(6): 905–910.

第八章　数字化技术在种植二期修复中的应用

从种植修复模型的精确制取，到上下颌位关系的精确记录，再到最终上部修复体的精确制作，"精确性"是上部修复体制作的关键，关系到种植体以及修复结构的长期功能稳定。数字化光学印模技术、数字化电子面弓转移技术以及 CAD/CAM 制作等数字化技术的应用，使种植上部修复结构的数字化设计与制作成为可能，可在最大程度上保证最终修复体的"精确性"。

第一节　种植二期修复的数字化光学印模技术

口腔数字化光学印模技术分为直接法和间接法两类。直接法是近年来发展较快的口内数字化印模技术，通过应用小型探入式光学扫描探头，直接在患者口腔内获取牙齿、牙龈、预备体、软组织袖口以及种植体的三维位置等软硬组织表面形态和解剖结构，并生成虚拟的数字化 3D 光学模型。间接法是指先通过传统方式制取牙颌石膏模型，再通过三维扫描技术获取数字化印模的方法。相比之下，直接法临床操作便捷，获取数据直接、快速、精准，省略了制取印模、翻制石膏模型等操作，患者的就诊体验良好。

然而，数字化光学印模技术也存在一定局限性。对于连续缺牙的长牙弓修复患者，特别是对于无牙颌，数字化印模难度很大，扫描精度低。一般情况下，数字化光学印模不适合 5 单位以上长桥修复体的基牙扫描，同时，光学印模技术还不能完全满足种植修复取模的全部需求。

一、牙列缺损的数字化种植修复印模

当种植体形成稳定的骨结合且软组织穿龈袖口塑型完成后，即可进入上部结构的制作阶段。为了便于种植上部修复体的制作，需要获取牙列、牙龈和种植体在颌骨内的位置等信息，这个过程即为种植修复的印模（模型）制取。种植修复印模制取的本质是对口内解剖信息的精确复制和转移。目前用于印模制取的技术主要包括传统硅橡胶（或聚醚等）印模和数字化光学印模。

传统印模技术是通过阴阳转化，利用印模材料和石膏材料把口内解剖结构复制到口外

石膏模型上的过程。该技术由于取模材料和石膏材料自身的局限，在很大程度上限制了最终获取模型的精准度，其获取模型的精准度最多只能将误差控制到 50 μm。而数字化光学印模技术基于光学扫描技术原理，采用光源进行口内组织照明并通过数字传感器捕捉口内解剖结构信息，最终生成虚拟光学模型，其获取模型的精准度可将误差控制在 5~15 μm。

在采用数字化光学印模技术进行种植二期修复时，除了需要通过口扫获取口内余留牙和牙龈组织的解剖信息，还需要确定种植体的三维信息，这时就会用到一个专门的部件——种植体光学印模扫描杆。通过直接获取光学印模扫描杆的三维位置，利用其与口内其他解剖结构的空间位置关系，确定种植体在颌骨内的三维空间位点。下面通过 3Shape Trios 口扫系统制取单颗缺牙（左侧上颌第二前磨牙）种植二期光学印模的临床病例，详细介绍牙列缺损的种植二期光学印模获取步骤（图 8-1-1）。

第一步：在 3Shape Trios 软件中，建立患者基本信息档案，选择相应牙位、修复体信息、种植体系统信息、种植体接口信息及材料信息等（图 8-1-1 A，图 8-1-1 B）。

第二步：按软件步骤提示，首先扫描患者对颌牙列软硬组织信息，生成对颌牙列及牙龈软组织的光学模型（图 8-1-1 C）。

第三步：取下患者口内工作侧种植位点上的愈合帽（图 8-1-1 D），扫描工作侧牙列软硬组织信息，特别是种植位点穿龈袖口的信息，生成工作侧牙列、牙龈软组织及种植体穿龈袖口的光学印模，并标记种植牙位（图 8-1-1 E）。

第四步：将光学印模扫描杆戴在患者口内种植体上，并确保其准确就位（图 8-1-1 F）。

第五步：扫描种植体上的光学印模扫描杆及邻近区域（光学印模扫描杆左右侧 1~2 个牙位），此时软件会自动与第三步生成的工作侧牙列及种植体穿龈袖口的光学印模拟合，生成带有扫描杆信息的工作侧牙列光学印模（图 8-1-1 G）。

第六步：取下种植体上的光学印模扫描杆，戴回愈合帽。在牙尖交错𬌗下进行上下牙列咬合关系的扫描，获取上下牙列牙尖交错𬌗的光学模型（图 8-1-1 H）。

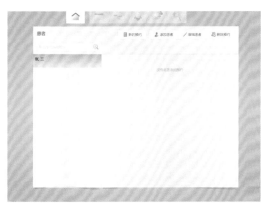

A. 打开 3Shape Trios 软件，建立患者基本信息档案

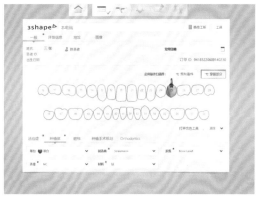

B. 选择相应修复方式及种植体系统信息等

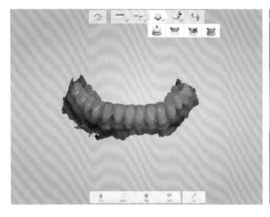

C. 扫描获取下颌牙列及牙龈软组织的光学模型　　D. 取下患者口内愈合帽后，种植体穿龈袖口的𬌗面观

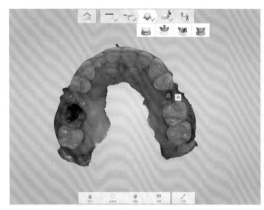

E. 扫描获取工作侧牙列、牙龈软组织及种植体穿龈袖口的光学印模

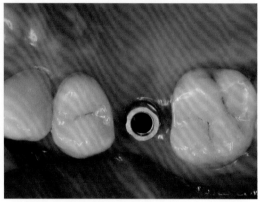

F. 扫描杆口内准确就位后的𬌗面观

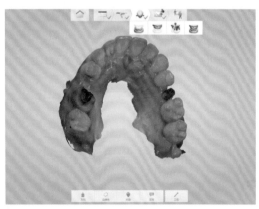

G. 扫描获取带有扫描杆信息的工作侧牙列及牙龈软组织的光学印模

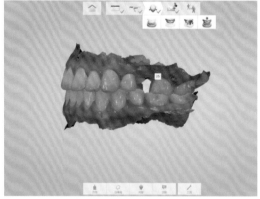

H. 获取上下牙列牙尖交错𬌗的光学模型

图 8-1-1　牙列缺损种植二期修复时光学印模的制取步骤

二、牙列缺失的数字化种植修复印模

对于牙列缺失患者，种植修复的光学印模分为口内已有修复体和口内没有修复体两种情况。无论是哪种情况，牙槽嵴的牙龈黏膜解剖信息和种植体在颌骨内的三维位置信息都是通过光学扫描的方式获取的。当口内已有牙列修复体时，上下颌位关系可通过扫描上下牙列以及尖窝交错位的咬合关系获取；当口内没有修复体时，则需要先扫描获取牙龈黏膜的解剖信息和种植体的位置信息，再打印出 3D 模型后安装配套的替代体，并在此基础上制作无牙颌咬合蜡堤，然后再将咬合蜡堤戴入患者口内以获取患者的正中颌位关系。

现在通常采用口内光学扫描结合口外光学扫描的方式进行无牙颌数字化取模。如果患者口内存在临时修复体，可先通过口内光学扫描获取上下牙列的光学印模，进而获得患者口内软硬组织信息（如牙龈、修复效果、咬合关系等）、关节位置、咀嚼肌状态等相关信息，然后利用口外扫描的方式获取种植体在颌骨中准确的三维位置及方向，再通过相应软件的数据叠加功能进行上述光学模型间的数据拟合，最终生成带有种植体精准颌骨空间位点、无牙颌软硬组织信息、修复效果及咬合关系信息的光学模型。将该光学模型导入数字化修复体设计软件（如 Exocad 软件），即可进行最终牙冠、基台、桥架等修复体的数字化虚拟设计。

如果患者口内仅有愈合帽，无临时修复体，通过上述操作仅可获得带有种植体精准颌骨空间位点和无牙颌软组织信息的光学模型，需要将该光学模型打印成树脂模型，再在口内通过传统全口𬌗堤的方式获取无牙颌上下牙列的正中关系，而后方可进行后续的数字化设计。

ICam4D 是一个手持式的"摄像单元"（图 8-1-2 A），由四个摄像机和一个投影仪组成，结合了摄影测量和结构光扫描技术，可有效捕捉三维数据。利用专用扫描体（ICamBodies）（图 8-1-2 B）、高精度机械零件以及独特的目标捕捉系统，ICam4D 可以精准地确定种植体的位置和方向及种植体之间相互空间位置关系，计算出的种植体位置和方向数据被称为"ICamPosition"位置数据。需要注意的是，扫描体需要定期更换，确保其满足必要的精度要求。

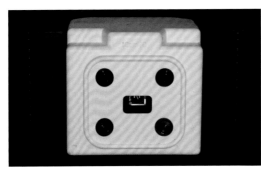

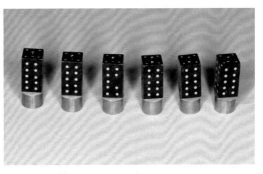

A. 手持式摄像单元　　　　　　　　　　　　B. 专用扫描体（ICamBodies）

图 8-1-2　ICam4D 主要部件

（一）无牙颌光学模型的获取

下面通过 3Shape Trios 口内扫描仪及 ICam4D 口外扫描仪扫描制取上半口无牙颌（有临时修复体）种植二期光学印模的临床病例，详细介绍牙列缺失数字化种植光学印模的获取步骤。

第一步：使用口内扫描仪分别获取患者上颌牙列、下颌牙列及上下颌牙列牙尖交错𬌗时的光学印模（图 8-1-3 A—图 8-1-3 D）。

第二步：取下患者口内上颌临时修复体（图 8-1-3 E），戴上与种植体系统配套的复合基台无牙颌光学扫描帽（图 8-1-3 F）。

第三步：使用口内扫描仪获取戴有复合基台无牙颌光学扫描帽的上颌无牙颌光学印模（图 8-1-3 G）。

第四步：取下复合基台无牙颌光学扫描帽，戴上与种植体系统配套的口外扫描体（ICamBodies）（图 8-1-3 H），并使用 ICam4D 口外扫描仪进行口外扫描体空间位置的扫描，生成带有种植体空间位点的扫描体光学模型（图 8-1-3 I，图 8-1-3 J）。

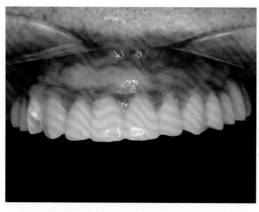
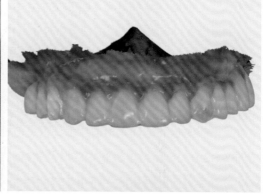

A. 患者口内上颌临时修复体的正面观

B. 患者口内上颌临时修复体光学印模的正面观

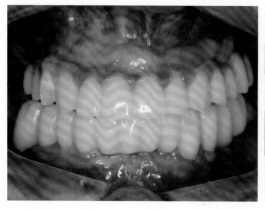
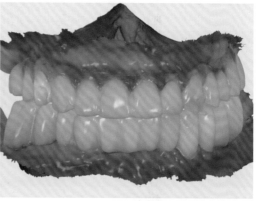

C. 患者口内上下颌牙列牙尖交错𬌗的正面观

D. 患者口内上下颌牙列牙尖交错𬌗光学印模的正面观

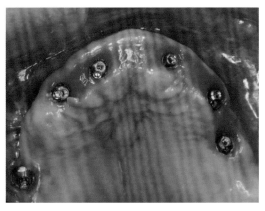

E. 患者口内带有复合基台的𬌗面观

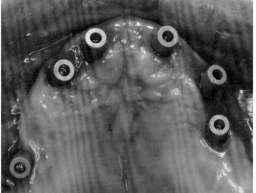

F. 患者口内戴有复合基台无牙颌光学扫描帽的𬌗面观

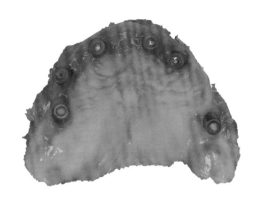

G. 患者口内戴有复合基台无牙颌光学扫描帽的光学印模的𬌗面观

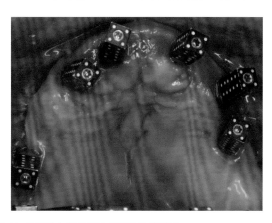

H. 患者口内戴有口外扫描体的𬌗面观

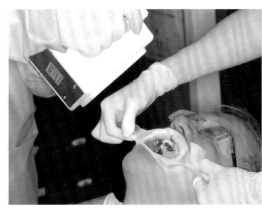

I. 对口外扫描体进行口外拍摄扫描

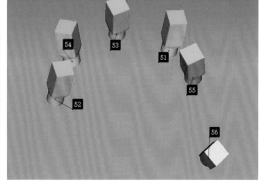

J. 口外扫描体在口内空间位置的光学模型

图 8-1-3　3Shape 口内扫描结合 ICam4D 口外扫描

（二）无牙颌数据的软件拟合

打开与 ICam4D 口外扫描系统配套的 Imetric 软件进行上述相应光学模型信息的匹配拟合，最终生成带有种植体精准颌骨空间位点、无牙颌软硬组织信息、修复效果及咬合关系信息的光学模型。

第一步：在 Imetric 软件中，导入戴有复合基台无牙颌光学扫描帽的光学模型（图 8-1-4 A）。

第二步：选择与口内无牙颌光学扫描帽型号一致的虚拟光学扫描帽，逐一对口内无牙颌光学扫描帽和软件中同型号的虚拟光学扫描帽进行共同点标记，采用三点匹配的方式进行数据拟合，完成虚拟光学扫描帽与口内光学扫描帽的空间位置信息重叠（图 8-1-4 B—图 8-1-4 D）。

第三步：基于软件数据库中的虚拟光学扫描帽和口外扫描体光学模型上的共同参考识别信息，软件自动完成口内扫描帽数据与口外扫描体数据的空间位置信息重叠，进而完成无牙颌牙龈、黏膜、种植袖口软组织信息和种植体在颌骨中的三维空间位置拟合，生成带有种植体精准颌骨空间位点和无牙颌软硬组织信息的光学模型（图 8-1-4 E，图 8-1-4 F）。

第四步：导入上颌无牙颌临时修复体的光学印模数据，依据其与无牙颌口内光学扫描帽光学模型间共同的解剖特征，软件自动完成上述两个模型的拟合，生成带有种植体精准颌骨空间位点、无牙颌软硬组织信息及修复效果信息的光学模型（图 8-1-4 G—图 8-1-4 H）。

第五步：导入对颌牙列光学模型，确定上下颌的颌位关系（图 8-1-4 I）。

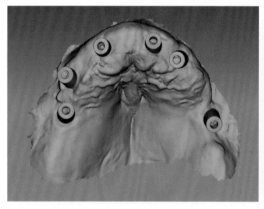

A. 导入口内戴有无牙颌光学扫描帽的光学模型

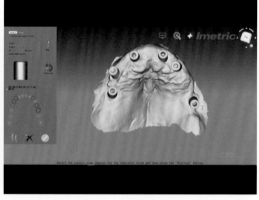

B. 选择数据库中同型号的光学扫描帽

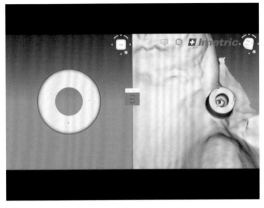

C. 标记虚拟光学扫描帽和口内光学扫描帽

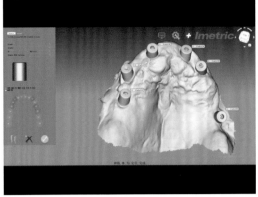

D. 完成口内光学扫描帽与虚拟光学扫描帽的匹配

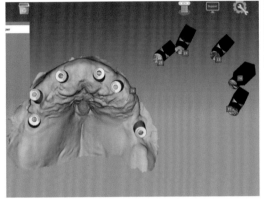

E. 导入口外扫描体光学模型

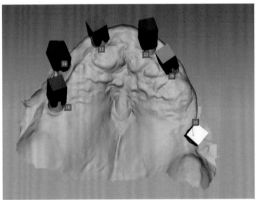

F. 软件自动完成口内光学扫描帽与口外扫描体的匹配

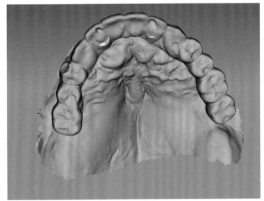

G. 导入无牙颌临时修复体光学模型，自动完成与口内光学扫描帽的匹配

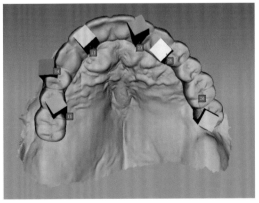

H. 导入无牙颌临时修复体光学模型，自动完成与口外光学扫描体的匹配

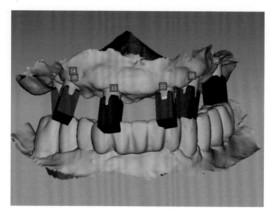

I. 导入对颌牙列光学模型，可确定确定上下颌的颌位关系

图 8-1-4　口内外扫描数据的匹配

扫码观看视频
无牙颌口内外扫描数据的匹配

第二节　下颌运动轨迹的数字化记录与转移

在过去，临床上通常使用传统机械描记方法记录下颌运动轨迹，即通过面弓、印模模型、𬌗架等直接记录患者下颌前伸运动和侧方运动的真实轨迹。如今下颌运动轨迹的数字化记录可通过电子面弓实现，主要是利用超声波脉冲等测量技术，记录下颌的相对运动，直观地在软件中展现患者下颌运动轨迹，同时还描述髁突关节及肌肉的肌电变化数据，为后期修复体的制作和颞颌关节肌肉系统疾病的治疗提供相关的关节参数。一般情况下，这些参数信息可与𬌗架对接实现下颌运动轨迹的数字化转移，包括与卡瓦、吉尔巴赫等全可调或半可调实体𬌗架对接，或与数字化修复体设计软件（如 Exocad 等）对接。此外，这些数据还可以用于咀嚼系统的功能分析、上颌与髁突相对位置分析以及肌电分析等。

与传统机械描记方法相比，电子面弓具有以下优点：①采集的信息更加全面；②可快速测量下颌运动轨迹，如髁突轨迹和切点轨迹；③可将各种途径检查获得的多源数据进行一体化拟合，包括患者上颌与髁突相对位置和咀嚼肌肌电数据等，能辅助种植医生进行口颌系统功能的全面分析；④可通过计算机控制的描记针进行自动试错和纠正，记录更加精准。不过，由于电子面弓的仪器成本比传统机械描记高，前者临床普及程度不及后者。

下面将以 Zbris 电子面弓结合 3Shape 口内扫描仪制取前牙多颗连续缺失的深覆𬌗覆盖临床病例为例，详细介绍电子面弓在记录颌位关系及下颌运动轨迹中的临床应用步骤，并结合 Exocad 软件讲解上述数字化颌位信息在修复体制作中的应用。

一、颞下颌关节不同运动状态下的参数获取

第一步：使用口内扫描仪扫描患者上颌牙列、下颌牙列、牙尖交错𬌗时的咬合关系的数字化信息，生成对应的光学模型（图 8-2-1 A，图 8-2-1 B）。

第二步：在电子面弓专用颌位记录咬合板上按牙弓形态注射专用咬合硅橡胶，并将其放置固定于上颌牙列，待硅橡胶凝固后取下备用（图 8-2-1 C）。

第三步：将上述带有上颌牙列𬌗面信息的咬合板在口外与上颌石膏模型进行吻合，并对其进行整体仓扫，生成上颌牙列和咬合板空间位置信息的光学模型（图 8-2-1 D）。

第四步：在电子面弓配套的下颌𬌗叉内侧注射速凝树脂，并将其放置于下颌牙列的唇侧，待其凝固并与下颌牙列形成稳定固位关系后备用（图 8-2-1 E）。注意：速凝树脂仅能进入牙齿唇侧邻面的倒凹，不能进入𬌗面影响咬合。

第五步：完成电子面弓头部定位器与下颌运动传感器的组装，并与配套软硬件连接，利用外耳道定位器佩戴电子面弓头部定位器，同时锁紧头部固定带及鼻托（图 8-2-1 F—图 8-2-1 G）。注意：在组装时应松开鼻托螺丝，解除鼻托的固定，以便在实际使用时进行调整。

第六步：将咬合板与下颌运动传感器通过磁铁吸附方式连接为一体，并将上述组合体装置通过咬合板上的硅橡胶咬合印记就位于患者口内上颌牙列，利用电子面弓头部定位器与下颌传感器之间的超声波脉冲，确定上颌牙弓𬌗平面与颞颌关节间的位置关系（图 8-2-1 H，图 8-2-1 I）。

第七步：取出咬合板，将下颌运动传感器与固定在下颌牙列上的𬌗叉连接为一体。随后在软件提示下，引导患者进行前伸运动、侧方运动、开闭口运动，以及自由咀嚼运动，记录各运动的动态信息（图 8-2-1 J—图 8-2-1 Q），并得到相应的参数结果（图 8-2-1 R）。

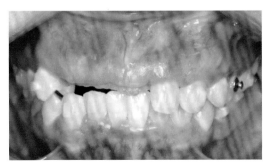

A. 患者上下牙列位于牙尖交错𬌗时的口内照

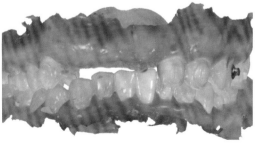

B. 患者上下牙列位于牙尖交错𬌗时的光学模型

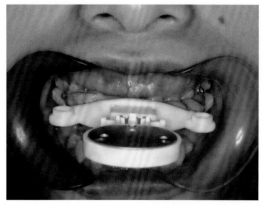

C. 咬合板就位于上颌牙列

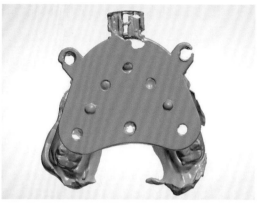

D. 患者戴有咬合板的上颌牙列光学模型

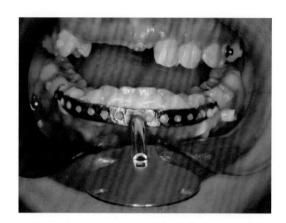

E. 殆叉固位于下颌牙列

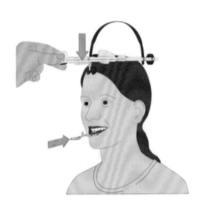

F. 提示戴入头部定位器的软件界面

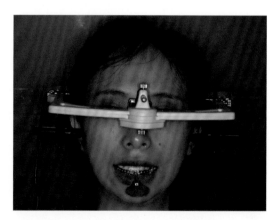

G. 患者佩戴头部定位器

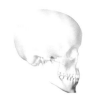

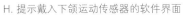

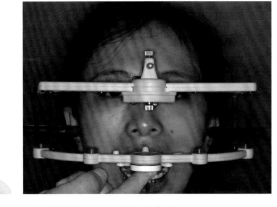

H. 提示戴入下颌运动传感器的软件界面

I. 患者佩戴咬合板及下颌运动传感器

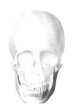

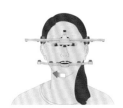

J. 提示做侧方运动的软件界面

K. 患者做侧方运动

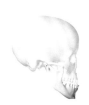

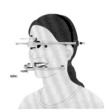

L. 提示做前伸运动的软件界面

M. 患者做前伸运动

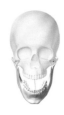
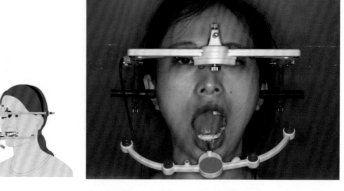

N. 提示做开口运动的软件界面

O. 患者做开口运动

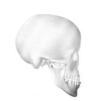
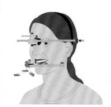

P. 提示做自由咀嚼运动的软件界面

Q. 患者做自由咀嚼运动

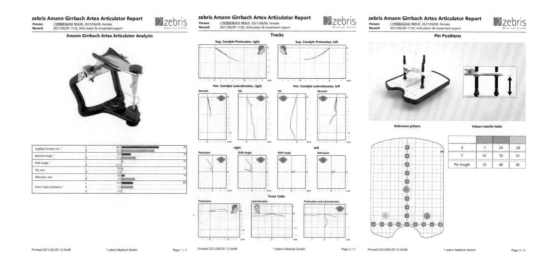

R. 下颌运动相关参数信息的软件报告

图 8-2-1　电子面弓获取颞下颌关节运动的步骤

二、电子面弓数据与数字化修复体设计软件 Exocad 对接

第一步：进入 Exocad 软件界面，建立患者相关信息（牙位、修复方式、修复体类型、材料）（图 8-2-2 A）。

第二步：导入患者的上下颌口扫光学模型数据（图 8-2-2 B）。

第三步：导入患者戴有咬合板的上颌光学模型并与上颌光学模型数据对齐（图 8-2-2 C—图 8-2-2 E）。

第四步：选择相对应的电子面弓系统（图 8-2-2 F），使用三点对齐的方式将患者戴有咬合板的上颌光学模型与数据库中的咬合板数据进行匹配（图 8-2-2 G，图 8-2-2 H）。

第五步：在 Exocad 软件中，按前牙美学设计原则设计缺失牙位的冠修复体（图 8-2-2 I，图 8-2-2 J）。

第六步：将颞下颌关节不同运动状态下的参数导入 Exocad 软件，虚拟完成前伸、侧方、开闭口及自由咀嚼运动，软件自动计算并生成修复体上的干扰点（图 8-2-2 K，图 8-2-2 L）。

第七步：根据干扰点的位置和范围，手动或自动去除功能干扰点（图 8-2-2 M—图 8-2-2 Q）。

第八步：在去除功能干扰点后，进行修复体外形的精修（图 8-2-2 R）。

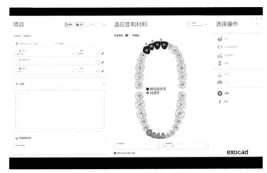

A. 在 Exocad 软件中建立患者的相关信息和修复要求

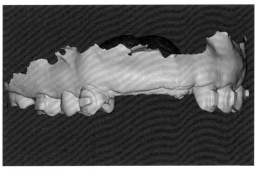

B. 导入上颌光学模型

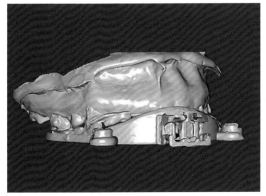

C. 导入戴有咬合板的上颌光学模型

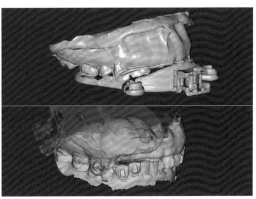

D. 将上下颌光学模型与戴有咬合板的上颌光学模型进行匹配

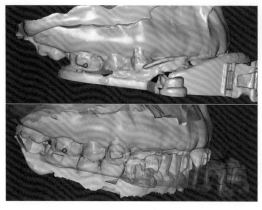

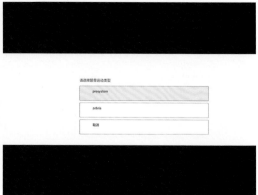

E. 完成上下颌光学模型与戴有咬合板的上颌光学模型的匹配

F. 选择电子面弓系统

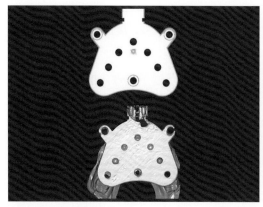

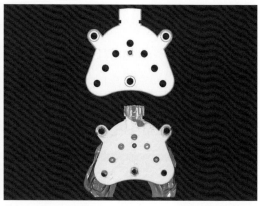

G. 软件自动出现同型号的咬合板

H. 数据库中的咬合板与患者戴有咬合板的上颌光学模型进行"三点对齐"匹配

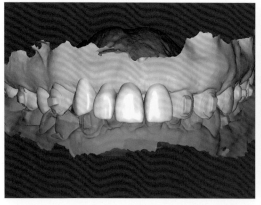

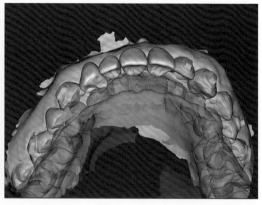

I. 遵循前牙美学原则设计出的数字化最终修复效果的正面观

J. 遵循前牙美学原则设计出的数字化最终修复效果的𬌗面观

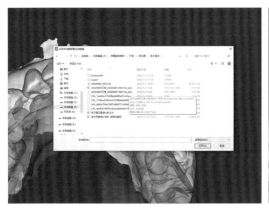

K. 导入电子面弓测量的颞颌关节运动数据

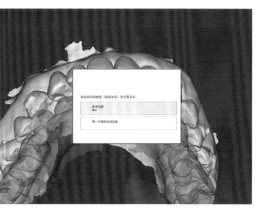

L. 选择扫描数据中的颌骨位置关系

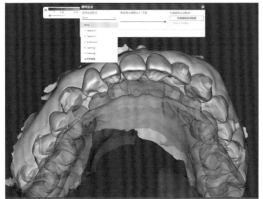

M. 选择虚拟运动形式

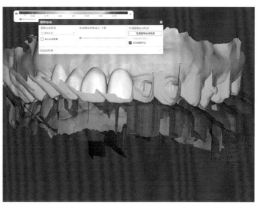

N. 下颌侧方运动过程中的下颌运动轨迹

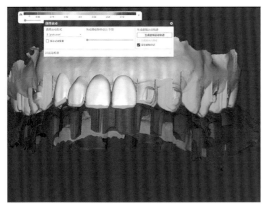

O. 下颌前伸运动过程中的下颌运动轨迹

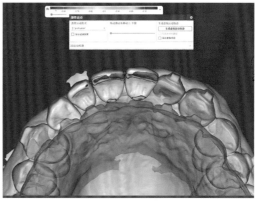

P. 下颌前伸运动中软件计算生成的𬌗干扰位置和范围

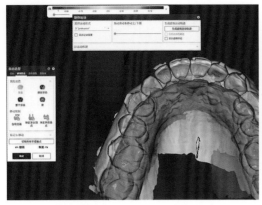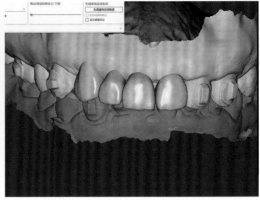

Q. 软件自动计算去除殆干扰后的修复体殆面观　　　　R. 软件自动计算去除殆干扰后的修复体正面观

图 8-2-2　电子面弓数据与数字化修复体设计软件 Exocad 对接

 扫码观看视频
电子面弓数据与数字化修复体
设计软件 Exocad 对接

第三节　种植上部修复结构的数字化制作

在口腔修复领域中,计算机辅助设计(computer-aided design,CAD)包括数字化印模制取、修复体外形设计及图形处理等环节；计算机辅助制造（computer-aided manufacturing,CAM）是一种通过切、削、磨等方式实现的"减法"加工技术，即将整块材料制作成计算机设计好的修复体。经过几十年的发展，CAD/CAM 系统的功能及人机交互界面不断改进，不仅已广泛用于制作天然牙的嵌体、高嵌体、金属基底冠、全冠以及桥体等修复结构，还大量应用于种植上部修复结构的制作。近些年来，3D 打印技术作为一种"加法"加工技术发展迅速，其实质是基于数字模型的分层扫描，通过逐层叠加快速生产三维实物的分层生产技术，可用于生产复杂的修复体。根据材料成形原理的不同，目前口腔修复领域中常用的 3D 打印技术可分成三大类，即光固化成形技术、烧结成形技术以及熔融沉积成形技术。基于种植系统的各个部件均为机械加工而成这一特点，CAM 技术结合 3D 打印技术在修复体制作的精准性、高效性、可重复性、无差异性等方面更具优势。

一、种植体支持单冠的数字化设计与制作流程

下面通过 3Shape Dental 修复体设计软件制作种植体支持单冠及个性化基台的临床病例

（左侧上颌第二磨牙），详细介绍种植体支持单冠的数字化设计步骤。

第一步：在 3Shape Dental 软件中，建立相关订单信息，分别导入患者上颌牙列光学模型数据、下颌牙列光学模型数据，以及带有扫描杆的光学模型数据（图 8-3-1 A—图 8-3-1 C）。

第二步：在软件数据库中选择型号相同的虚拟扫描杆，并对光学模型上的扫描杆和数据库中同型号的扫描杆进行共同点标记，采用三点匹配的方式进行数据拟合，通过扫描杆取得种植体位置信息，确定种植体在光学模型中的型号和三维空间位置，并与患者口内保持一致（图 8-3-1 D—图 8-3-1 F）。

第三步：根据缺牙间隙大小、咬合关系，设计上部修复体的位置、形态和咬合（图 8-3-1 G）。

第四步：对修复体进行回切，得到基台基本形态。根据牙冠的形态、位置以及牙龈软组织穿龈袖口的状态，进行基台的个性化设计，标记选取基台颈部的边缘线，使修复体颈部边缘形态与基台边缘形态密合匹配，随后软件自动生成螺丝通道，完成基台与牙冠开孔，最终完成个性化基台和最终冠修复体的设计（图 8-3-1 H—图 8-3-1 L）。

第五步：通过 CAM 技术切削出基台和牙冠（图 8-3-1 M，图 8-3-1 N）。

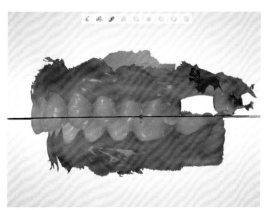

A. 上下牙列光学模型的咬合侧面观

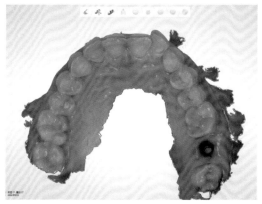

B. 27 种植位点穿龈袖口的𬌗面观

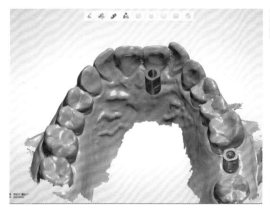

C. 软件自动出现同型号的虚拟扫描杆

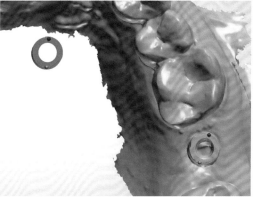

D. 数据库中的虚拟扫描杆与光学印模扫描杆进行匹配

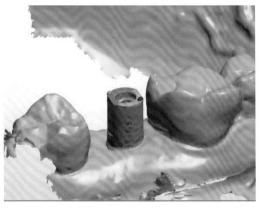
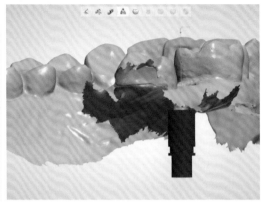

E. 完成数据库中的虚拟扫描杆与光学印模扫描杆的匹配　F. 种植体的三维空间位置

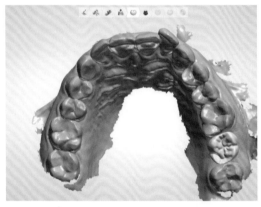
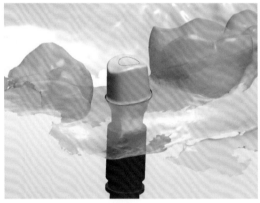

G. 种植修复牙冠设计完成　　　　　　　　　H. 初步生成个性化基台

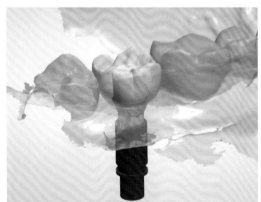
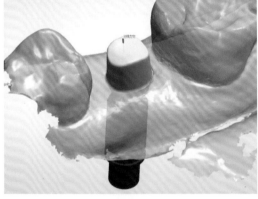

I. 标记选取基台颈部边缘线　　　　　　　　J. 修复体颈部边缘形态与基台边缘形态密合匹配

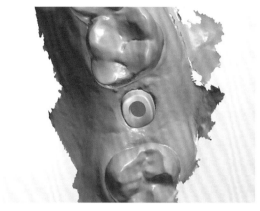

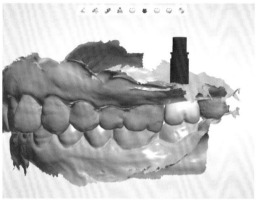

K. 个性化基台设计完成后的殆面观

L. 最终冠修复体设计完成后的咬合侧面观

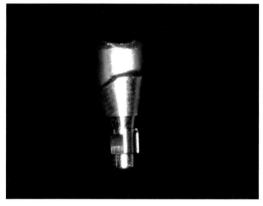

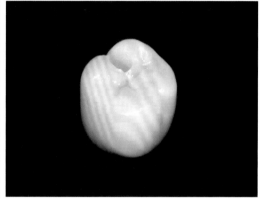

M. 制作完成的个性化基台

N. 制作完成的种植体支持单冠

图 8-3-1 种植体支持单冠的数字化设计与制作

扫码观看视频
种植体支持单冠的数字化设计

二、种植体支持无牙颌桥架的数字化设计与制作

下面将以 Exocad 软件制作种植体支持无牙颌桥架为例，详细介绍 Exocad 软件在制作种植体支持无牙颌桥架修复体中的应用。

第一步：打开 Exocad 软件，建立相关订单信息，导入对应的上下颌光学模型并进入设

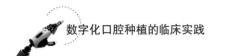

计界面（图 8-3-2 A，图 8-3-2 B）。

第二步：在软件数据库中选择型号相同的虚拟扫描杆，并对光学印模上的扫描杆和数据库中同型号的扫描杆进行共同点标记，采用三点匹配的方式进行数据拟合，利用扫描杆取得种植体的三维空间位置（图 8-3-2 C—图 8-3-2 F）。

第三步：根据缺牙数量与位置，软件自动生成虚拟牙列，导入临时修复体的预制备模型，参考该模型进行上部修复体位置、形态的设计（图 8-3-2 G—图 8-3-2 L）。

第四步：参考替代体（代替口腔内种植体位置、复制于工作模型上的修复部件）位点获得桥架开孔位置，绘制无牙颌桥架的软组织覆盖范围，软件自动生成无牙颌桥架的初步覆盖范围和形态，利用软件工具手动精准修整桥架覆盖范围、桥架龈缘、龈乳头及外部形态（图 8-3-2 M—图 8-3-2 Q）。

第五步：对修复体软组织覆盖和支持部分进行回切，生成桥架的牙冠粘接预备体，保证留有适当的空间用于后期上瓷（图 8-3-2 R，图 8-3-2 S）。

第六步：对回切后的桥架牙龈组织面、种植体袖口形态区域和桥架外部形态进行精细修整，利用软件的纵剖面工具，检查桥架薄软部位的厚度，以及牙冠粘接预备体和牙冠修复体厚度的空间关系，再利用软件工具手动精细修复桥架龈缘、龈乳头及外部形态（图 8-3-2 T—图 8-3-2 X）。

第七步：完成复合基台螺丝通道在桥架的开孔，生成相应种植系统接口，完成桥架的设计（图 8-3-2 Y，图 8-3-2 Z）。

第八步：完成桥架切削及上瓷（图 8-3-2 AA，图 8-3-2 AB）。

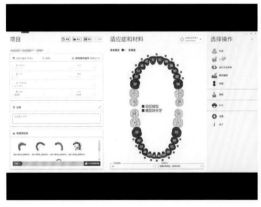
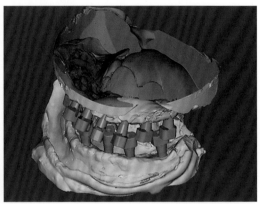

A. 在 Exocad 软件中建立订单　　　　　B. 导入带有扫描杆的无牙颌光学模型

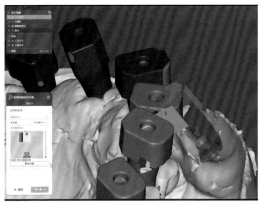

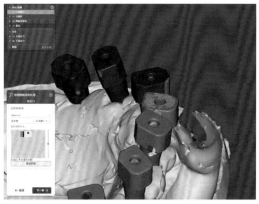

C. 光学印模扫描杆与数据库中同型号的虚拟扫描杆进行匹配

D. 光学印模扫描杆与数据库中同型号的虚拟扫描杆匹配完成

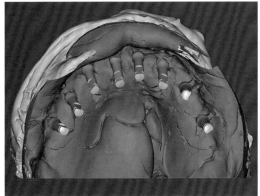

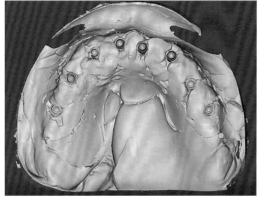

E. 种植体三维空间位置的殆面观

F. 种植体穿龈袖口的殆面观

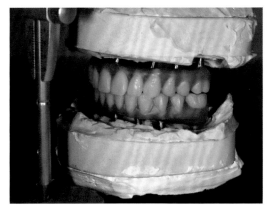

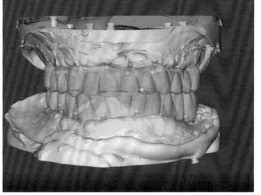

G. 无牙颌临时修复体上殆架的侧面观

H. 导入无牙颌临时修复体光学模型（墨绿色）

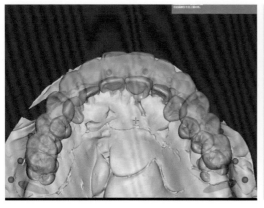

I. 根据建单的牙位，软件自动生成虚拟修复体（黄色）

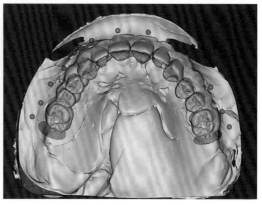

J. 调整虚拟修复体的殆面观

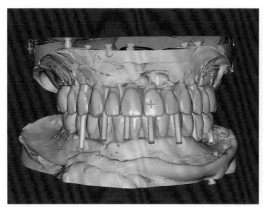

K. 调整虚拟修复体的正面观

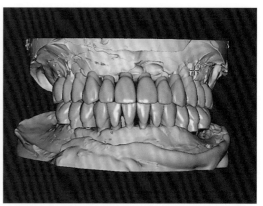

L. 虚拟修复体设计完成后的正面观

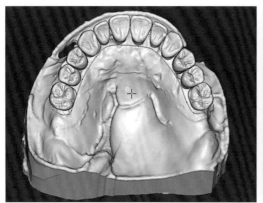

M. 绘制无牙颌桥架的软组织覆盖范围

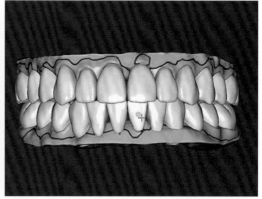

N. 自动生成无牙颌桥架的初步覆盖范围和形态

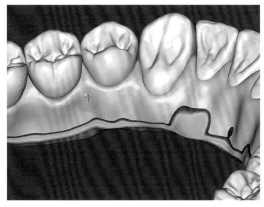

O. 修整桥架覆盖范围、龈缘、龈乳头及外部形态

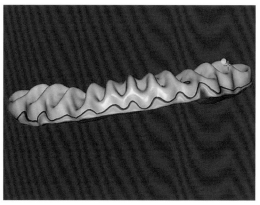

P. 修整桥架组织面

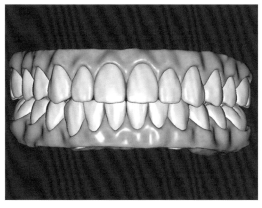

Q. 完成无牙颌修复体的修整

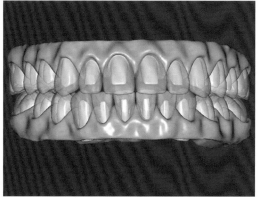

R. 软件自动计算回切修复体瓷层空间

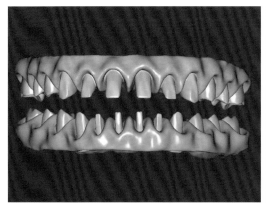

S. 回切完成后生成桥架的牙冠粘接预备体

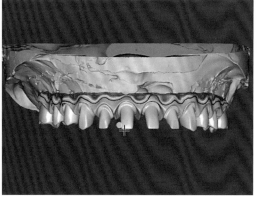

T. 精细修复桥架龈缘、龈乳头及外部形态

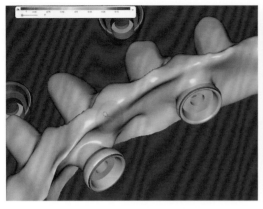 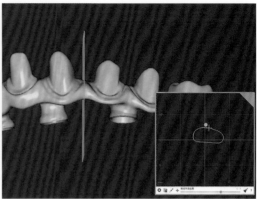

U. 精修牙龈组织面、种植体袖口形态区域和桥架外部形态　V. 检查桥架薄软部位厚度

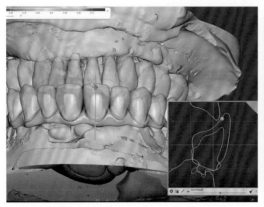 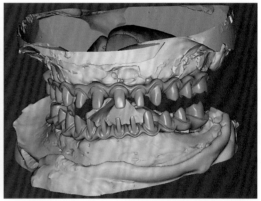

W. 检查牙冠粘接预备体与牙冠修复体的空间关系　X. 完成无牙颌桥架的修整

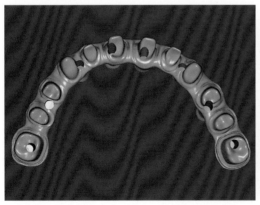 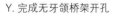

Y. 完成无牙颌桥架开孔　Z. 完成无牙颌桥架设计

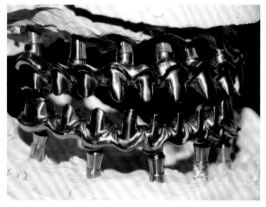

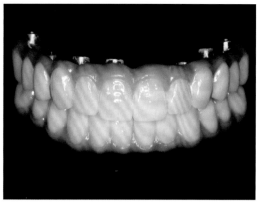

AA. 切削完成的无牙颌桥架的侧面观　　　　　　AB. 无牙颌桥架上瓷完成后的正面观

图 8-3-2　种植体支持无牙颌桥架的数字化设计与制作

扫码观看视频
种植体支持的无牙颌桥架数字
化设计

参考文献

1. MARQUES S, RIBEIRO P, FALCÃO C, et al. Digital impressions in implant dentistry: a literature review[J]. Int J Environ Res Public Health, 2021, 18(3): 1020.

2. 张翌婕, 史俊宇, 赖红昌. 数字化印模在口腔种植修复中的研究进展 [J]. 中国口腔颌面外科杂志, 2020, 18(5): 469-473.

3. WELLENS HLL, HOSKENS H, CLAES P, et al. Three-dimensional facial capture using a custom-built photogrammetry setup: design, performance, and cost[J]. Am J Orthod Dentofacial Orthop, 2020, 158(2): 286-299.

4. BEDROSSIAN EA. Complete digital workflow for complete arch implant therapy: Fact or fiction?[J]. J Prosthet Dent, 2022, 127(6): 821-822.

5. SCHMIDT A, WÖSTMANN B, SCHLENZ MA. Accuracy of digital implant impressions in clinical studies: a systematic review[J]. Clin Oral Implants Res, 2022, 33(6): 573-585.

6. 林继超, 苏恩典, 庄怡园, 等. 数字化印模在口腔种植中的应用现状 [J]. 口腔医学, 2019, 39(6): 544-546.

7. PARATELLI A, VANIA S, GÓMEZ-POLO C, et al. Techniques to improve the accuracy of complete-arch implant intraoral digital scans: a systematic review[J]. J Prosthet Dent, 2021, S0022-3913(21): 486-488.

8. MICHELINAKIS G, APOSTOLAKIS D, KAMPOSIORA P, et al. The direct digital workflow in fixed

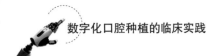

implant prosthodontics: a narrative review[J]. BMC Oral Health, 2021, 21(1): 37.

9. 付馨靓 , 王浩 , 甘雪琦 . ICam4D 摄影测量技术在无牙颌种植固定修复中的应用 1 例并文献回顾 [J]. 口腔医学 , 2022, 42(1): 72-78.

10. JODA T, FERRARI M, GALLUCCI GO, et al. Digital technology in fixed implant prosthodontics[J]. Periodontol 2000, 2017, 73(1): 178-192.

11. 黄若萱 , 黄宝鑫 , 武诗语 , 等 . 口内数字化印模技术在口腔种植中的应用现状与研究进展 [J]. 口腔医学 , 2019, 39(6): 539-543.

第九章　数字化种植技术在无牙颌中的应用

牙列缺失，即无牙颌是一种牙齿功能完全丧失的临床口腔常见病、多发病。无牙颌的种植修复治疗不是简单的牙齿重建，而是一个完整的功能性咀嚼系统的重建，包括颞下颌关节、咀嚼肌群和牙列功能的恢复。因此，与牙列缺损的数字化种植相比，无牙颌的数字化种植治疗具有以下特点：①在修复效果的设计与评估方面，必须采用现实设计评估—虚拟再现法，即先制作全口蜡型或活动义齿，在直观口内状态下进行修复设计评估，再把全口义齿转化为放射导板，实现修复效果的虚拟再现；②由于最终修复方式具有多样性，无牙颌种植在种植体数目、分布及位点的设计上更加灵活多样；③复杂的患者病情、繁琐的设计流程、黏膜支持式种植导板的高操作风险以及多样的修复部件；都会使数字化无牙颌种植更具挑战性。

第一节　数字化无牙颌种植概论

一、无牙颌种植治疗需要考虑的要素

与牙列缺损的种植治疗相同，无牙颌种植治疗的理想目标也是最大限度地恢复类似健康天然牙的生理功能，并保持种植体及所支持修复体的长期健康稳定。与牙列缺损相比，无牙颌的种植评估设计需要考虑更多的要素，包括上下颌骨的颌位关系、唇部的饱满程度和面部侧貌形态、牙槽骨的软硬组织状态、患者的微笑线、年龄、全身状况和对手术复杂程度的耐受情况，以及治疗费用、义齿的清洁和维护和患者的主观要求等。同时，各要素之间的相互制约关系更为复杂，使无牙颌的种植治疗方案更加多样，治疗流程更加繁琐，治疗效果的满意度更难以预测。在临床实践中，常采用的无牙颌种植修复方案主要有三种，即种植体支持的固定桥修复（图9-1-1）、种植体支持的桥架固定修复（图9-1-2）和种植体支持的覆盖义齿修复（图9-1-3）。

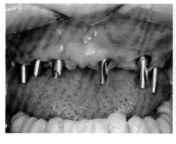 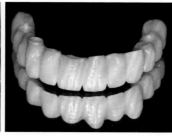 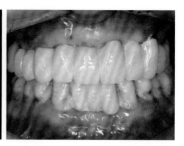

A. 上颌无牙颌基台戴入口内正面观　　　B. 上颌一体式固定桥修复体　　　C. 上颌一体式固定桥修复体戴入口内正面观

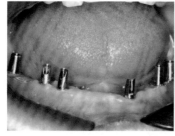 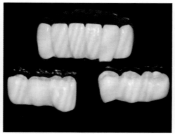 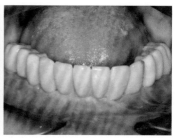

D. 下颌无牙颌基台戴入口内正面观　　　E. 下颌分段式固定桥修复体　　　F. 下颌分段式固定桥修复体戴入口内正面观

图 9-1-1　种植体支持的固定桥修复

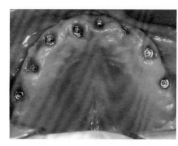 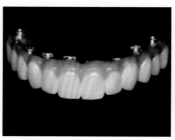 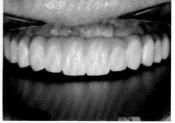

A. 上颌无牙颌复合基台戴入口内殆面观　B. 上颌桥架固定修复体　　　C. 上颌桥架固定修复体戴入口内正面观

图 9-1-2　种植体支持的桥架固定修复

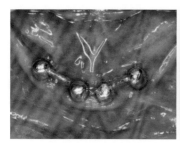 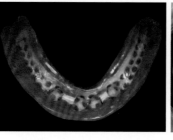

A. 种植体支持的杆卡式附着体戴入下颌无牙颌口内殆面观　B. 下颌杆卡式覆盖义齿组织面　　　C. 种植体支持的杆卡式覆盖义齿戴入下颌无牙颌后口内正面观

图 9-1-3　种植体支持的覆盖义齿修复

二、"以修复为导向"在无牙颌种植治疗中的体现

无牙颌种植治疗仍然需要遵循"以修复为导向"的种植原则，即在设计无牙颌的种植治疗方案时，首先需要确定最终的理想修复效果，明确牙冠和牙列在口腔或牙槽骨中的三维空间位置，选择合适的上部修复方式后，再以此为指导和参照，最后设计种植体的数目、分布、位点及型号。编者认为，对于无牙颌的种植方案，"以修复为导向"的种植原则至少要同时体现在以下三个环节。

（一）在正确的正中关系位上建𬌗

牙列缺失后，正中𬌗位随之丧失。下颌在失去牙列的支持和与对颌牙的尖窝锁结关系后，易趋于向各个方向移动，使大多牙列缺失患者出现下颌前伸、面下 1/3 距离变短等颌位关系异常情况。对于无牙颌患者，上下颌关系的唯一稳定参考位是正中关系位。因此，在进行种植治疗前，必须重新找到并记录正中关系位，即在适宜面下 1/3 高度下的关节生理后位。颌位关系的求取与记录包括垂直关系和水平关系两部分，其求取与记录方式和传统全口活动义齿相同。

（二）合理设计上下牙列的位置以及牙齿排列关系

牙列缺失后，牙槽骨将在多个方向上发生吸收，最终导致牙槽嵴萎缩，继而出现面部外形的改变。骨量降低不仅会导致种植体植入后缺乏足够骨量包绕，还会导致上下牙列在垂直向、前后向以及水平向上出现位置关系错乱，引起颌位关系不协调。利用传统全口活动义齿修复，通过调整基托的形态、厚度以及切牙的排列位置等方式来代偿上下牙列位置关系的改变，从而将其调整到利于咬合功能重建的状态。同时，在正确的颌位关系条件下全口牙齿排列才能顺利进行，从而得到合理的颌间距离、安氏分类、唇部饱满度、侧面形态、前牙美学效果和发音功能等。传统全口义齿的理想修复效果就是种植体支持的无牙颌义齿最终效果的目标，并以此目标作为参考，指导种植位点和上部修复体的设计。

（三）在理想修复设计的指导下精准设计种植体在牙槽骨中的位点

在数字化、可视化的状态下，基于传统全口义齿的理想修复效果设计的放射导板可直观地展示牙齿、牙列、牙龈与牙槽骨的三维空间位置关系。以此理想修复设计作为参照，可以实现骨结合原则、生物学宽度原则、生物力学原则、美学原则等多原则的协调统一或妥协平衡，进而精准确定种植体在颌骨三维空间中的位置。

三、数字化无牙颌种植修复设计的基本流程

在体现"以修复为导向"的三个关键环节中，第一和第二环节是通过制作与试戴传统

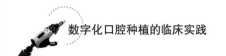

全口义齿或没有唇侧基托的排牙模板实现的，第三环节则是通过虚拟再现全口义齿或排牙模板，然后在种植导板软件中完成设计。由此可见，数字化牙列缺失种植修复设计的基本流程大致包括以下三个步骤。

（一）制作全口义齿

按传统活动义齿的制作流程制作出满足第一和第二环节要求的全口义齿。

（二）制作放射导板

将满足第一和第二环节要求的全口义齿制作成具有放射阻射效应的放射导板，按照两次 CBCT 拍摄法，即分别拍摄患者戴入放射导板的颌面部 CBCT 和单独放射导板的 CBCT；或一次 CBCT 拍摄加放射导板仓扫法，即拍摄患者戴入放射导板的颌面部 CBCT，再单独仓扫放射导板。通过这两种方法都能获得无牙颌修复效果预告和软硬组织相关的数字化数据。

（三）数据拟合后的上部修复方式及种植位点设计

在种植导板软件中完成两组数据的拟合，从而实现修复体空间位置信息、牙列颌位关系信息以及下方软硬组织信息的可视化展示，并在此基础上按无牙颌种植修复设计原则，在可视化状态下进行无牙颌上部修复，以及种植体数目、分布、位点和型号的精准设计。最后生成黏膜支持式种植导板，用以指导种植相关的外科操作。

第二节　无牙颌放射导板的制作与数据拟合

数字化无牙颌种植修复的第一环节是明确最终修复体在口腔中的三维空间位置。由于无牙颌的特殊解剖条件，修复体的位置需要通过传统全口义齿或排牙模板来确定。然而，普通全口义齿或排牙导板无阻射性，要想展示修复体与其下方软硬组织的空间位置关系，需要先把患者认可的全口义齿转化为放射导板戴入口内并拍摄 CBCT，才能在数字化种植导板软件中实现可视化分析。

一、无牙颌的放射导板制作

（一）无牙颌印模和石膏模型的制取

由于无牙颌牙槽嵴存在不同程度的骨吸收，成品托盘常难以满足印模制取的要求，可能出现印模范围不全、软组织压迫、边缘过度伸展等情况。因此和全口义齿取模的要求一致，需要先制取无牙颌初印模并灌注石膏模型，制作个性化托盘，然后在患者口内进行个性化托盘的边缘整塑，最后利用个性化托盘完成无牙颌印模的最终制取，并灌注超硬石膏材料形成无牙颌石膏模型（图 9-2-1）。

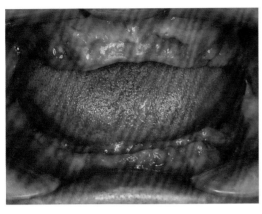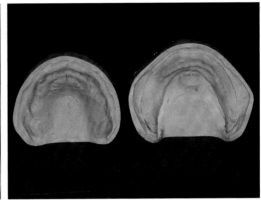

A. 无牙颌患者口内照的正面观　　　　　　　　B. 无牙颌患者石膏终模型的骀面观

图 9-2-1　无牙颌及其石膏模型

（二）颌位记录

利用蜡堤确定无牙颌患者面部下 1/3 的垂直距离以及水平颌位关系，获得正中关系位（图 9-2-2）。

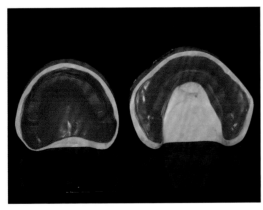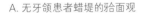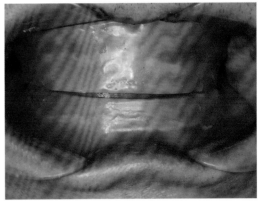

A. 无牙颌患者蜡堤的骀面观　　　　　　　　　B. 蜡堤戴入口内后求关系，确定垂直距离及水平颌位关系的正面观

图 9-2-2　无牙颌颌位记录

1. 确定垂直颌位关系

确定垂直颌位关系，即确定垂直距离。垂直距离是指天然牙列在正中骀时鼻底至颏底

的距离，即面部下 1/3 的垂直距离。而牙列缺失和牙周组织吸收后，上、下牙槽嵴顶形成的间隙称为颌间距离。确定垂直距离的方法如下：

（1）息止颌间隙法：用息止颌位垂直距离减去息止颌间隙。天然牙列存在时，当患者不咀嚼、不吞咽、不说话时，下颌处于放松休息的静止状态，上、下牙列自然分开，无颌接触，称为息止颌位（rest jaw position），此时上、下牙列间存在的间隙称为息止颌间隙（freeway space）。一般息止颌间隙平均值为 2~3 mm。义齿颌面也应存在这一间隙。因此，测量息止颌位时鼻底至颏底的距离减去 2~3 mm，即可作为确定垂直距离的数据。

（2）垂直距离等距法：瞳孔至口裂的距离等于垂直距离。测量时患者两眼平视，瞳孔至口裂的距离可作为确定垂直距离的数据。

（3）面部外形观察法：一般天然牙列位于正中颌位时，上下嘴唇呈自然接触闭合状态，口裂约呈平直状，口角不下垂，鼻唇沟和颏唇沟的深度适宜，面部下 1/3 与面部的比例是协调的，临床上也可将此时的面部外形状态用作确定垂直距离的参考。

2. 确定水平颌位关系

确定水平颌位关系，即确定正中关系位。正中关系位指下颌髁突位于关节凹居中而不受限的生理后位。只有在这个位置，患者才会觉得颞下颌关节舒适，咀嚼肌力大，咀嚼效能高。确定无牙颌患者正中关系位的方法主要有两种：

（1）哥特式弓（Gothic arch）描记法：1908 年，吉西（Gysi）提出了哥特式弓口外描记法，即确定颌位关系时于上、下𬌗托前方各装一约 2 mm 长的柄，上颌的柄端有一与之垂直的描记针，下颌的柄上有一与针相对的盘。下颌在做前伸、侧向运动时，固定在上颌的描记针会在下颌的盘上描绘出近似"∧"形的图形，当描记针指向该图形顶点时下颌恰好处于正中关系位。这个图形与当时流行于欧洲的哥特式建筑的尖顶类似，因此取名为哥特式弓。

1944 年，麦瓜恩（McGuane）提出了哥特式弓口内描记法，即将描记针和描记板分别安装在上𬌗托的腭中部、下𬌗托两侧𬌗堤的中间。哥特式弓描记法是唯一在确定关系时可客观观察下颌后退程度的方法，沿用了近一个世纪。哥特式弓口外描记法因装置安装在𬌗托前端，若𬌗托不稳，易影响描记结果。哥特式弓口内描记法装置稳定，但舌体增大者、老人、残疾人在使用时会感到不适，从而影响描记结果。如果采用哥特式弓口内描记法确定正中关系位，可在确定下𬌗托的高度后，再安放描记针和描记板。在上颌腭部放描记针，使针的顶端与𬌗平面等高。将上𬌗堤削去约 3 mm，以免描记时上、下𬌗堤间有障碍。将描记板固定于下𬌗堤表面并与之平行。将上、下𬌗托放入口内，嘱患者做前后、左右的下颌运动，取出并观察描记板上留下的印迹，哥特式弓顶点即为正中关系位。再将上、下𬌗托放回口内，嘱患者咬在哥特式弓顶点的正中关系位。然后拉开患者的口角，从颊侧将殆间记录材料（如印模石膏）注入描记针与描记板之间，用于稳定正中关系位的记录。

（2）直接咬合（check bite）法：即利用殆堤及殆间记录材料，嘱患者下颌后退并直接咬合在一起。无牙颌患者下颌常会习惯性前伸，临床上需要采取下述方法帮助患者下颌退回至正中关系位：①卷舌后舔法；②吞咽咬合法；③后牙咬合法；④肌监控仪（Myo-monitor）法等。直接咬合法操作简单，适用于有经验的医生，但需要将殆堤调整至合适高度，避免增加某区域口腔黏膜负荷，而导致下颌偏斜。同时，由于医生参与推动患者下颌后退，力量控制不当可能造成不自然的后果。

（三）上殆架和排牙

上殆架的目的是在正确的正中关系位上建殆。排牙的目的是恢复患者的个体特征，实现咀嚼和发音功能的恢复，尽可能重建自然美观的齿、唇、面外观，从而明确修复体在患者口腔中理想的三维空间位置（图 9-2-3）。

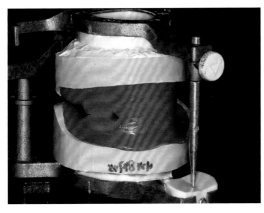 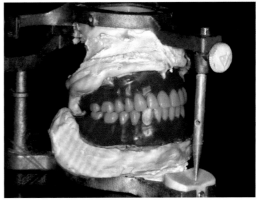

A. 无牙颌蜡堤上殆架后的侧面观   B. 无牙颌排牙蜡型完成后的侧面观

图 9-2-3　上殆架和排牙

（四）口内试戴

完成排牙后，需要将义齿蜡型戴入患者口内，进行以下多方面的检查。

1. 检查面部外观

观察患者戴入蜡型后的面部外形比例是否协调，包括面下 1/3 的垂直距离、正面与侧面的唇外形、鼻唇沟、口角线、E 线（审美线）等。

2. 检查颌位关系

将双手手指分别放在患者的两侧颞部，嘱患者反复进行正中咬合动作，若能感受到双侧颞部肌肉收缩的明显动度和力度，表明下颌没有前伸；若双侧肌肉动度和力度一致，表

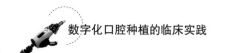

明下颌没有偏斜；若发现下颌前伸或偏斜，则应立即返工，重新求关系。

3. 检查前牙排牙

检查前牙的形状、位置、排列、中线以及切嵴线等。分别在正中咬合位、休息位以及患者说话和微笑时检查前牙与唇的位置关系是否恰当。在检查下前牙与下唇的位置关系时应注意，下前牙应略向唇倾，唇侧基托光滑面应略有凹陷，与口轮匝肌的位置关系应适当。此外，对患者笑线的检查也同样重要。笑线是指患者微笑时上唇和下唇所处的位置，笑线的位置决定患者微笑时牙冠与牙龈或义齿基托的暴露量，明确患者的笑线位置有助于指导修复体边缘位置的设计，特别是对于种植体支持式义齿，笑线位置若超过桥架和牙龈黏膜接触的"干湿分界区"，则显著影响颌面部的美学效果。

4. 检查后牙排牙

观察后牙的位置排列是否适当，𬌗平面是否平整、与水平线平齐或者与对颌牙协调。在侧面观上，观察后牙在正中咬合位是否有稳定的尖窝接触关系；在正面观上，观察上下牙的𬌗曲线是否合适，义齿是否在功能状态下稳定无动度。

5. 检查垂直距离和发音

（1）检查垂直距离。

再次采用息止颌间隙法、垂直距离等距法、面部外形观察法，检查并验证垂直距离的正确性。

需要指出的是，上述三种方法在临床使用时仅作为参考，并不能作为精准的标准，其原因在于每一位患者的面部垂直距离都可能存在可变性。造成这种可变性的因素包括医生的工作经验、医生的审美观察、患者瞳孔到口裂的距离并非一定等于鼻底到颏底的距离、皮肤标记点上之间的距离测量值难以十分精确等。如果患者有拔牙前咬合位垂直距离的记录，则可作为无牙颌修复时确定垂直距离较好的参考。

（2）检查发音。

用发音法检查垂直距离之前，需要再次检查上前牙腭侧蜡型的形态和厚度是否合适。嘱患者发含"si"的舌齿音，上下牙间应有最小间隙。若患者发"si"音时存在困难，提示垂直距离可能过高。此外，嘱患者快速数数或念含"si"音多的句子，观察其是否发音清晰，快速发音的目的是防止患者有克服垂直距离不适而努力发音的情况。

需要强调的是，排牙的结果是"以修复为导向"种植方案的起点和终点。因此，无牙颌排牙后的口内试戴环节十分重要，试戴过程中如发现有问题必须及时纠正。必要时应重新确定颌位关系，重新排牙，再次试戴，直到各方面都达到要求（图9-2-4）。

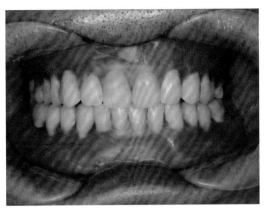

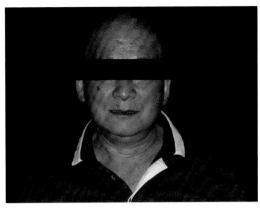

A. 试戴义齿排牙蜡型的口内正面观　　　　　　　B. 试戴义齿排牙蜡型的面相正面观

图 9-2-4　义齿蜡型试戴

（五）制作无牙颌放射导板

以理想全口义齿排牙蜡型为标准，利用牙胶尖的热塑性和 X 线阻射性，在导板的不同区域打孔后填塞牙胶，形成 6~8 个阻射点（圆球形，直径约 2 mm），完成放射导板的制作（图 9-2-5）。阻射点的分布越广泛越好，但不能影响咬合。最后患者口内戴入放射导板，在正中关系的咬合状态下进行 CBCT 拍摄。如果后期数据拟合采用的是双 CBCT 方式，还需要单独对放射导板进行 CBCT 拍摄。

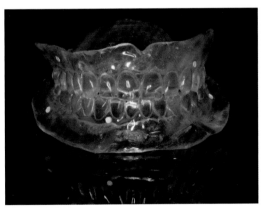

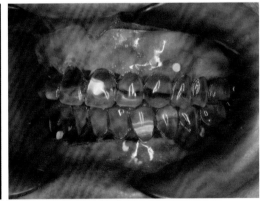

A. 无牙颌上下颌放射导板的正面观　　　　　　　B. 放射导板口内试戴的侧面观

图 9-2-5　无牙颌放射导板及口内试戴

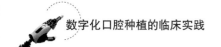
二、数据拟合

第九章第一节已简要介绍无牙颌放射导板和 CBCT 数据拟合的方式主要有两种。第一种为双 CBCT 拟合方式，即先让患者口内戴入放射导板拍摄一次 CBCT，获得同时带有颌骨信息和放射导板信息的 CBCT 数据，再单独拍摄一次放射导板，获得仅含修复体信息的 CBCT 数据，最后在种植导板软件中，将患者戴入放射导板的颌面部 CBCT 数据和单独的放射导板的 CBCT 数据上共有的阻射点进行一对一匹配，完成上述两组数据的拟合（图9-2-6）。第二种为 CBCT 结合仓扫拟合方式，需要患者戴入放射导板拍摄一次 CBCT，获得带有颌骨信息和放射导板信息的 CBCT 数据，再仓扫放射导板，获得含修复体信息的光学模型数据，最后在种植导板软件中，将患者戴入放射导板的 CBCT 数据和仓扫放射导板获得的光学模型数据上共有的阻射点进行一对一匹配，实现数据拟合（图9-2-7）。

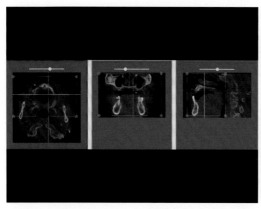

A. 患者戴上放射导板拍摄的 CBCT 数据　　B. 单独对放射导板拍摄的 CBCT 数据

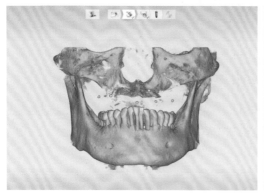
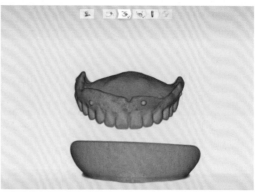

C. 将患者戴上放射导板拍摄的 CBCT 数据导入种植导板软件，生成三维重建模型

D. 将放射导板的 CBCT 数据导入种植导板软件，生成三维重建模型

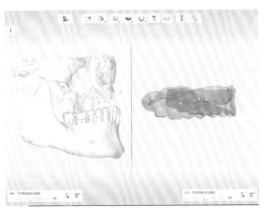

E. 种植导板软件的模型对齐界面

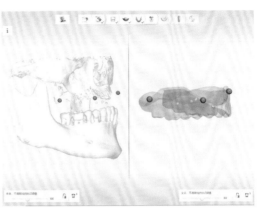

F. 逐一选中患者戴有放射导板的 CBCT 数据和放射导板的 CBCT 数据上共有的阻射点

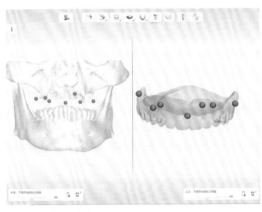

G. 共有阻射点的选取和匹配

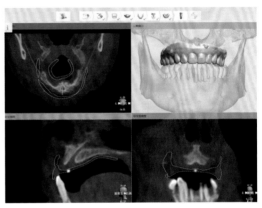

H. 患者戴有放射导板的 CBCT 数据和放射导板的 CBCT 数据匹配后的效果

图 9-2-6 双 CBCT 拟合方式

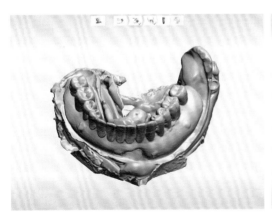

A. 将放射导板的仓扫模型导入种植导板软件

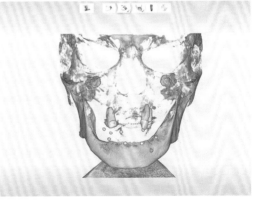

B. 将患者戴上放射导板拍摄的 CBCT 数据导入种植导板软件，生成三维重建模型

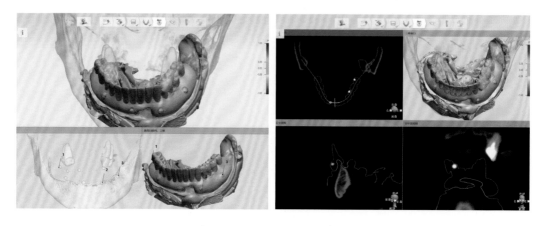

C. 在种植导板软件的模型对齐界面，选取和匹配 A 和 B　D. 两个模型匹配后的效果
两个模型的共有阻射点

图 9-2-7　CBCT 结合仓扫拟合方式

第三节　上部修复方式和种植体三维位置的虚拟设计

一、上部修复方式的虚拟设计

基于上下颌位关系及骨量情况、面部侧貌形态、唇部饱满度等要求，在制定无牙颌种植治疗方案时，首先需要确定是采用种植体支持的固定桥修复、种植体支持的桥架固定修复还是种植体支持的覆盖义齿修复。通过在数字化种植导板软件中将放射导板数据与颌面部 CBCT 数据拟合，医生和技师即可在可视化状态下直观地分析颌面部软硬组织、牙、牙列及基托间的空间位置关系，进而结合患者的主观要求选择恰当的上部修复方式。下面以上颌无牙颌为例，详细介绍上部修复方式的选择。

（一）无牙颌在垂直向的上下位置关系

无牙颌在垂直向的上下位置关系对无牙颌上部修复方式的选择有重要影响。垂直向的牙槽嵴顶到对颌牙列切缘或𬌗面的最短垂直距离即为无牙颌在垂直向需要的修复空间距离。

（1）无牙颌种植体支持的固定桥修复在垂直向需要的修复空间距离一般为 10~12 mm（图 9-3-1 A）。若无牙颌垂直向的修复空间距离小于 10 mm，则需要对剩余的软硬组织做一定程度上的削减处理（如牙槽骨的垂直向截骨术等）。若无牙颌垂直向的修复空间距离大于 12 mm，意味着牙冠的高度可能会增加，从而导致前牙在牙冠比例上不协调，影响美学修复效果。这种情况下，为了保证前牙牙冠比例协调，修复体根方需要采用牙龈瓷进行修饰协调。对于高位笑线的患者，过多增加牙冠高度或使用牙龈瓷修饰都有可能是不被患者所接受的。

（2）无牙颌种植体支持的桥架固定修复在垂直向需要的修复空间距离一般为12~15 mm（图 9-3-1 B）。对于高位笑线的患者，在种植术前设计时考虑桥架和牙龈黏膜接触的"干湿分界区"是否会在患者微笑或大笑时暴露。

（3）无牙颌种植体支持的覆盖义齿修复在垂直向需要的修复空间距离一般为15~20 mm（图 9-3-1 C）。

通过数字化种植导板软件对放射导板数据和颌面部 CBCT 数据进行拟合后，即可测量前牙切缘到对颌牙槽骨嵴顶的最短距离，得到无牙颌在垂直向的修复空间距离。在此基础上，以上述不同修复方式所对应的垂直向修复空间距离为参考指标，即可直观地判断哪种无牙颌修复方式在垂直空间上更加合适（图 9-3-1 D—图 9-3-1 F）。

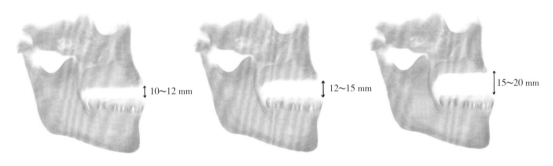

A. 无牙颌种植体支持的固定桥修复在垂直向需要的修复空间距离，一般为10~12 mm

B. 无牙颌种植体支持的桥架固定修复在垂直向需要的修复空间距离，一般为 12~15 mm

C. 无牙颌种植体支持的覆盖义齿修复在垂直向需要的修复空间距离，一般为 15~20 mm

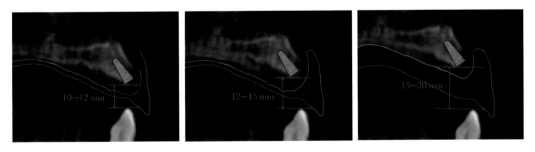

D. 数字化种植导板软件中，前牙切缘到对颌牙槽骨嵴顶的距离，测量值为 10~12 mm

E. 数字化种植导板软件中，前牙切缘到对颌牙槽骨嵴顶的距离，测量值为 12~15 mm

F. 数字化种植导板软件中，前牙切缘到对颌牙槽骨嵴顶的距离，测量值为 15~20 mm

图 9-3-1　无牙颌在垂直向的上下位置关系（垂直向的牙槽嵴顶到对颌牙列切缘或𬌗面的最短垂直距离）

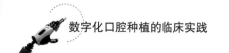

（二）无牙颌在矢状向的上下位置关系

无牙颌在矢状向的上下位置关系也对无牙颌上部修复方式的选择有着重要影响。此外，无牙颌矢状向颌位关系对患者整体面部外形、面下 1/3 高度、唇部饱满度、鼻唇角大小和鼻唇沟深浅等的影响在一定程度上超过了无牙颌垂直向关系的影响。参照天然牙列的近远中关系分类，无牙颌的颌位关系也可大致分为安氏一类、安氏二类（上颌前突）、安氏三类（反𬌗）。由于牙列缺失后牙槽骨的吸收特点，临床上大多数无牙颌患者或多或少呈现安氏三类的特点。

（1）当矢状向上颌牙槽骨唇侧顶点位于对颌前牙切缘的唇侧，提示上颌骨基骨条件在矢状向对唇部的支撑较好，不再需要其他的辅助支撑（图 9-3-2 A），在一些极端的病例中可能还要考虑进行截骨处理。如果同时垂直向的修复空间高度在 10~12 mm，那么种植体支持的固定桥修复方式是合理的设计选择。

（2）当矢状向上颌牙槽骨唇侧顶点位于对颌前牙切缘的舌侧，且最短水平距离为 0~ 2 mm 时，提示无牙颌在矢状向上为轻度不调的安氏三类颌位关系（图 9-3-2 B）。与此同时，①若垂直向的修复空间高度在 10~12 mm，种植体支持的固定桥修复方式是较为合理的设计选择；②若垂直向的修复空间高度在 12~15 mm，种植体支持的固定桥架修复方式是较为合理的设计选择；③若垂直向的修复空间高度在 15~20 mm，则种植体支持的覆盖义齿修复方式是较为合理的设计选择。

（3）当矢状向上颌牙槽骨唇侧顶点位于对颌前牙切缘的舌侧，且最短水平距离为 2~5 mm 时，提示无牙颌在矢状向上为中度不调的安氏三类颌位关系（图 9-3-2 C）。与此同时，①若垂直向的修复空间高度在 10~12 mm，如果在此种颌位关系条件下要采用种植体支持的固定桥修复方式，就会为了恢复上下颌间的正常覆𬌗覆盖而使前牙的轴向向唇侧倾斜更多，导致最终修复体给人一种"向外飞出"的感觉，同时根方又没有足够的软硬组织支撑，使上唇的饱满度也无法达到满意的美观效果。对于该情况，只有通过截骨，在垂直向上获得桥架修复体需要的空间范围，进而采用种植体支持的桥架固定修复方式，通过桥架修复体补偿上下颌在矢状向上的不调，以实现美观的唇部饱满度；②若垂直向的修复空间高度在 12~15 mm，直接采用种植体支持的固定桥架修复方式是比较合理的设计选择；③若垂直向的修复空间高度在 15~20 mm，采用种植体支持覆盖义齿修复方式是比较合理的设计选择，通过覆盖义齿上的基托就可以较好地解决上下颌在矢状向和垂直向的不调，同时实现上下牙列的正常覆𬌗覆盖关系以及美观的唇部饱满度。

（4）当矢状向上颌牙槽骨唇侧顶点位于对颌前牙切缘的舌侧，且最短水平距离大于 5 mm 时，提示无牙颌在矢状向上为重度不调的安氏三类颌位关系（图 9-3-2 D）。在此种颌位关系下，若要在不植骨的前提下实现上下牙列正常的覆𬌗覆盖并保证唇部的饱满度，种植体支持的覆盖义齿是最优的设计选择。否则，无论是采用固定桥或是固定桥架的修复方式，在矢状向颌位关系恢复效果上只能妥协，无法改变其骨性反𬌗状态，也无法恢复唇侧根方的饱满度。

通过数字化种植导板软件对放射导板数据和颌面部 CBCT 数据进行拟合后，即可测量槽骨唇侧顶点到对颌前牙切缘的最小水平距离值，得到无牙颌在矢状向的修复空间距离。在此基础上，以上述不同修复方式对矢状向修复空间距离的要求为参考指标，即可直观地判断哪种无牙颌修复方式在矢状空间上更加恰当（图 9-3-2 E—图 9-3-2 H）。

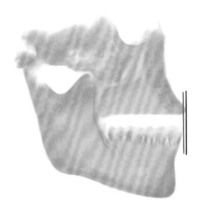

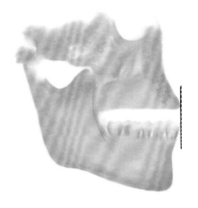

A. 矢状向上颌牙槽骨唇侧顶点（黑线）位于下颌前牙切缘（红线）的唇侧，提示上颌骨基骨条件在矢状向对唇部的支撑较好

B. 矢状向上颌牙槽骨唇侧顶点（黑线）位于下颌前牙切缘（红线）舌侧，且距离为 0~2 mm，提示无牙颌在矢状向上为轻度不调的安氏三类颌位关系

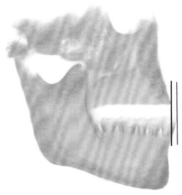

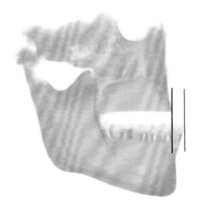

C. 矢状向上颌牙槽骨唇侧顶点（黑线）位于下颌前牙切缘（红线）的舌侧，且距离为 2~5 mm，提示无牙颌在矢状向上为中度不调的安氏三类颌位关系

D. 矢状向上颌牙槽骨唇侧顶点（黑线）位于下颌前牙切缘（红线）的舌侧，且距离大于 5 mm，提示无牙颌在矢状向上为重度不调的安氏三类颌位关系

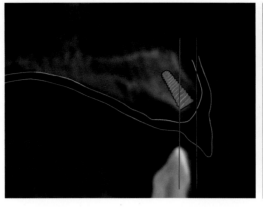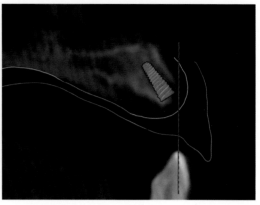

E. 数字化种植导板软件中，上颌牙槽骨唇侧顶点（蓝线）位于下颌前牙切缘（红线）的唇侧，提示上颌骨基骨条件在矢状向对唇部的支撑较好，在一些极端的病例中可能还要进行截骨处理

F. 数字化种植导板软件中，上颌牙槽骨唇侧顶点（蓝线）位于下颌前牙切缘（红线）舌侧，且距离为 0~2 mm，提示无牙颌在矢状向上为轻度不调的安氏三类颌位关系

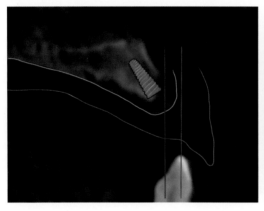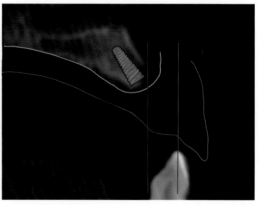

G. 数字化种植导板软件中，上颌牙槽骨唇侧顶点（蓝线）位于下颌前牙切缘（红线）的舌侧，且距离为 2~5 mm，提示无牙颌在矢状向上为中度不调的安氏三类颌位关系

H. 数字化种植导板软件中，上颌牙槽骨唇侧顶点（蓝线）位于下颌前牙切缘（红线）的舌侧，且距离大于 5 mm，提示无牙颌在矢状向上为重度不调的安氏三类颌位关系

图 9-3-2 无牙颌在矢状向的上下位置关系（上颌牙槽骨唇侧顶点到下颌前牙切缘的最短水平距离）

除了上述测量的距离值，当种植体颌骨内的设计位点确定不变后，基托覆盖黏膜的高度、修复体外形突度角也可以作为矢状方向上无牙颌数字化设计的参考指标。

（三）基托覆盖黏膜的高度

种植体颈部平台唇侧顶点到唇侧基托黏膜转折处顶点的最短垂直距离为基托覆盖黏膜的高度，代表种植体颌骨内的设计位点确定不变后，需要基托来补偿无牙颌患者唇侧丰满度的范围（图 9-3-3 A）。当其值 <5 mm 时，意味着患者现有基骨的唇侧饱满度较好，不需

要用基托来补偿，可考虑选择种植体支持的固定桥修复方式或者种植体支持的桥架固定修复方式；当其值≥5mm时，意味着患者现有基骨的唇侧饱满度不足，需要用基托来补偿，考虑选择种植体支持的覆盖义齿修复方式。

（四）修复体外形突度角

修复体牙冠唇侧颈缘到种植体颈部平台唇侧顶点的连线和水平线构成的夹角为修复体外形突度角，代表种植体颌骨内的设计位点确定不变后，无牙颌牙列和颌骨在水平向的位置关系，其角度的大小体现了无牙颌患者的基骨在水平向上需要补充的程度（图9-3-3 B）。当其角度≥45°时，意味着患者现有基骨的唇侧饱满度较好，不需要用桥架牙龈瓷或基托来补偿，可考虑种植体支持的固定桥修复方式；当其角度为30°~45°时，意味着患者现有基骨与牙列的水平关系不佳，需要用桥架的牙龈瓷来补偿，应考虑选择种植体支持的桥架固定修复方式；当其角度≤30°时，意味着患者现有基骨与牙列的水平关系较差，需要用基托来补偿，可考虑种植体支持的覆盖义齿修复方式。

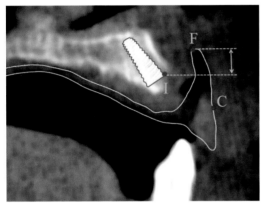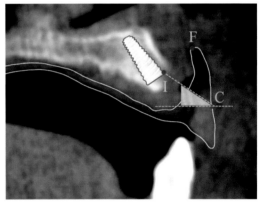

A. 数字化种植导板软件中，矢状面上唇侧基托黏膜转折处顶点（F点）到种植体颈部平台唇侧顶点（I点）的距离为基托覆盖黏膜的高度

B. 数字化种植导板软件中，修复体牙冠唇侧颈缘（C点）到种植体颈部平台唇侧顶点（I点）的连线和水平线构成的夹角为修复体外形突度角

图9-3-3　基托覆盖黏膜的高度与修复体外形突度角

此外，关于上述无牙颌的修复方式和种植外科的数字化设计，需要指出以下几点：

（1）上述的无牙颌种植修复设计方案均是在下颌牙列排列正常，且上颌骨量充足，即不考虑通过植骨手术调整颌位关系的前提下进行设计。然而在临床实践中，上述颌位关系状态下的无牙颌骨量往往不足，这就给无牙颌的种植治疗带来了更大的难度。

（2）面部和唇部软组织的动度和弹性给数字化设计的精准性带来了巨大挑战。上述设计方案及其参考值均默认为理想的设计考量状态，并非绝对不变，在临床实践中往往会有较大的弹性变化。

（3）患者（特别是老年患者）对无牙颌功能及美观要求的个性化差异，也使无牙颌的数字化设计的参考数值并非一成不变。

（4）在颌位关系存在异常时，无牙颌种植体支持的固定桥修复对颌位关系的调整作用最小，而无牙颌种植体支持的覆盖义齿则能实现最大限度的调整。

（5）上述内容仅列举了上颌牙列缺失的情况，对于下颌牙列缺失、全口牙列缺失的测量评估，可举一反三使用类似的方法。

二、种植外科的虚拟设计

（一）种植体支持的固定桥修复

当无牙颌患者的上下颌牙槽骨的高度、宽度充足，且上下颌间的垂直向、水平向颌位关系正常，不需要用基托或桥架来改善上下颌间的垂直和（或）水平颌位关系时，种植体支持的固定桥修复是无牙颌患者的首选方案。

1. 上颌无牙颌

（1）种植体数目的选择。

一般来说，种植体支持的上颌固定桥需要4~10颗种植体以获得足够支持，其中8颗或6颗种植体方案最为常用。若进行分段固定桥修复，无牙颌即为双侧后牙缺损附加前牙缺损的三区域缺损组合，上部修复也随之简化为三个区域的分段桥设计。当没有解剖学条件限制时，可以在两侧的中切牙、尖牙、第一前磨牙和第一磨牙位点共植入8颗种植体，上部修复体分段为4个三单位固定修复体，最终修复到两侧第一磨牙位点（图9-3-4 A）。分段式修复体便于上部修复结构的调整或修理，简化了技工室程序，易于获得被动就位。当选择植入6颗种植体时，若不采用短牙弓的修复设计，临床上将难以进行分段的修复设计，往往只能采取夹板式的一体式长桥固定修复体（图9-3-4 B）。一体式长桥固定修复体对种植体轴向的平行度要求较高，一方面是为了获得共同就位道，另一方面是为了便于患者进行种植体周的清洁和维护。

临床上影响种植体数目选择的其他因素还有：

1）修复缺牙的范围：修复体恢复的缺牙范围不同，其所需要的种植体数目也不同。有些患者可修复到上颌第二磨牙，重建正常牙弓长度；有些患者仅能修复到第一磨牙，或第二前磨牙，最终修复为短牙弓。

2）骨量及骨质因素：当骨宽度不足时，为了避免植骨，需要选择直径较细的种植体，此时应增加种植体的数目来弥补种植体直径不足带来的隐患。当患者上颌后牙区的骨质非常疏松时，增加种植体的数目更有利于在种植体负载后维持骨结合界面的稳定。考虑到骨

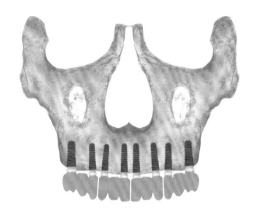 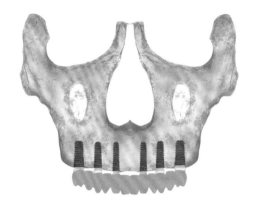

A. 上颌无牙颌设计 8 颗种植体时，可考虑分为 4 段，即每侧的 1–3、4–6 号牙各为一段固定桥，不修复第二磨牙

B. 上颌无牙颌设计 6 颗种植体时，如果考虑修复到第一磨牙，上部修复方式的设计只能采取夹板式的一体式长桥固定修复体

图 9-3-4　上颌无牙颌种植体支持的固定桥的种植方案设计

量的限制，有时需要采用不同的种植固定桥分段设计。例如，在原则上，作为关键位点的 11、21 牙位应该放置种植体。当 11 牙位点的骨量不足需要进行骨扩增，但患者年龄大或患者不接受骨增量手术时，可以在有更好骨量的 21 牙位点植入种植体，改为 13、21、23 三点位的六单位固定桥，或 21、23 两种植位点带 11 的的四单位单端桥，附加 13 带 12 的单端桥。

3）修复后需要承担的𬌗力大小：当患者对颌已进行活动义齿修复时，其𬌗力相对较小，可以考虑适当减少种植体数量。

4）患者的费用考虑：考虑到患者的要求和费用预算，个别病例尽管有充足的骨量，也只能植入较少的种植体。若患者选择种植体支持的覆盖义齿修复，在外科阶段可能要削减一定的骨量，以便为覆盖义齿修复体创造更大的颌间距离。

（2）种植体分布的设计。

1）五边形牙弓：临床上常把上颌牙弓分为五段（五边），即双侧磨牙段、双侧前磨牙段和前牙段。原则上，在进行上颌无牙颌的种植体植入位点分布设计时，以上五段均应放置种植体。

2）牙弓形态考虑：上颌牙弓形态有三种，即方圆形、卵圆形和尖圆形。原则上，方圆形牙弓可以不在前牙区放置种植体，卵圆形牙弓需要在前牙区放置至少 1 颗种植体，尖圆形牙弓则需要在前牙区放置至少 2 颗种植体。

3）关键位点选择：上颌第一磨牙、尖牙和中切牙位点是𬌗力承受、传递及𬌗运动引导的关键牙位，原则上需要放置种植体。

4）后牙区两个单位以内的桥体跨度：在𬌗力正常时，后牙区两颗种植体支持的桥体跨度原则上不超过两个单位。

5）避免悬臂结构或减小悬臂长度：上颌悬臂梁的长度不应超过 10 mm。

6）共同就位道：种植体的上部基台间应具备共同就位道，以保证最终修复体的被动就位。

7）种植体分布对称：牙弓左右两侧的种植体植入位点应尽可能对称。当对称位点的骨量不足时，也应把种植体放置在满足骨量条件且距对称位点最近的位置上。

8）尽可能不植骨原则：在满足上述原则的条件下，应尽可能充分利用现有骨量，减少不必要的植骨需求。

（3）种植体植入位点的设计。

与牙列缺损相同，牙列缺失的种植位点设计首先需要遵循以下基本原则，包括：

1）骨结合条件下的种植体周足量骨包绕原则。

2）种植体与邻牙及重要解剖结构保持安全距离原则。

3）种植体与种植体保持安全距离原则。

4）种植体穿龈颈部软组织生物学宽度原则。

除以上基本原则外，无牙颌种植体植入位点的设计仍需考虑种植体和修复体的中心轴线一致的生物力学原则。但是，由于可采用个性化基台、复合基台和整体桥架设计，无牙颌对种植体轴向一致性的要求低于牙列缺损的单冠或固定桥修复，种植体与修复体的轴向之间有更大的宽容度。

2. 下颌无牙颌

（1）种植体数目的选择。

种植体支持的下颌固定桥一般需要植入 4~8 颗种植体。对于下颌无牙颌来说，影响种植体数目选择的因素和上颌基本相同。此外，在一些病例中，下牙槽神经管和颏孔可能会影响种植体数目的选择。

（2）种植体分布的设计。

1）三段分布设计：当双侧颏孔后方磨牙区域的骨量满足条件时，可放置 6~8 颗种植体。如果是 6 颗种植体，一般考虑修复到双侧下颌第一磨牙，其中在两侧颏孔间植入至少 4 颗种植体，两侧颏孔的远中分别植入 1 颗种植体，设计不带悬臂的短牙弓修复体，形成夹板式的一体式固定修复（图 9-3-5 A）或者三分段的固定修复（图 9-3-5 B）。如果是 8 颗种植体，则可考虑修复到双侧第二磨牙，以达到有效分散𬌗力，减少应力集中的目的。以上两种三段分布设计，都是按尖牙到尖牙的前牙段和两侧前磨牙到磨牙的后牙段来划分。

此外，当磨牙区骨量严重不足时，下颌骨两侧颏孔间的骨组织强度和硬度较高，弹性形变很小，在此范围内植入 4 颗种植体即可支持一体式固定桥，同时在远中设计悬臂结构（图 9-3-6 A）。悬臂的长度取决于下颌牙弓形态、种植体间距、种植体长度、种植体直径，以及种植体的分布。如果种植体呈直线排列，由于悬臂长度受限，一般为患者设计短牙弓的固定修复体，缩短悬臂（图 9-3-6 B）。

2）关键位点选择：下颌尖牙、前磨牙及第一磨牙是𬌗力承受、传递及𬌗运动引导的关键牙位，原则上需要放置种植体。

3）避免悬臂结构或减小悬臂长度：下颌悬臂的最大长度为 20 mm，一般情况应小于 15 mm。

4）共同就位道：需要保证种植体上方基台间的共同就位道，以保证最终修复体的被动就位。

5）种植体分布对称：在牙弓左右两侧放置种植体时，应尽可能放置在左右对称的位点上。如果对称位点骨量不足，应把种植体放置在满足骨量条件且距对称位点最近的位置上。

6）尽可能不植骨：在满足上述原则的条件下，应尽可能充分利用现有骨量，减少不必要的植骨需求。

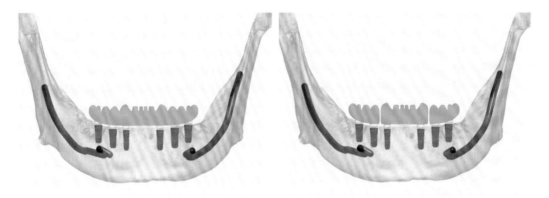

A. 两侧颏孔间植入 4 颗种植体，两侧颏孔的远中分别植入 1 颗种植体，设计不带悬臂的一体式固定修复体

B. 两侧颏孔间植入至少 4 颗种植体，两侧颏孔的远中分别植入 1 颗种植体，设计三分段的固定修复体

图 9-3-5　下颌无牙颌 6 颗种植体支持的固定桥的种植方案设计

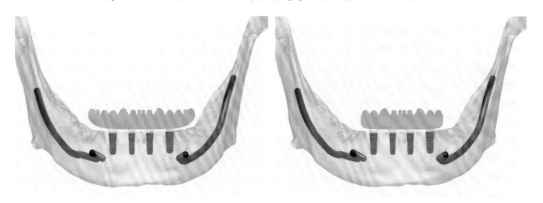

A. 两侧颏孔间植入 4 颗种植体，修复体远中设计成悬臂　B. 两侧颏孔间植入 4 颗种植体，修复体远中缩短悬臂结构

图 9-3-6　下颌无牙颌 4 颗种植体支持的固定桥的种植方案设计

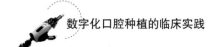

（3）种植体植入位点的设计。

同上颌无牙颌的种植体植入位点设计原则。

（二）种植体支持的桥架固定义齿修复

当患者上颌或下颌的垂直向修复空间距离为 12~15 mm，水平颌位关系基本正常，唇部饱满，不需要通过基托增加丰满度时，临床上常采用种植体支持的桥架固定义齿进行无牙颌修复。种植体支持的桥架固定义齿是夹板式的一体式固定修复体，通常需要采用复合基台，通过螺丝固位的方式将修复体与种植体连为一个整体。

1. 种植体支持的桥架固定义齿的特点

（1）通过粉红色龈瓷或树脂的复合式基底，补偿恢复丧失的软组织和硬组织，避免美学缺陷，减少因垂直向软硬组织重建带来的外科创伤和术后风险。

（2）采用具有角度补偿和带有一定聚合度的复合基台，联合 CAD/CAM 切削技术，因此上部修复体对共同就位道的包容度更大。

（3）上部修复桥架还可以在一定程度上调整上下颌间的矢状向关系。

2. 桥架设计对种植方案的影响

由于固定桥架设计具有以上特点，与种植体支持的固定桥义齿相比，固定桥架设计的种植体数目、分布和位点更为灵活，具体体现在以下几个方面。首先，在种植体数目的选择上，在充分利用现有骨量、尽可能减少植骨需求的前提下，至少植入 4 颗种植体。其次，在种植体植入位点或分布的设计上，当上颌无牙颌磨牙区的骨量不足时，可考虑将种植体沿上颌窦前壁斜行植入，或利用上颌结节（蝶骨翼突）斜行植入（图 9-3-7 A）；当下颌无牙颌磨牙区骨量不足时，可考虑将种植体沿颏孔前斜行植入（图 9-3-7 B）。最后，在种植体植入位点的设计上，参考虚拟修复体轴向设计但骨量不足时，在满足复合基台的角度范围前提下，可充分利用现有骨量进行种植体植入位点及轴向的设计。

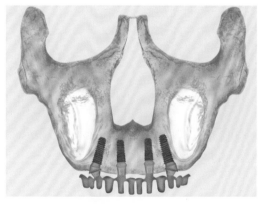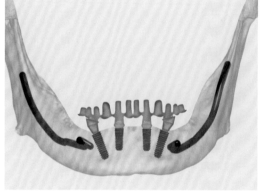

A. 上颌 All-on-4 设计   B. 下颌 All-on-4 设计

图 9-3-7   无牙颌种植体支持的桥架固定修复的 All-on-4 方案设计

3.设计悬臂应考虑的因素

无论是种植体支持的固定桥还是桥架固定义齿，当采用一体式固定修复体时，为了恢复更多的咀嚼功能，常常在修复体远中末端设计悬臂。悬臂的设计需要注意考虑以下因素：

（1）种植体数目。

种植体植入的数目越多、分布面积越大、种植体型号越粗越长，种植体能提供的有效𬌗力载荷和应力支撑就越大，因而可以适当增加悬臂的长度。但种植体呈线形排列时，应避免悬臂设计。

（2）牙弓形状。

尖形牙弓有利于种植体形成分散布局，相较于方形牙弓，可适当增加悬臂的长度。

（3）种植体的角度。

种植体的角度取决于种植体的植入方向是否垂直于预设的咬合平面。当种植体与咬合平面不垂直时，负载时种植体将承受较大的剪切力，此时应缩短悬臂的长度。

（4）骨质及骨量。

当骨的质量较差时，为避免骨吸收，需要缩短悬臂的长度。由于上颌的骨质较下颌疏松，上颌固定义齿的悬臂一般比下颌短。

（5）𬌗力。

当对颌𬌗力较大时，应缩短悬臂梁的长度。低下颌角的男性患者𬌗力较大，需要适当缩短悬臂的长度。与对颌牙是天然牙的情况相比，当对颌为局部活动义齿或全口活动义齿时，种植体支持的固定义齿所受到的𬌗力更低，可以适当增加悬臂的长度。

（6）AP距。

AP距为牙弓中每一侧最远端种植体的连线与最前端种植体中间连线之间的距离。如果种植体呈曲线排列，可以考虑设计悬臂，建议悬臂的长度不超过AP距的1.5倍。同时，悬臂的长度越短越好，下颌悬臂的最大值为20 mm，一般情况下应小于15 mm，上颌悬臂的长度不应超过10 mm。

（三）种植体支持的覆盖义齿

种植体支持的覆盖义齿的适用情况包括：①上下颌在垂直向关系和/或矢状向关系上出现中度或重度的不调；②患者唇侧饱满度不足，需要基托支撑；③患者剩余骨量不支持多颗种植体的植入；④患者因主客观因素无法采用骨增量方案；⑤患者不具备全口固定义齿修复的经济条件。出现上述情况时，种植体支持的覆盖义齿是无牙颌患者的合理选择。

1.种植体支持的覆盖义齿的附着体选择

根据种植体之间连接的状态不同，种植体支持的覆盖义齿可分为种植体独立固位覆盖

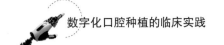

义齿和种植体夹板连接固位覆盖义齿。根据种植体上方为覆盖义齿提供固位和支撑的附着体不同，种植体支持的覆盖义齿又可分为球附着体、磁性附着体、杆卡附着体、套筒冠附着体和 Locator 附着体的种植覆盖义齿等。

不同附着体对于患者口内条件及种植体植入的具体要求不同。例如，当采用球附着体时，要求种植体间的长轴尽量平行，角度偏差不超过 15°，否则容易造成附着体的快速磨损。Locator 附着体是自固位附着体，对种植体间角度偏差的宽容度较大，可达 40°。当使用杆卡附着体时，在垂直向上，杆与根方牙龈的间隙要大于 2 mm，以便于种植体和杆的清洁，保持局部软组织的健康；在矢状向上，杆尽可能位于牙槽嵴顶正上方，以防止食物嵌塞，有助于保持口腔卫生，如果杆的位置偏后，将不利于唾液的流动，同时也影响舌的运动，从而造成患者不适；在水平方向上，杆应与两侧颞下颌关节的转动轴平行，否则在咀嚼过程中𬌗力容易向低的一侧传递，增加该处种植体的负荷。因此，当不同种植体植入位点的牙槽嵴高度差异较大时，需要调整基台高度，使杆的主体与颞颌关节转动轴平行。

当种植体数目越多时，覆盖义齿更倾向于种植体支持式，可选择非弹性的附着体，例如套筒冠附着体和切削杆附着体。该类附着体无缓冲结构，义齿被卡在附着体上无法晃动，活动度接近于零，可为上部修复体提供全方位的支持和稳定，𬌗力会完全传导至种植体上。这种情况下，种植体支持的覆盖义齿可减少上部覆盖义齿的基托面积，提高患者的舒适度。

当种植体数目较少时，覆盖义齿更倾向于黏膜支持式或黏膜 - 种植体混合支持式，此时应选择弹性附着体，例如球附着体、杆附着体、Locator 附着体和磁性附着体等。在咀嚼时，义齿能以附着体为中心旋转或下沉，将𬌗力传递至支持组织上。黏膜支持式覆盖义齿需要考虑增加上部覆盖义齿的基托面积，以减少种植体受力。

2. 种植体支持的上颌覆盖义齿

（1）种植体的数目。

无论是非夹板式还是夹板式，上颌的种植体支持覆盖义齿均需要放置 4~6 颗种植体。如果剩余牙槽嵴的解剖条件限制了种植体的直径和（或）长度，应该考虑将种植体的数目从 4 颗增加到 6 颗。临床上通常认为 6 颗以上种植体支持的上颌覆盖义齿是非常理想的方案。

（2）种植体的分布。

当患者骨量充足时，应将种植体尽可能对称地分布在双侧磨牙段、双侧前磨牙段、前牙段区域（图 9-3-8 A）。为了避免上颌窦提升手术，减少并发症和治疗费用等，也可只在上颌前牙段、双侧第一前磨牙之间植入种植体（图 9-3-8 B）。

3. 种植体支持的下颌覆盖义齿

（1）种植体的数目。

无论是非夹板式还是夹板式，下颌的种植体支持覆盖义齿均需要植入 2~5 颗种植体。

（2）种植体的分布。

种植体一般分布在两侧颏孔前及颏部正中联合区域。当植入 2 颗种植体并采用非夹板式覆盖义齿时（图 9-3-9 A），种植体需要尽可能远离颌骨中线位置，并尽量在基台上方排列 2 颗下颌前牙，以确保基台和附着体受到的是垂直向负荷，从而减少咀嚼运动时修复体的翘动风险。如果植入 2 颗种植体并采用夹板式覆盖义齿（图 9-3-9 B），对于尖圆形牙弓或者为了避免杆偏心放置，通常应将种植体放置在尖牙或尖牙近中。

如果植入 4 颗种植体，通常将种植体植在两侧颏孔之间（图 9-3-10 A）。下颌为尖圆形牙弓时，建议选择植入 4 颗种植体并连为一体（图 9-3-10 B）。对于尖圆形牙弓，连接杆可能影响到舌的功能，因此不宜采用杆卡设计。如果需要植入 3 颗或 5 颗奇数种植体，通常应在颏部正中联合处放置 1 颗，但须避让舌颏动脉。

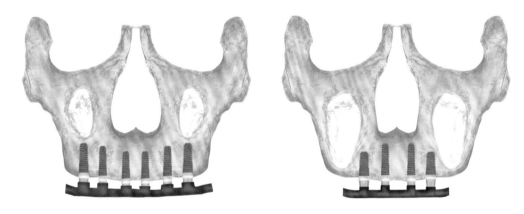

A. 在上颌前牙段、双侧前磨牙段、双侧磨牙段植入共 6　B. 在上颌前牙段、双侧第一前磨牙之间植入共 4 颗种植
颗种植体　　　　　　　　　　　　　　　　　　　　　体，可避免上颌窦提升手术

图 9-3-8　上颌 4~6 颗种植体支持的覆盖义齿

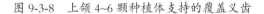

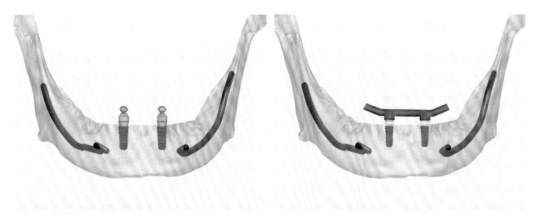

A. 2 颗种植体支持的非夹板式覆盖义齿　　　　　　　　B. 2 颗种植体支持的夹板式覆盖义齿

图 9-3-9　下颌 2 颗种植体支持的覆盖义齿

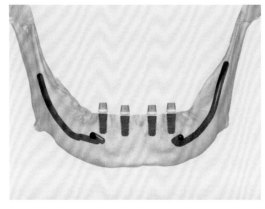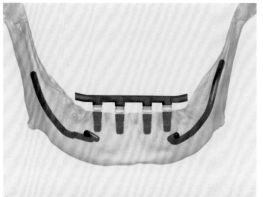

A. 4 颗种植体支持的非夹板式覆盖义齿   B. 4 颗种植体支持的夹板式覆盖义齿

图 9-3-10 下颌 4 颗种植体支持的覆盖义齿

第四节　无牙颌种植导板的误差分析

虽然骨支持式种植导板也可运用于无牙颌病例中，但它的就位往往需要大翻瓣以完全暴露骨面，并辅以固位钉进行固位，因此创伤相对较大，且对技术操作性要求高。在手术中，黏膜弹性和肌肉张力可能会干扰种植导板的就位，如果采取不翻瓣的术式，可能会导致种植体的位置不准确。但黏膜支持式种植导板可以实现不翻瓣种植，减少患者的不适感、手术时间和愈合时间。因此，在无牙颌病例中，黏膜支持式种植导板比骨支持式种植导板的需求更高。一项系统回顾性研究显示，黏膜支持式种植导板导致的平均顶端整体偏差为（0.67±0.34）mm~（2.19±0.83）mm，平均冠状面整体偏差为（0.6±0.25）mm~（1.68±0.25）mm，平均角度偏差为 2.6°±1.61°~4.67°±2.68°。由此可见，与自由手相比，数字化黏膜支持式种植导板在无牙颌病例中提供了更安全可靠的效果。

尽管黏膜支持式种植导板具有上述优势，但种植体虚拟规划和实际体内植入位置之间的偏差是必定存在的，使用者必须了解黏膜支持式种植导板的准确程度，熟悉可能影响准确性的因素。根据目前的研究结果，影响黏膜支持式种植导板准确性的因素包括医生经验、骨密度、黏膜厚度，以及固位钉的使用等。

（一）医生经验

在黏膜支持式种植导板引导种植体植入过程中，种植体放置的准确性受种植医师技术水平的影响。范（Van）等进行的一项随机对照研究分析了无经验与经验丰富的医师的种植体植入准确性，结果表明无经验医师的种植体植入角度偏差大于有经验医师。此外，卡塞塔（Cassetta）等进行的随机对照研究发现，有经验的医师能获得更好的种植体颈部及根尖的位点准确性。因此，缺乏种植经验的医师应在接受全面培训并充分练习后再开展此类手术，以减少种植导板使用误差和种植手术并发症的发生。

（二）骨密度

种植部位骨密度过高或过低都可能导致种植体植入角度和深度的偏差。Cassetta 等的研究表明，种植体最终植入位置通常浅于术前设计时的植入深度，最大差值为 1.7 mm，此时骨密度为 777.30 Hu。此外，在配合使用种植导板的种植手术中，钻针可能向骨密度低的一侧发生偏移。因此，术者应在术前 CBCT 中测量患者骨密度，选择松质骨与密质骨比例适宜的种植位点，以减少种植手术误差。

（三）黏膜厚度

奥奇（Ochi）等认为种植体植入部位的黏膜厚度与种植体根尖的偏差呈正相关，即黏膜越厚，种植体根尖发生偏差的可能性越大，这一结论得到了 Cassetta 等研究的支持。Cassetta 等研究发现，与非吸烟者相比，吸烟者的黏膜较厚，影响种植导板的稳定性，导致种植体根尖的植入偏差增加。同时，植入部位的黏膜厚度与种植体偏差程度之间存在显著的相关性，黏膜厚度每增加 1 mm，偏差平均增加 0.41 mm。

（四）固位钉的使用

种植导板的就位与稳定是影响无牙颌种植手术的一个重要因素。Cassetta 等研究分析表明，与未使用固位钉的种植导板相比，在配合使用固位钉的种植导板引导下的种植体植入准确度更高，且二者之间的角度偏差具有显著的统计学差异。如果手动固定种植导板，钻孔的另一侧往往会产生轻微的翘动，比如在磨牙区钻孔时，若手动固定种植导板前侧可能导致远中部分发生翘动。因此，在临床手术中，使用黏膜支持式种植导板引导的无牙颌种植手术，应至少使用 3 颗呈三角形排列的固位钉，以起到足够的固定作用，从而提高种植导板就位精度和稳定性，并避免种植体植入时损伤下牙槽神经等重要解剖结构。

扫码观看视频
无牙颌种植手术

参考文献

1. 林野 . 口腔种植学 [M]. 北京 : 北京大学医学出版社 , 2014.
2. 陈江 , 张思慧 . 无牙颌种植修复的数字化临床诊疗流程 [J]. 口腔医学研究 , 2020, 36(3): 193-198.

3. JUNG SW, FAN YQ, LEE C. Digital workflow for edentulous patients with implant-supported fixed prostheses: a fully digital technique[J]. Dent J (Basel), 2022, 10(9): 174.

4. SEO C, JUODZBALYS G. Accuracy of guided surgery via stereolithographic mucosa-supported surgical guide in implant surgery for edentulous patient: a systematic review[J]. J Oral Maxillofac Res, 2018, 9(1): e1.

5. CAROSI P, LORENZI C, LIO F, et al. Accuracy of computer-assisted flapless implant placement by means of mucosa-supported templates in complete-arch restorations: a systematic review[J]. Materials (Basel), 2022, 15(4): 1462.

6. 陈子强, 周文娟, 任静宜, 等. 数字化导板辅助下中老年患者全口种植固定修复的长期临床效果观察 [J]. 中华口腔医学杂志, 2020, 55(11): 864-870.

7. OCHI M, KANAZAWA M, SATO D, et al. Factors affecting accuracy of implant placement with mucosa-supported stereolithographic surgical guides in edentulous mandibles[J]. Comput Biol Med, 2013, 43(11): 1653-1660.

8. KAUFFMANN P, RAU A, ENGELKE W, et al. Accuracy of navigation-guided dental implant placement with screw versus hand template fixation in the edentulous mandible[J]. Int J Oral Maxillofac Implants, 2018, 33(2): 383-388.

9. 庞鸿娟, 江鹭鹭, 赵宝红. 无牙颌种植覆盖义齿修复设计与并发症 [J]. 中国实用口腔科杂志, 2020, 13(12): 715-720.

10. VAN DE WIELE G, TEUGHELS W, VERCRUYSSEN M, et al. The accuracy of guided surgery via mucosa-supported stereolithographic surgical templates in the hands of surgeons with little experience[J]. Clin Oral Implants Res. 2015, 26(12): 1489-1494.

11. CASSETTA M, BELLARDINI M. How much does experience in guided implant surgery play a role in accuracy? A randomized controlled pilot study[J]. Int J Oral Maxillofac Surg, 2017, 46(7): 922-930.

12. VINCI R, MANACORDA M, ABUNDO R, et al. Accuracy of edentulous computer-aided implant surgery as compared to virtual planning: a retrospective multicenter study[J]. J Clin Med, 2020, 9(3): 774.

13. 陈宋洁, 倪凌晨, 赵翚. 数字化导板引导无牙颌种植手术的效果观察 [J]. 浙江医学, 2020, 42(22): 2433-2434; 2438; 2488.

14. D'HAESE J, DE BRUYN H. Effect of smoking habits on accuracy of implant placement using mucosally supported stereolithographic surgical guides[J]. Clin Implant Dent Relat Res, 2013, 15(3): 402-411.

15. 高洁, 马康杰, 姜雅萍, 等. 全程导板辅助无牙颌种植的精度研究 [J]. 精准医学杂志, 2021, 36(2): 119-122.

第十章　数字化精准牙槽骨骨增量技术

由于牙缺失后牙槽骨组织会迅速发生吸收和改建，部分种植病例会面临软硬组织量不足的复杂情况，需要在种植同期或分期进行骨组织重建手术，即骨增量手术。临床上常用的骨增量技术包括引导骨再生技术（guided bone regeneration，GBR）、骨劈开技术、外置法植骨术（Onlay 植骨）等。无论是何种外科技术，在进行临床实践之前，种植医生都必须清楚知晓应用该技术的理想目标，正如同种植技术以"以修复为导向"作为理想目标一样。在口腔种植领域，数字化技术的引入，不仅可实现种植体植入位点的精准设计与执行，对于骨增量技术同样具有实现精准设计与执行的作用。本章将立足于骨增量技术的理想目标，以具体病例阐述数字化技术在骨增量手术中的临床应用。

第一节　骨增量的理想目标与数字化优势

一、骨增量的理想目标

构建出健康、足量、稳定的"活骨"是所有骨增量技术的理想目标。为了实现以上理想目标，临床上主要从以下三个方面进行努力。首先，实现"量"的目标，即保证植入正常直径与长度的种植体后，种植体周围有足够的骨量包绕，确保种植体"以修复为导向"的植入和初期稳定性。其次，实现"型"的目标，即尽可能恢复健康的天然牙槽骨骨弓外形轮廓，确保种植修复后的美学效果。最后，实现"质"的目标，即增量空间的内含物是有血供、有骨单位结构的健康骨组织，确保所扩增骨组织的生物活性与长期稳定性。以上"量""型""质"的要求是能否实现骨增量理想目标的三个验证标准。一方面，三者间相互共存，缺一不可；另一方面，三者的实现难度不同，一般从"量"到"型"再到"质"，难度逐级递增。目前临床上对于一些不利型较大范围的骨缺损病例往往难以达到三者的统一实现，这正是困扰大多数种植医生的难点。

上述困境的根源在于，骨增量的实质是骨组织的再生，而骨再生对局部成骨的环境要求较高，需要满足两个基本条件，其一，再生部位需要有足量的血供；其二，再生过程中需要保证充分的成骨空间维持能力。为了创造并维持这两个基本条件，种植医生在进行骨增量操作时需要严格遵循"PASS"原则。"PASS"是四项原则的简称，即创口的一期愈合（primary wound close）、血管化（angiogenesis）、空间维持（space maintenance），以及植骨材料的稳定（stabilization）。在传统骨增量手术中，医生主要凭借主观经验来确定是否达到"PASS"原则，可能影响植骨效果的精确性和可预期性。数字化技术的引入可精准量化成骨空间和植骨材料形态，有利于实现空间维持和植骨材料的稳定性，但如何促进血管化仍是尚待解决的难题。本章中的数字化精准骨增量，很大程度上是指"量"和"型"的精准，而对于"质"的实现，仍有待骨组织工程技术的进一步发展。

二、数字化技术在骨增量中的优势

在传统骨增量手术中，医生需要根据术前 CBCT 测量，经验性判断植骨范围和植骨量，难以实现骨增量效果与未来种植修复的对应分析。也就是说，植骨效果很可能脱离"以修复为导向"的种植理想目标。与传统方式相比，引入数字化技术后的骨增量手术具备以下优势：

（1）可实现详细的术前规划和预期结果的虚拟评估，使植骨目标与种植目标相统一。

（2）种植医生可根据患者的具体情况，个性化选择骨移植材料。

（3）可制备具有最佳匹配性、精确性及稳定性的个性化骨移植物。

（4）可缩短手术时间，减少并发症。

（5）可减少患者不适感，提高患者的体验感。

第二节　牙槽骨缺损的数字化评估与虚拟重建

一、牙槽骨缺损的临床分级

根据能否同期植入种植体以及植入后种植体的暴露量，临床上通常将牙槽骨的缺损分为 0—5 级（图 10-2-1）。

0 级：拔牙窝愈合后，牙槽骨存在轻微的水平向吸收，尽管满足"以修复为导向"的种植体植入条件，但在美学区往往可能还是需要骨增量手术以恢复牙弓轮廓。

1 级：在拔牙窝骨壁完整的Ⅰ型或Ⅱ型种植病例中，种植体与牙槽窝内壁间存在骨缺损间隙。

2级：种植体植入后唇侧存在一定的骨开裂，但骨缺损区的近远中自体骨可为骨移植材料提供良好的空间稳定性。

3级：种植体植入后唇侧存在较大的骨开裂，骨缺损区的近远中自体骨无法为骨移植材料提供良好的空间稳定性。

4级：牙槽骨存在严重的水平向吸收，在"以修复为导向"的设计下无法保证种植体植入后的初期稳定性，种植体不能同期植入。

5级：牙槽骨存在严重的垂直向吸收，在"以修复为导向"的设计下无法保证种植体植入后的初期稳定性，种植体不能同期植入。

可见，从牙槽骨缺损0级到5级，骨增量难度逐级增大。一般3—5级病例都可以考虑应用数字化骨增量技术，以提高手术效果的可预期性。

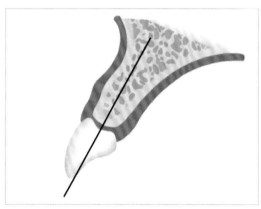

A. 0级骨缺损

B. 0级骨缺损的植骨范围

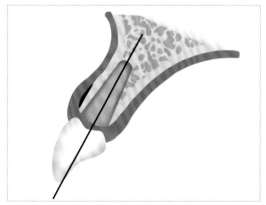

C. 1级骨缺损

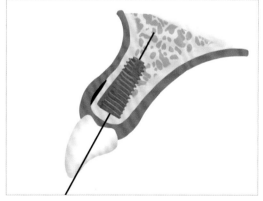

D. 1级骨缺损的植骨范围

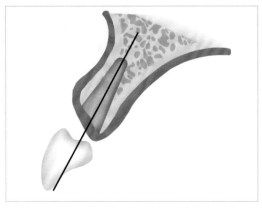

E. 2 级骨缺损

F. 2 级骨缺损的植骨范围

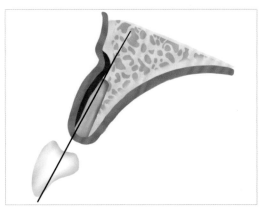

G. 3 级骨缺损

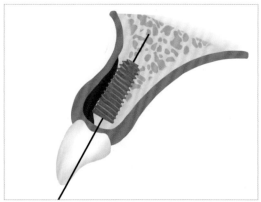

H. 3 级骨缺损的植骨范围

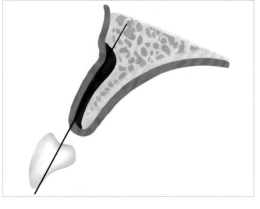

I. 4 级骨缺损

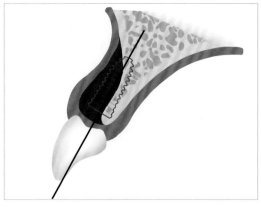

J. 4 级骨缺损的植骨范围

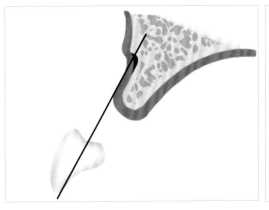

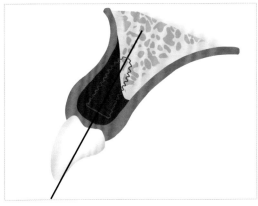

K. 5 级骨缺损

L. 5 级骨缺损的植骨范围

图 10-2-1　牙槽骨缺损分级及相应植骨范围

二、"以修复为导向"的牙槽骨缺损的数字化评估步骤

在种植修复病例中，骨缺损的诊断与评估均基于"以修复为导向"的种植位点原则，因此，牙槽骨缺损的数字化评估与增量设计仍需要遵循此原则，具体表现为：以最终理想修复体的形态和空间位置指导种植体在牙槽骨的理想三维空间位置，进而在种植体位于理想三维空间位置的基础上可视化评估牙槽骨缺损的范围。"以修复为导向"的牙槽骨缺损的数字化评估主要步骤如下：

（1）通过虚拟设计虚拟评估、虚拟设计现实评估及现实设计虚拟生成等几种数字化修复体设计方式，生成最终理想的修复体（图 10-2-2 A）。

（2）利用种植导板设计软件，配准对齐并拟合患者的口扫数据和 DICOM 数据，并根据"以修复为导向"的种植原则在数字化种植导板软件中进行种植体颌骨精准位点的设计（图 10-2-2 B）。

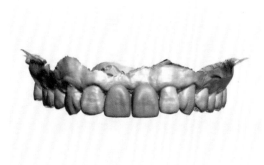

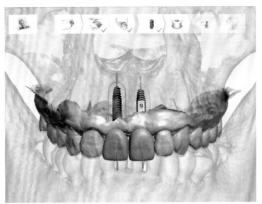

A. 最终理想的修复体设计

B. 种植体颌骨精准位点的设计

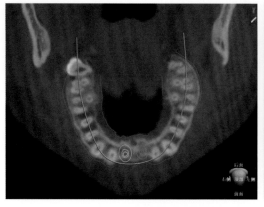 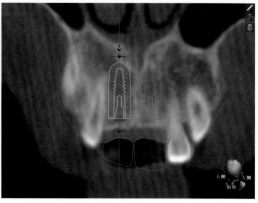

C. 三维重建模型中种植体暴露区域的观察与评估（水平 面） | D. 三维重建模型中种植体暴露区域的观察与评估（冠状 面）

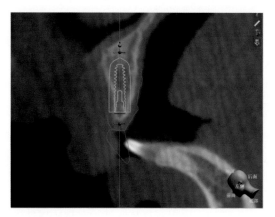

E. 三维重建模型中种植体暴露区域的观察与评估（矢状 面）

图 10-2-2　"以修复为导向"的数字化牙槽骨缺损的评估

（3）在种植导板设计软件中，通过对水平面、冠状面及矢状面的二维截面（图 10-2-2 C—图 10-2-2 E），以及三维重建模型中种植体暴露区域的观察，进行牙槽骨缺损部位及范围的初步评估。

三、牙槽骨缺损的虚拟重建步骤

牙槽骨缺损的虚拟重建是建立在"以修复为导向"的种植位点牙槽骨数字化评估基础上，即在完成牙槽骨缺损的数字化评估后，将生成的种植体的设计规划数据转移到相关三维建模软件中，此时术者便可根据种植体的三维空间位点判断其周围骨量，明确需要骨增量的范围和形态，并且精确计算植骨材料的大小和体积。牙槽骨缺损虚拟重建的步骤如下：

（1）打开三维建模软件（如 Mimics、Geomagic、3-Matic、SolidWorks 等）并将 CBCT 数据的 DICOM 文件导入，通过阈值划分，生成患者牙槽骨缺损的三维模型（图 10-2-3 A）。

（2）将患者牙列的光学模型与修复体设计数据导入上述三维建模软件，并与牙槽骨缺损模型拟合（图 10-2-3 B）。根据数字化牙槽骨缺损评估中的种植体规划方案，在三维建模软件中再次于牙槽骨相同位置虚拟植入同种种植体（图 10-2-3 C）。

（3）根据种植体的三维空间位置，并参考牙槽骨缺损位置邻近余留牙的牙槽骨弓轮廓，利用软件中的雕刻工具对拟行骨增量手术的骨缺损区逐层堆塑骨组织，虚拟重建骨增量的初步形态与范围，尽量与邻牙骨弓轮廓协调一致，并保证种植体完全被骨组织包绕。为减少术后植骨材料的吸收，可将骨增量重塑做适当的放量设计，但不得过多超出正常牙槽骨弓轮廓范围。堆塑完成后，可对重建的骨增量区域进行一定修整，如光滑处理等，保证其轮廓连续（图 10-2-3 D）。

（4）对虚拟重建的骨增量区域进行测量，主要包括水平向距离、垂直向距离及种植体颊舌侧的骨壁厚度，并利用软件自动计算重建骨块的体积大小（图 10-2-3 E）。

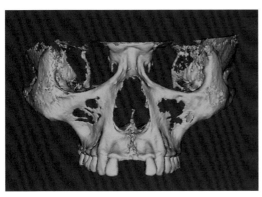

A. 生成患者牙槽骨缺损的三维模型

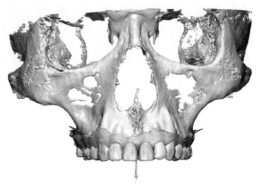

B. 牙列光学模型、修复体设计数据与牙槽骨缺损模型拟合

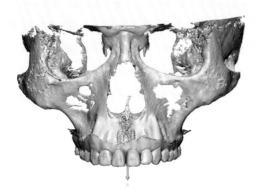

C. 根据数字化牙槽骨缺损评估中的种植体规划方案，在牙槽骨相同位置虚拟植入同种种植体

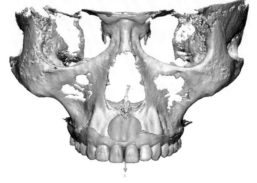

D. 骨增量范围的虚拟精准重建

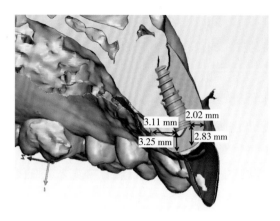

E. 矢状面上对精准植骨范围的相关数值测量

图 10-2-3　牙槽骨缺损虚拟重建的步骤

第三节　数字化骨增量的流程与临床应用

一、数字化骨增量的流程

在利用数字化技术进行骨增量方案的精准设计时，必须满足"以修复为导向"的种植原则。因此，与不需要植骨的病例相同，数字化骨增量的流程如下：

（1）首先根据患者的具体情况，设计出最终理想修复体的形态与位置，并在此基础上在虚拟界面规划出种植体的理想位置。

（2）在确定了种植体的三维坐标后，在虚拟界面计算出理想骨增量效果的"量"和"形"，即精准确定植骨的空间范围。

（3）利用数字化"虚"与"实"的转化技术，即 CAD/CAM 和 3D 打印技术，制作出精准执行骨增量目标的个性化外科手术工具。计算机辅助设计与制造（computer-aided design and manufacturing，CAD/CAM）是一种减法技术，即通过研磨或切削初始块状物等方法得到与植骨空间范围精准吻合的个性化植入材料。而 3D 打印是一种加法技术，即用一层一层的原材料叠加构建出具有个性化形状的植入材料。利用上述两种技术，在手术开始前就可在体外获得能够精准维持植骨空间（如 3D 钛网）或占据植骨空间（如 3D 块状植骨）的装置或材料。

（4）最终将上述装置或材料应用到临床骨增量手术中，即可指导医生精准控制操作细节，实现植骨空间的有效维持，促进新生骨的长期稳定。

二、数字化骨增量的临床应用

（一）3D数字化个性钛网的设计与临床应用

钛网是常用于GBR的不可吸收膜，具有支撑维持成骨空间的作用。市面上的成品钛网为预制成型，无法满足患者的个性化需求，常常需要医生在术前或术中根据患者的具体解剖特点进行经验性修整塑形（图10-3-1）。当成品钛网在牙槽骨上就位时，常常难以与骨面贴合，导致钛网稳定性不佳。同时，当钛网与邻牙位置关系不当或边缘锐利不贴合时，容易刺激表面黏膜，导致钛网在术后愈合过程中暴露于口腔。此外，成品钛网难以准确控制成骨空间，当成骨空间预留过大时将难以保证创口的无张力缝合，钛网暴露风险高。大量研究表明，成品钛网的暴露率可达20%~50%。

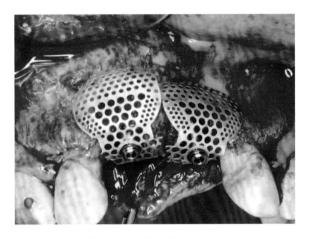

图10-3-1 成品钛网的应用

数字化技术的引入实现了3D数字化个性钛网的制作，能够在很大程度上解决以上成品钛网在临床应用的常见问题。

1. 3D数字化个性钛网的设计原则

3D数字化个性钛网的设计应当遵循以下原则：

（1）边缘轮廓线设计：3D数字化个性钛网的边缘轮廓线需要保持连续、平滑，紧密接触骨增量邻近区域的皮质骨表面。

（2）固位设计：钛网边缘应设计固位钉孔，其中唇颊侧应设计至少2个钉孔，舌腭侧则需要根据钛网的舌腭侧面积及稳定性决定是否添加固位钉孔。

（3）保护原则：钛网设计应当避让穿出骨面的神经束，钛网固位钉孔的设计需要保护神经管、邻牙、鼻腔及上颌窦。

下面将以前牙高风险患者的3D数字化个性钛网植骨为例，介绍3D数字化个性钛网的

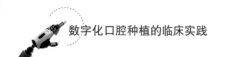

设计、制作及临床应用过程。

2. 3D 数字化个性钛网的数字化设计与制作

（1）理想修复效果的设计与评估。

获取患者口内软硬组织数字化信息，进行理想修复效果的数字化设计与虚拟评估，再将医患认可的修复体效果通过 3D 切削方式生成现实可见的树脂冠，并将其戴入患者口内进行现实条件下的评估（图 10-3-2）。

（2）种植位点及骨增量的数字化规划设计。

利用种植导板软件，按"以修复为导向"的种植原则设计出理想种植体植入位点（图 10-3-3 A，图 10-3-3 B）。进而将种植导板软件设计的排牙数据和种植位点数据导入 Mimics 骨增量设计软件，按照满足种植体周骨量包绕和前牙美学骨弓轮廓的要求，精准设计骨增量范围（图 10-3-3 C—图 10-3-3 H）。

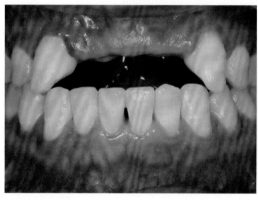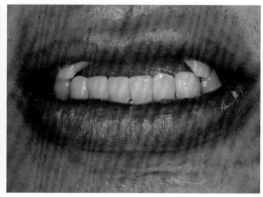

A. 患者口内照。示: 11、12、21、22 连续四颗门牙缺失，B. 患者微笑相。示: 中位笑线
牙龈生物型为中厚龈型，覆𬌗覆盖基本正常

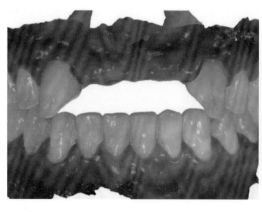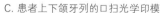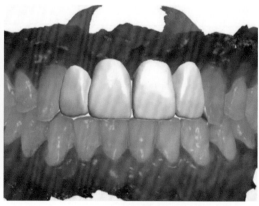

C. 患者上下颌牙列的口扫光学印模　　　　　　D. 缺失前牙修复效果的数字化设计

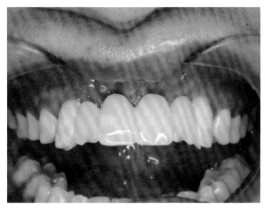

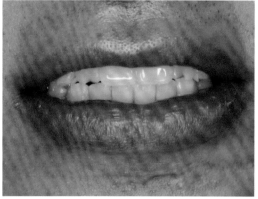

E. 患者戴入树脂冠的口内照

F. 患者戴入树脂冠的微笑相

图 10-3-2　理想修复效果的设计与评估

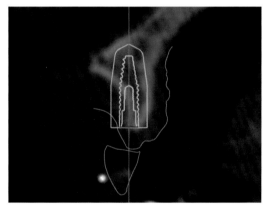

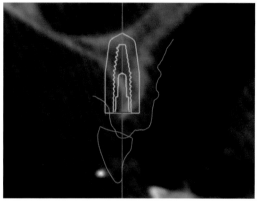

A. 按"以修复为导向"进行 12 种植体的理想位点设计。示: 12 种植体颈部没有骨包绕, 骨量不足情况严重

B. 按"以修复为导向"进行 22 种植体的理想位点设计。示: 22 种植体颈部没有骨包绕, 骨量不足情况严重

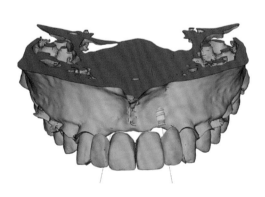

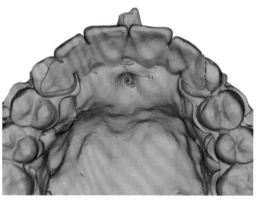

C. 在 Mimics 骨增量设计软件中, 导入种植导板软件设计的排牙数据和种植位点数据后的正面观

D. 在 Mimics 骨增量设计软件中, 导入种植导板软件设计的排牙数据和种植位点数据后的𬌗面观

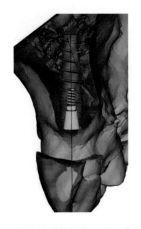 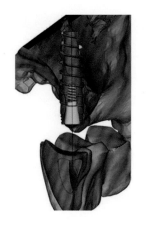

E. 在 Mimics 骨增量设计软件中，导入排牙数据和种植位点数据后的侧面观。示：12 矢状截面下种植体颈部没有骨包绕，骨量不足情况严重

F. 在 Mimics 骨增量设计软件中，导入排牙数据和种植位点数据后的侧面观。示：22 矢状截面下种植体颈部没有骨包绕，骨量不足情况严重

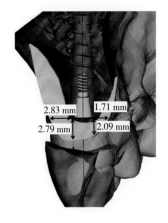 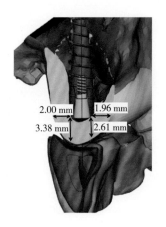

G. 在 Mimics 骨增量设计软件中，按照满足种植体周骨量包绕和前牙美学骨弓轮廓的要求，精准设计 12 种植位点骨增量范围的侧面观。示：12 种植体颈部唇侧需要增加的骨量厚度为 2.83 mm，颈部舌侧需要增加的骨量厚度为 1.71 mm，种植体冠方唇侧需要增加的骨量厚度为 2.79 mm，冠方舌侧需要增加的骨量厚度为 2.09 mm

H. 在 Mimics 骨增量设计软件中，按照满足种植体周骨量包绕和前牙美学骨弓轮廓的要求，精准设计 22 种植位点骨增量范围的侧面观。示：22 种植体颈部唇侧需要增加的骨量厚度为 2.00 mm，颈部舌侧需要增加的骨量厚度为 1.96 mm，种植体冠方唇侧需要增加的骨量厚度为 3.38 mm，冠方舌侧需要增加的骨量厚度为 2.61 mm

图 10-3-3　种植位点及骨增量的规划设计

（3）3D 数字化个性钛网的设计与制作。

在 Mimics 骨增量设计软件中，按照图 10-3-3 精准设计的骨增量范围生成骨增量后牙槽骨的外形和体积，而后按增量范围的外形轮廓设计生成 3D 数字化的个性钛网形态，再通过选择性激光金属粉末打印技术生成 3D 数字化个性钛网，最后进一步对表面进行机械处理（图 10-3-4）。

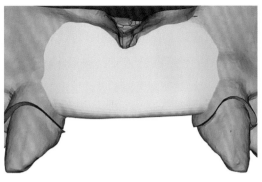

A. 在 Mimics 骨增量设计软件中，按照图 10-3-3 精准设计的骨增量范围，生成骨增量后的外形轮廓效果的正面观

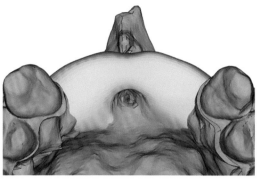

B. 在 Mimics 骨增量设计软件中，按照图 10-3-3 精准设计的骨增量范围，生成骨增量后的外形轮廓效果的殆面观

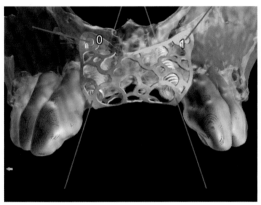

C. 3D 数字化个性钛网的正面观。根据虚拟精准设计的骨增量的外形和体积，利用软件虚拟生成和骨增量范围、轮廓一致的 3D 数字化个性钛网形态

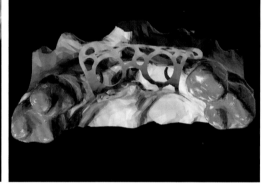

D. 3D 数字化个性钛网的殆面观

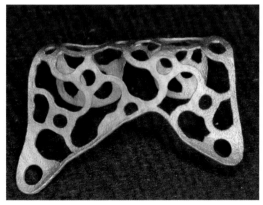

E. 选择性激光金属粉末打印及后期表面机械处理后的 3D 数字化个性钛网

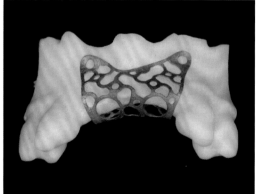

F. 将 3D 数字化个性钛网放置于上颌模型上

图 10-3-4　3D 数字化个性钛网的设计与制作

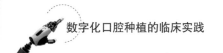

3. 3D 数字化个性钛网的临床应用

在临床骨增量手术中，将 3D 数字化个性钛网放置于患者口内，并用钛钉或膜钉将其固定，在完成黏骨膜充分减张后，进行充分精准地植骨。为了提高成骨质量，骨粉中需要按 1∶1 的比例加入患者自体骨。完成植骨后，在植骨材料和钛网表面覆盖能屏蔽软组织长入的可吸收生物膜以及能促进切口软组织再生的富血小板纤维蛋白膜（platelet-rich fibrin，PRF）。最终在无张力的状态下精准对位缝合牙龈软组织切口（图 10-3-5）。

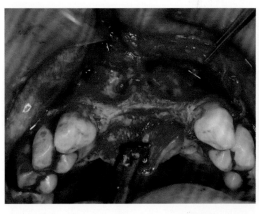
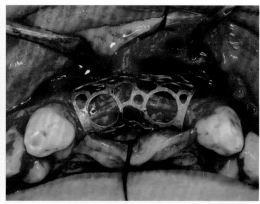

A. 术中翻开黏骨膜瓣。示：缺牙区域水平向骨量明显不足

B. 3D 数字化个性钛网就位。示：3D 数字化个性钛网精准就位并有效维持植骨空间

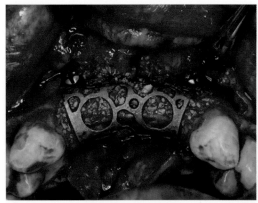
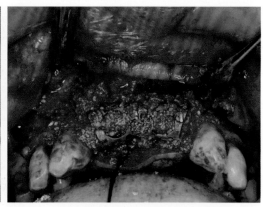

C. 3D 数字化个性钛网维持空间内植入植骨材料和自体骨混合的骨替代材料

D. 在 3D 数字化个性钛网的支撑下充分精准植骨

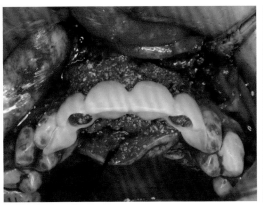
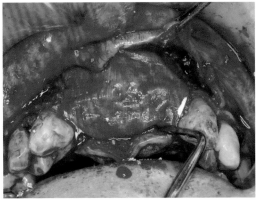

E. 植骨完成后戴入树脂冠。从殆面检验植骨效果，判断 F. 覆盖生物膜
是否恢复前牙区的理想轮廓

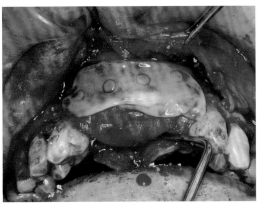
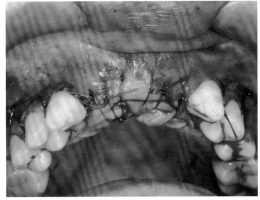

G. 覆盖富血小板纤维蛋白膜（platelet-rich fibrin， H. 无张力的状态下精准对位缝合切口
PRF）

图 10-3-5　3D 数字化个性钛网在前牙骨缺损复杂病例中的应用

扫码观看视频
常规植骨手术

扫码观看视频
钛网植骨手术

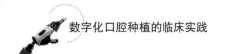

（二）数字化个性植骨导板的设计与临床应用

对于需要进行GBR（此处特指颗粒状植骨材料配合使用可吸收生物膜）的骨增量病例，如果采用传统方式，由于植入骨移植材料的操作完全由医生依靠经验进行，且骨移植材料植入后一般比较松散，抗压性差，因此无法获得理想的植骨形态且难以维持稳定的成骨空间，从而常出现成骨效果欠佳的情况。而在数字化个性植骨导板指导下可以获得稳定的成骨空间并保持良好的骨增量形态，大大提高精准骨增量效果的可能性。下面将以上前牙高风险患者的数字化个性植骨导板应用为例，介绍数字化个性植骨导板的设计、制作及临床应用过程。

1. 数字化个性植骨导板的设计与制作

基于"以修复为导向"的种植位点原则，数字化个性植骨导板设计过程与3D数字化个性钛网类似。在完成理想修复效果的设计与评估后，进行种植位点及骨增量的数字化规划设计，然后进行数字化个性植骨导板的设计（图10-3-6），通过3D打印技术制备出实物用于临床。

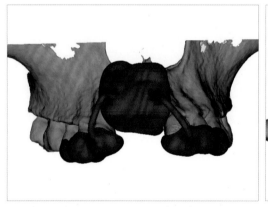

A. 数字化设计的牙支持式个性植骨导板的正面观　　B. 数字化设计的牙支持式个性植骨导板的𬌗面观

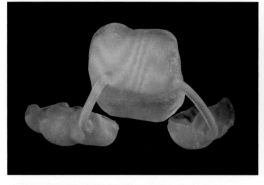
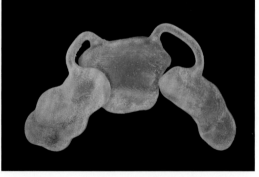

C. 打印完成的牙支持式个性植骨导板的正面观　　D. 打印完成的牙支持式个性植骨导板的𬌗面观

图 10-3-6　数字化个性植骨导板的设计与制作

2. 数字化个性植骨导板的临床应用

在临床骨增量手术中，将牙支持式的数字化个性植骨导板在患者口内进行试戴，确认其能够准确就位。取下植骨导板，再将植骨材料和自体骨混合（骨替代材料）并填入植骨导板进行塑形，达到充分精准植骨的目的。然后在植骨材料表面覆盖可吸收生物膜，最终在无张力的状态下精准对位缝合牙龈软组织切口（图 10-3-7）。

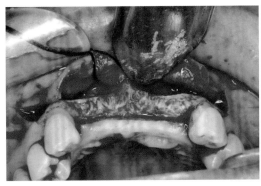

A. 术中翻开黏骨膜瓣。示：缺牙区域水平向骨量明显不足

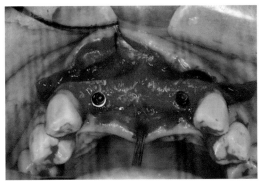

B. 植入种植体

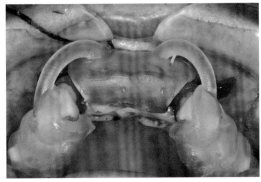

C. 植骨导板试戴，精准就位

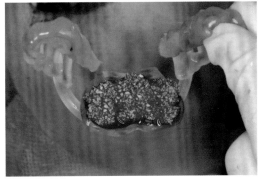

D. 将植骨材料和自体骨混合的骨替代材料填入植骨导板进行塑形

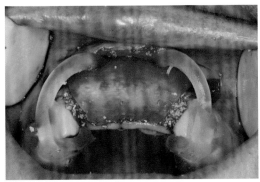

E. 将填入骨替代材料的植骨导板就位于骨缺损区

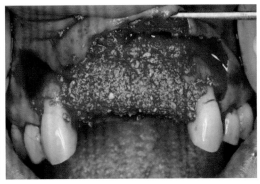

F. 在植骨导板辅助下精准植骨

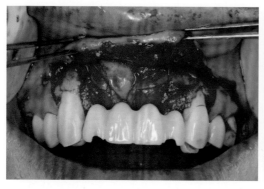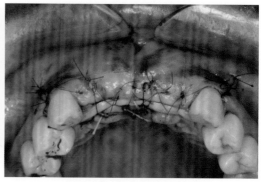

G. 覆盖生物膜并戴入树脂冠，对骨增量的效果进行初步　H. 在无张力的状态下精准对位缝合切口
评价

图 10-3-7　数字化植骨导板在前牙骨缺损复杂病例中的应用

（三）数字化个性截骨导板的设计与临床应用

在自体骨移植手术中，往往需要根据受植区骨缺损范围确定取骨范围。传统的自体骨制备手术是通过受植区粗略测量和记号笔轮廓标记来确定取骨范围，测量和标记往往不够精确，难以得到精准的骨块。利用数字化骨增量软件，虚拟重建骨增量模型并与供区颌骨拟合，生成精准指导截骨的牙支持式截骨导板，再利用 3D 打印技术即可获得实体的数字化个性截骨导板，这样既提高了截骨的精确性，又减少了对患者不必要的创伤。下面将以数字化个性截骨导板辅助下的 Onlay 自体骨移植病例为例，介绍数字化个性截骨导板的设计、制作及临床应用过程。

1. 数字化个性截骨导板的设计与制作

基于"以修复为导向"的种植位点原则，数字化个性截骨导板的设计过程与 3D 数字化个性钛网类似，即依次进行理想修复效果的设计与评估、种植位点及骨增量的数字化规划设计，以及数字化个性截骨导板的设计与制作（图 10-3-8）。

2. 数字化个性截骨导板的临床应用

在临床骨增量手术中，将牙支持式的数字化个性截骨导板戴入患者口内，在截骨导板辅助下用超声骨刀进行精准截骨，获得颏部自体骨块并植入供区固定，进行充分精准地植骨。然后在植骨材料表面覆盖可吸收生物膜，最终在无张力的状态下精准对位缝合牙龈软组织切口（图 10-3-9）。

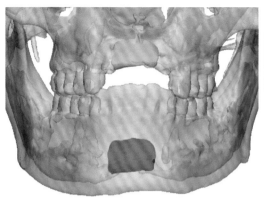 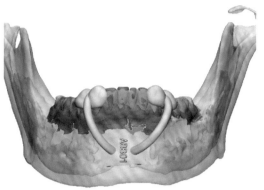

A. 在 Mimics 骨增量设计软件中，生成骨增量后的外形轮廓（蓝色区域）和截骨区域（红色区域）（注：截骨区域是按植骨范围大小精准设计而来，即先生成植骨区域，再将其融合到颏部截骨区域，得到精准的截骨导板范围）

B. 根据虚拟精准设计的骨增量的外形和体积，利用软件虚拟生成与骨增量范围、轮廓一致的数字化截骨导板

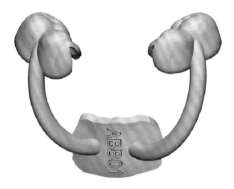 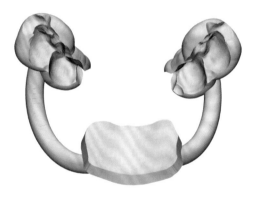

C. 虚拟生成的数字化截骨导板的正面观

D. 虚拟生成的数字化截骨导板的舌面观

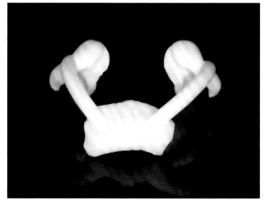 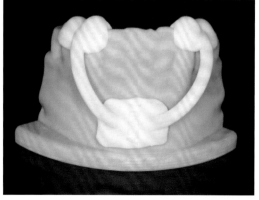

E. 3D 打印成型的数字化截骨导板

F. 将 3D 打印成型的数字化截骨导板放置于下颌模型上

图 10-3-8　数字化截骨导板的设计与制作

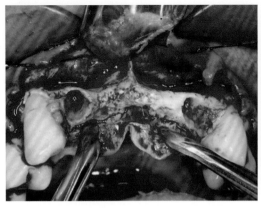 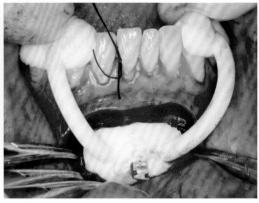

A. 术中翻开黏骨膜瓣。示: 缺牙区域水平向骨量明显不足　B. 牙支持式截骨导板精准就位于口内指导截骨

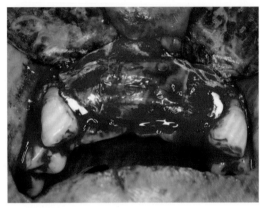 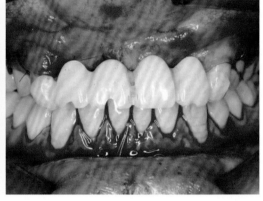

C. 覆盖生物膜　　　　　　　　　　　　　　　　D. 在无张力的状态下精准对位缝合植骨供区与受区

图 10-3-9　数字化截骨导板在上前牙骨缺损复杂病例中的应用

第四节　基于数字化技术的 SMART 植骨流程

骨愈合是一个相对漫长的生理过程,在此期间移植物将受到多种主客观因素的影响,例如个体愈合能力、口腔微生物、吸烟、咀嚼干扰、唇肌压迫等。骨增量的不可预期性不仅体现在医生的手术技巧上,还与后期愈合的复杂干扰因素有关。虽然数字化技术的引入可以在很大程度上提高骨增量的可预期性,但一次性的数字化辅助仅能保证手术当天精准地实现预期目标,并不能完全阻止愈合过程中移植物或新生骨的改变与吸收,使后续过程再次陷入不可预期的迷雾。

一般情况下，如果第一阶段所扩增的骨量发生部分吸收，影响了种植体的正常植入和（或）最终修复效果，种植医生可以在分期种植手术或二期手术时通过额外的骨增量或软组织手术进行补偿。此时，医生需要时刻参照最终成骨目标与最终修复目标，以可测量的方式，密切监测组织轮廓的变化，并计算需要再次扩增的软硬组织量，对是否必须进行再次外科干预做出合理的评估。CAD 软件以及种植体植入设计软件都可用于重建三维虚拟模型，并通过精确对齐多个模型的公共数据点，实现不同模型的重叠对比，进而达到精确计算各模型间体积、外形差异的目的。对于复杂 4 级或 5 级骨增量病例，患者术后复诊次数较多，医生可设立多阶段的数据采集时间点，利用 CBCT 或光学扫描即可采集多时间点的软硬组织模型。通过将数字化软件的准确数据与虚拟界面的可视化效果相结合，种植团队可监测软硬组织变化，直接查看不同治疗阶段移植物吸收的精准位置和体积，从而及时确定再次外科干预的具体时间、方法、部位以及拟改变量，以制定后续的改善计划。最后，可再次利用 CAD/CAM 技术的虚—实转化功能，根据后续改善计划精确设计用于辅助医生操作的外科手术导板，从而在最大程度上实现治疗初期就已确立的理想修复目标。编者将上述数字化治疗方式称为"SMART"数字化骨增量流程，具体包括以下 4 个治疗阶段。

第一阶段"S"：建立特定明确（specific）的修复目标。

第二阶段"M"：根据修复目标建立可测量（measurable）的虚拟骨增量目标。

第三阶段"A"：将虚拟骨增量目标精准（accurate）转化为实体骨增量导板。

第四阶段"RT"：聚焦于理想修复效果（result-focused）进行多阶段分析，及时校正（timely-correction）治疗方案。

本节将通过病例分析，详细介绍"SMART"数字化骨增量流程，举例说明利用数字化技术进行多阶段虚—实校正的重要意义，为牙槽嵴严重萎缩患者提供更为精准微创的种植治疗方案。

病例概况：患者因外伤导致上颌前牙连续缺失，伴有水平向严重骨缺损，可用骨量难以进行"以修复为导向"的种植体植入，美学风险高。按照骨缺损的分级标准，本病例为 4 级病例。

一、第一阶段"S"：建立特定明确的修复目标

"SMART"数字化骨增量流程中，第一阶段"S"的任务是收集临床数据（图 10-4-1），利用数字化软件创建以患者为中心的、虚拟的理想修复目标。虚拟目标具有可视化、可测量的特点，可作为种植体植入位点规划、骨增量目标设计和后期多次虚—实校正的统一参考。

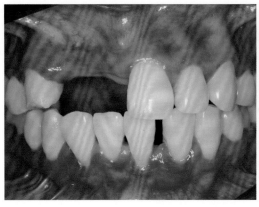
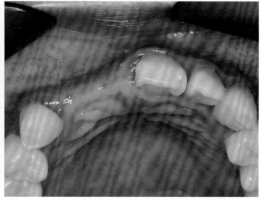

A. 术前唇面观。示: 11、21 连续缺失，13 牙体缺损　　B. 术前殆面观。示: 缺牙区牙槽骨水平向吸收严重

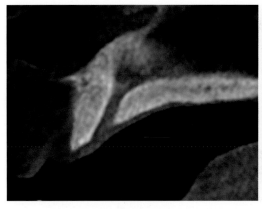
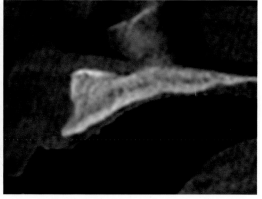

C. 11 术前 CBCT 的矢状面观。示: 11 刃状牙槽嵴，水平向严重骨缺损，骨宽度为 3.22 mm　　D. 12 术前 CBCT 的矢状面观。示: 12 刃状牙槽嵴，水平向严重骨缺损，骨宽度为 3.41 mm

图 10-4-1　术前临床资料

　　首先，记录患者面部微笑照，利用口内光学扫描仪 TRIOS（3Shape，丹麦）记录初始上下颌口内软组织轮廓及咬合状态，利用 JMAnalyser+（Zebris Medical GmbH，德国）记录下颌运动轨迹。其次，利用 CAD 软件（3Shape，丹麦）设计初始 3D 修复体，将其与面部微笑照和口内光学扫描模型相吻合（图 10-4-2 A，图 10-4-2 B），并通过余留牙共同点将初始 3D 修复体转移至面部（图 10-4-2 C），在面部美学参数的指导下调整初始 3D 修复体的形状，设计出理想的美学修复效果（图 10-4-2 D）。再次，利用虚拟殆架初步分析修复体的最佳切缘位置和功能形态（图 10-4-2 E，图 10-4-2 F）。最后，通过 Exocad 软件（Zebris Medical GmbH，德国）的"Virtual Articulator 模块"和"Jaw Motion Import 模块"进一步调整修复体的舌面形态和切缘位置，直到下颌运动时修复体与对颌牙达到轻而均匀的接触（图 10-4-3）。

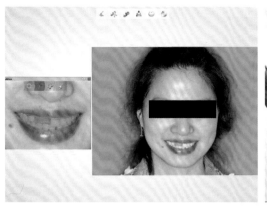

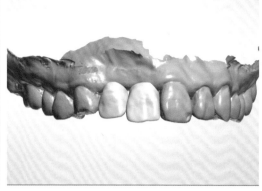

A. 患者术前面部微笑照导入 3Shape CAD 软件后标注微笑轮廓

B. 初始 CAD 设计方案

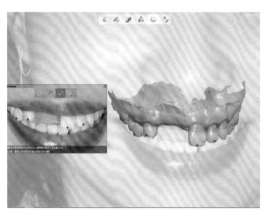

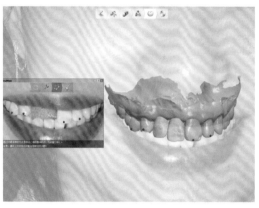

C. 口内 3D 扫描轮廓与患者上颌牙列图像重叠，根据需要移动蓝点，对齐 2D 和 3D 图像

D. 虚拟试戴评估 CAD 设计的美学效果

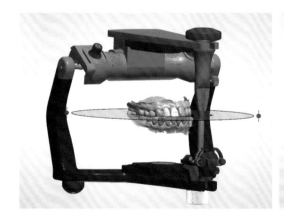

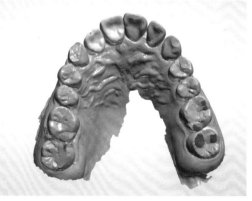

E. 将虚拟𬌗架与牙列对齐以调整功能咬合

F. 调整后的牙列咬合轨迹

图 10-4-2　基于面部美学特征与特定修复目标的 CAD 设计

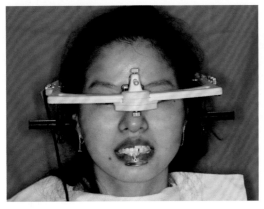

A. 患者戴上电子面弓

B. 通过电子面弓获得运动数据

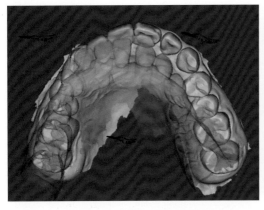

C. 通过模拟侧方运动调整 CAD 方案舌侧和切缘设计

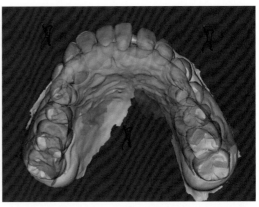

D. 通过模拟前伸运动来调整 CAD 方案舌侧和切缘设计

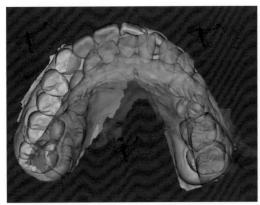

E. 通过模拟咀嚼运动来调整 CAD 方案舌侧和切缘设计

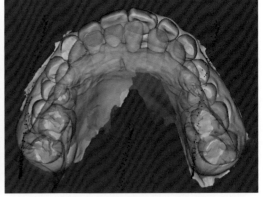

F. 通过模拟开口运动来调整 CAD 方案舌侧和切缘设计

图 10-4-3　基于咬合功能修改初始 CAD 设计方案

基于美学设计和功能调整获得虚拟设计的理想修复体（图10-4-4），并利用CAM技术，铣削临时修复体，再进行口内试戴，从而使患者直观感受修复细节。由此，种植医生和技师通过第一次虚—实转化建立了以患者为中心的特定虚拟修复目标，完成了第一阶段的任务。

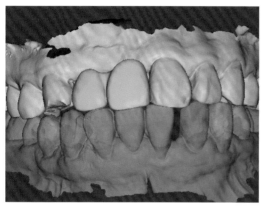 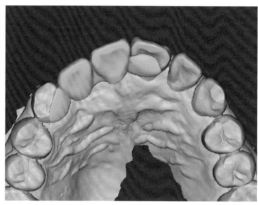

A. 理想修复体虚拟设计的正面观   B. 理想修复体虚拟设计的殆面观

图10-4-4   基于美学设计和功能调整获得的理想修复体

二、第二阶段"M"：建立可测量的虚拟骨增量目标

"M"为"SMART"数字化骨增量流程中的第二阶段，即根据第一阶段"S"所明确的修复目标建立可测量（measurable）的虚拟骨增量目标。通过数字化技术，以第一阶段"S"所明确的修复目标为基础，对牙槽骨缺损进行虚拟重建，就可获得理想的骨增量目标。由于数字化技术的可测量性，医生可精准计算所需的植骨量及其范围。

将术前CBCT数据以DICOM格式导入Mimics软件，进行颌骨3D重建，并导出为STL格式文件（图10-4-5 A）。将第一阶段建立的虚拟修复体、种植体模型以及重建的颌骨3D模型转移到3-Matic软件（Materialise，比利时），模拟"以修复为导向"的种植体植入，确定种植体的三维空间位置（图10-4-5 B，图10-4-5 C）。根据种植体周围所需骨量、理想牙槽骨轮廓以及软组织状况，对牙槽骨缺损进行虚拟重建（图10-4-5 D），从而建立与特定修复目标相匹配的骨增量目标（图10-4-5 E）。由于理想和原始的骨形态都可利用数字化技术进行精确测量，种植医生可直观计算出，在垂直方向上最低点的垂直增量为3.52 mm，在水平向上最凹点的水平增量为5.03 mm。这些具体数值有助于种植医生根据现有骨增量技术的成骨潜力，为患者选择更合适的手术方案。

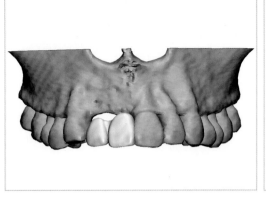

A. 术前骨轮廓与第一阶段建立的美学修复模型对齐

B. "以修复为导向"的种植体模拟放置

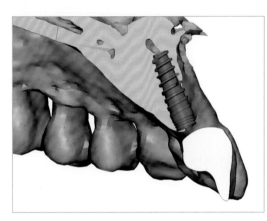

C. "以修复为导向"的种植体模拟放置

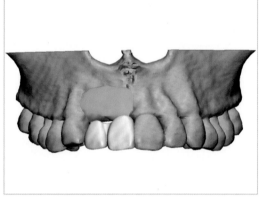

D. 术前理想骨增量轮廓

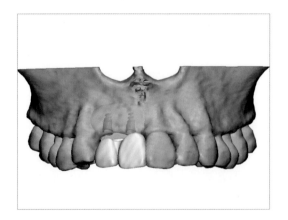

E. 与特定修复目标相匹配的理想骨增量轮廓

图 10-4-5　可测量的骨增量目标

三、第三阶段"A"：虚拟扩增目标的准确实体转化

"SMART"数字化骨增量流程中，第三阶段"A"的任务是将虚拟骨增量目标精准（accurate）转化为实体指导骨增量的 3D 数字化个性钛网或植骨导板。利用 3D 打印技术的虚—实转化功能，精确设计用于辅助医生操作的 3D 数字化个性钛网，从而在最大程度上实现治疗初期所确立的理想修复目标。

基于虚拟的骨增量目标，利用 3-Matic 软件设计牙支持式的 3D 数字化个性钛网（图10-4-6 A，图 10-4-6 B），再将虚拟个性化钛网模型导入 3D 打印机，精确打印出实物（图10-4-6 C）。种植医生在 3D 数字化个性钛网辅助下进行骨增量手术，将虚拟骨增量目标准确地转化为现实。在翻瓣手术完成后，试戴 3D 数字化个性钛网，制备自体骨块及粘性骨移植材料，将其填充于钛网和骨表面之间的空隙（图 10-4-6 D—图 10-4-6 G），最后进行减张缝合（图 10-4-6 H）。

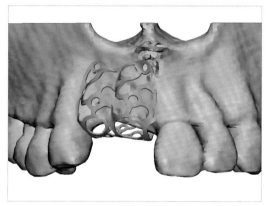

A. 利用 3-Matic 软件设计的 3D 数字化个性钛网的正面观

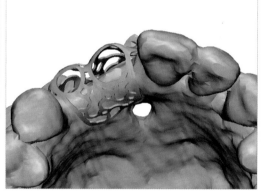

B. 利用 3-Matic 软件设计的 3D 数字化个性钛网的殆面观

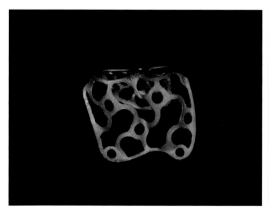

C. 打印的 3D 数字化个性钛网

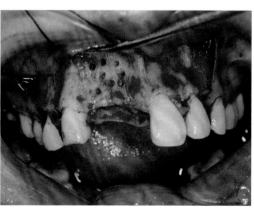

D. 切开翻瓣

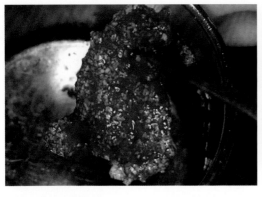

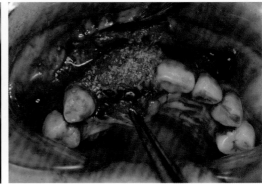

E. 粘性骨移植材料的制备

F. 植入骨移植材料

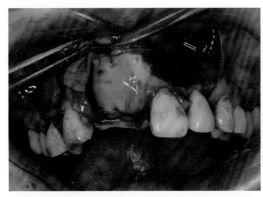

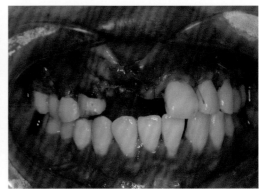

G. 表面覆盖可吸收生物膜和 PRF 膜

H. 减张缝合

图 10-4-6　3D 数字化个性钛网的制作及应用

术后拆线时，牙槽嵴轮廓明显改善（图 10-4-7 A，图 10-4-7 B）。利用 Mimics 软件重建上颌骨（图 10-4-7 C），并通过 3-Matic 软件将此时的骨轮廓分别叠加在原始骨轮廓（图 10-4-7 D）和理想骨轮廓上（图 10-4-7 E），进行第一次骨增量后效果的即时验证。叠加结果直观显示出，总骨体积与形态显著改善，骨增量目标基本实现。

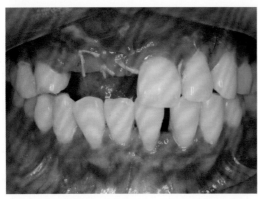

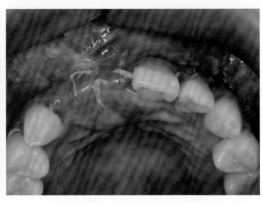

A. 第一次骨增量术后 7 天软组织愈合口内照的正面观

B. 第一次骨增量术后 7 天软组织愈合口内照的𬌗面观

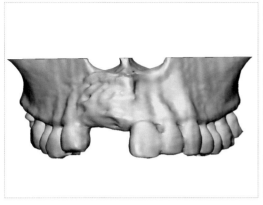 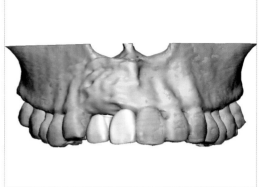

C. 第一次骨增量术后 7 天上颌骨重建后的骨轮廓（蓝色）　D. 第一次骨增量术后 7 天骨轮廓（蓝色）与术前骨轮廓（粉色）叠加

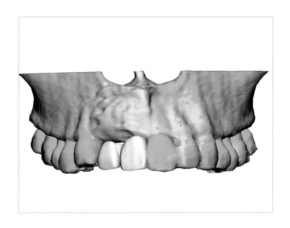

E. 第一次骨增量术后 7 天骨轮廓（蓝色）与理想骨轮廓（绿色）叠加

图 10-4-7　第一次骨增量术后 7 天的效果验证

四、第四阶段"RT"：多阶段分析与及时校正

"SMART"数字化骨增量流程中的第四阶段为"RT"，即聚焦于理想修复效果（result-focused）进行多阶段分析，及时校正（timely-correction）治疗方案。利用 CBCT 或光学扫描等技术可采集多时间点的软硬组织模型，通过将数字化软件的模型拟合与测量技术，医生可监测患者的软硬组织变化，精准确定不同治疗阶段移植物吸收的位置和体积，再以此为参照决定再次外科干预的具体时间、方法、部位以及拟改变量，制定后续的改善计划。通过"RT"阶段，医生可基于理想目标实时校正治疗方案，从而降低软硬组织增量效果的不可预期性。

（一）骨增量术后 6 个月进行第一次 "RT"

骨增量术后 6 个月患者复诊，预计植入两颗骨水平种植体。与术前情况相比，牙槽嵴轮廓丰满度增加（图 10-4-8 A—图 10-4-8 D），CBCT 显示骨量显著改善，满足种植体植入的要求（图 10-4-8 E—图 10-4-8 H）。

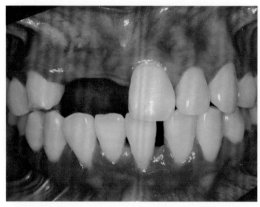

A. 术前正面观

B. 术前𬌗面观

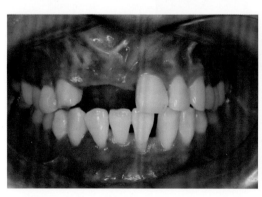

C. 骨增量 6 个月后正面观

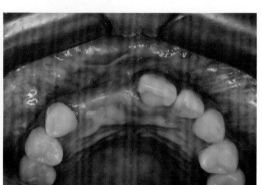

D. 骨增量 6 个月后𬌗面观

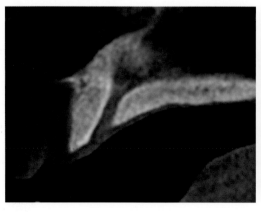

E. CBCT 显示 11 骨增量前的骨量

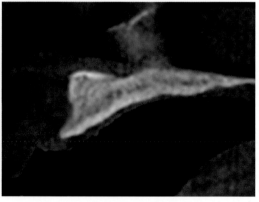

F. CBCT 显示 12 骨增量前的骨量

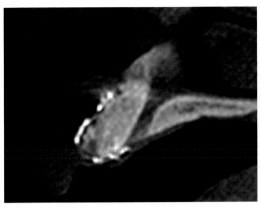

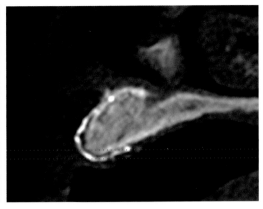

G. CBCT 显示 11 骨增量后的骨量　　　　　　　　H. CBCT 显示 12 骨增量后的骨量

图 10-4-8　骨增量 6 个月后的临床检查

　　在行骨增量术 6 个月后进行第一次"RT"，即将骨增量 6 个月后的模型分别与术前模型、理想目标模型进行拟合对比分析，观察骨增量效果。此过程是基于口内扫描和 CBCT 数据进行的。将此时的口内扫描模型叠加在术前扫描模型上，可见水平轮廓有所改善（图 10-4-9 A—图 10-4-9 C）；将此时的骨轮廓叠加在原始骨轮廓上，可见水平轮廓有所改善（图 10-4-9 D，图 10-4-9 E）；将此时的骨轮廓叠加在理想骨轮廓上，可见仍然存在部分水平向骨缺损（图 10-4-9 F）。基于理想骨轮廓目标，以上拟合分析结果提示可在种植体植入同期进行额外的骨增量手术以进行骨增量效果的第一次及时校正。

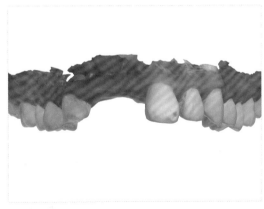

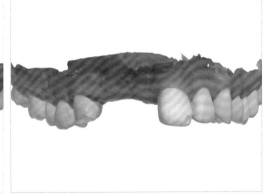

A. 术前患者牙列的光学模型　　　　　　　　　　B. 骨增量 6 个月后患者牙列的光学模型

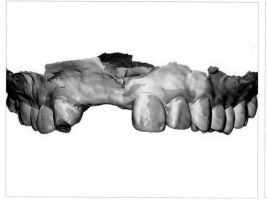
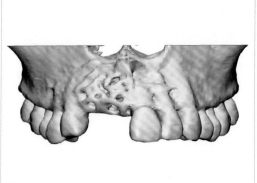

C. 骨增量 6 个月后（黄色）与术前（粉色）光学模型的　D. 骨增量 6 个月后颌骨重建的骨轮廓（黄色）
叠加

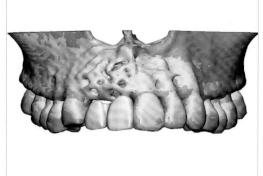
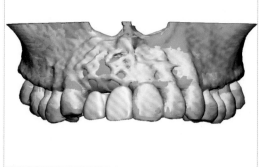

E. 骨增量 6 个月后（黄色）与术前（粉色）骨轮廓的叠加　F. 骨增量 6 个月后（黄色）与理想（绿色）骨轮廓的叠加

图 10-4-9　第一次"RT"

　　首先根据第一阶段"S"所建立的修复目标，通过虚—实转化制作出数字化种植导板和临时修复体（图 10-4-10 A—图 10-4-10 D）。翻瓣暴露牙槽嵴，可见较良好的水平骨轮廓和致密的骨质（图 10-4-10 E）。在种植导板的辅助下预备种植窝洞（图 10-4-10 F），放置平行杆检查种植窝洞方向（图 10-4-10 G）。按照设计方案植入两颗种植体（图 10-4-11 A），在牙支持式数字化植骨导板引导下进行骨增量（图 10-4-11 B，图 10-4-11 C），用胶原蛋白膜覆盖骨移植材料（图 10-4-11 D），而后进行无张力缝合（图 10-4-11 E，图 10-4-11 F）。术后立即使用 3-Matic 软件将种植体的实际位置叠加于理想位置上，可见种植手术准确性良好（图 10-4-12 A—图 10-4-12 C）。根据术后 CBCT 数据进行骨轮廓分析，可见第二次的骨增量效果弥补了水平向骨缺损（图 10-4-12 D—图 10-4-12 F）。

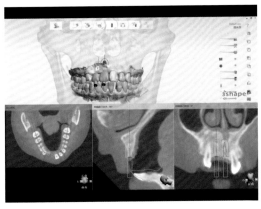

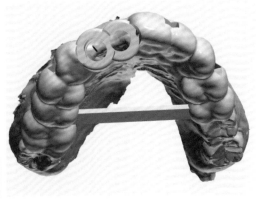

A. 利用第一阶段"S"所建立的修复目标进行种植体规划

B. 完成种植导板设计

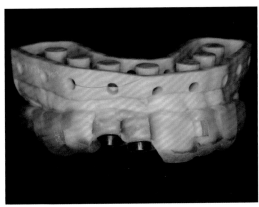

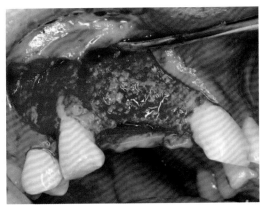

C. 利用 3D 打印技术生成的种植导板

D. 利用 CAM 技术铣削生成的临时义齿

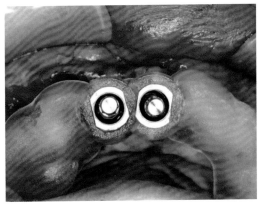

E. 切开翻瓣后暴露骨轮廓

F. 使用种植导板进行种植窝洞预备

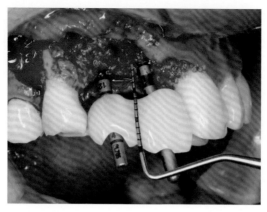

G. 使用临时义齿来检查种植方向

图 10-4-10　使用数字化种植导板进行种植窝洞预备

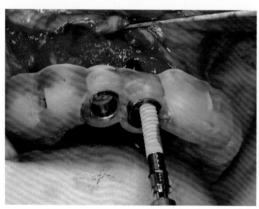

A. 数字化种植导板引导种植体植入

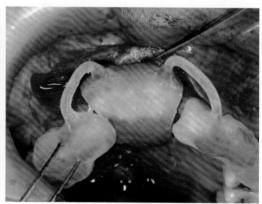

B. 数字化植骨导板引导骨增量

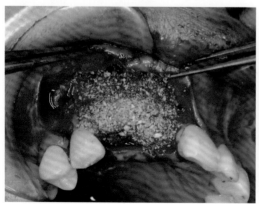

C. 植入骨移植材料

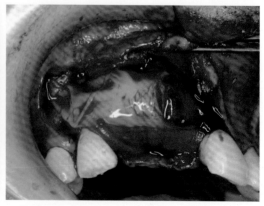

D. 用胶原蛋白膜覆盖骨移植材料

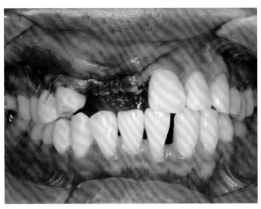 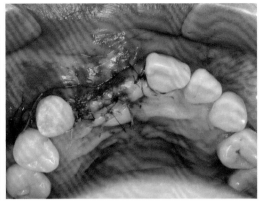

E. 第二次骨增量手术后的正面观　　　　　　　　F. 第二次骨增量手术后的殆面观

图 10-4-11　通过第二次局部骨增量手术进行第一次及时校正

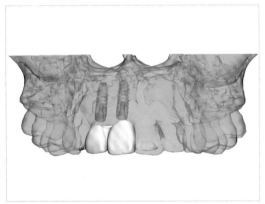

A. 种植体的理想位置的数字化模型

B. 种植体的真实位置的数字化模型

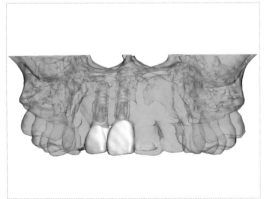

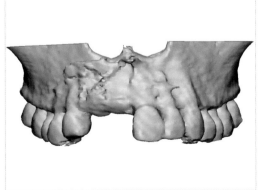

C. 叠加 A 和 B 验证种植精确度

D. 第二次骨增量术后颌骨重建的骨轮廓（灰色）

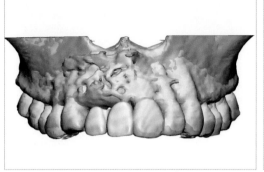 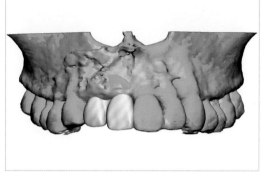

E. 第二次骨增量术后(灰色)与第二次骨增量术前(黄色) 骨轮廓的叠加

F. 第二次骨增量术后（灰色）与理想（绿色）骨轮廓的叠加

图 10-4-12　第二次骨增量手术的效果验证

（二）种植二期手术时进行第二次"RT"

在进行下一步操作前，即种植二期手术前，进行第二次"RT"，将第二次骨增量术后6 个月的口内扫描模型与术前模型拟合，观察是否还需要进一步外科手术矫正软硬组织。将此时的口内扫描模型叠加在术前模型上，可见缺牙区水平轮廓明显改善（图 10-4-13 A—图 10-4-13 C）。对此时的颌骨进行重建（图 10-4-13 D），并将其叠加在第二次骨增量前的骨轮廓（图 10-4-13 E）和理想骨轮廓（图 10-4-13 F）上，验证第二次骨增量对牙槽嵴轮廓的改善效果。根据轮廓分析结果和患者要求，若确认不需要进一步外科程序矫正软硬组织，则可进行种植二期手术，通过临时修复体进行软组织塑形，实现第二次及时校正。暴露种植体后直接进行口内扫描（图 10-4-14 A，图 10-4-14 B）。将第一阶段"S"的理想修复体CAD 设计数据复制到此时的扫描模型上，最大限度地维持最初美学设计的形态和位置，制作出临时义齿（图 10-4-14 C，图 10-4-14 D）。

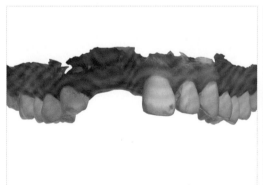

A. 骨增量前的患者牙列的光学模型

B. 第二次骨增量 6 个月后的患者牙列的光学模型

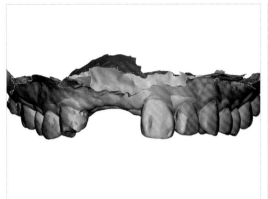
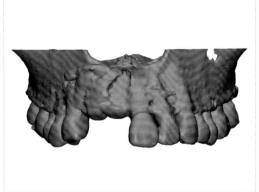

C. 叠加 A（粉色）和 B（橘色）观察软组织轮廓

D. 第二次骨增量 6 个月后重建上颌骨的骨轮廓（橘色）

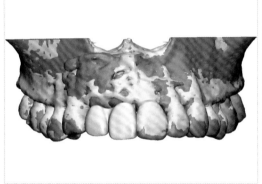
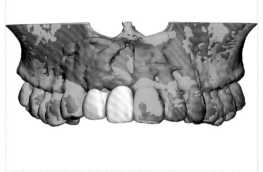

E. 第二次骨增量 6 个月后（橘色）与第二次骨增量前（黄色）骨轮廓的叠加

F. 第二次骨增量 6 个月后（橘色）与理想（绿色）骨轮廓的叠加

图 10-4-13　第二次骨增量同期种植体植入 6 个月后的第二次结果聚焦分析

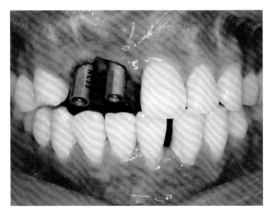
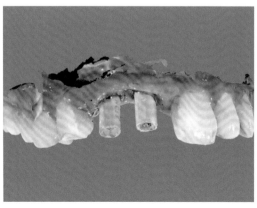

A. 扫描杆就位于口内的正面咬合观

B. 上颌牙列及扫描杆的光学模型

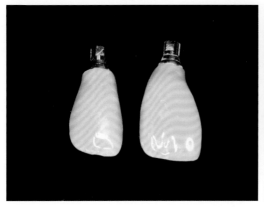
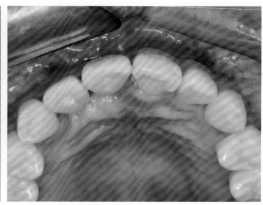

C. 制作临时义齿，并打磨抛光　　　　　　　　　　D. 临时义齿口内就位

图 10-4-14　通过临时修复体进行软组织塑形，实现第二次及时校正

（三）软组织塑形 3 个月后进行第三次"RT"

在软组织塑形 3 个月后进行第三次"RT"，再次评估牙龈形态和种植体周围骨水平的变化（图 10-4-15），判断治疗是否进入最终修复阶段。数字化轮廓重叠计算显示，种植体周软组织轮廓（图 10-4-16 A—图 10-4-16 C）与骨轮廓（图 10-4-16 D—图 10-4-16 H）丰满且稳定，患者满意，提示可行最终修复。

移除临时修复体后，进行口扫取模。技师需要将第一阶段"S"的理想修复体 CAD 设计数据直接复制到最新的数字化模型中，进行微小调整以匹配新的组织状态，制作出最终修复体，并戴入患者口中，完成最终修复。这样，通过多次数字化"RT"，在最大程度上实现了最初的理想修复目标（图 10-4-17）。

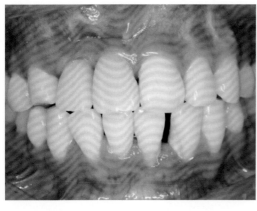
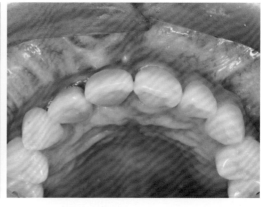

A. 软组织塑形 3 个月后的唇面观。示：牙龈轮廓稳定　　　B. 软组织塑形 3 个月后的𬌗面观。示：牙龈轮廓稳定

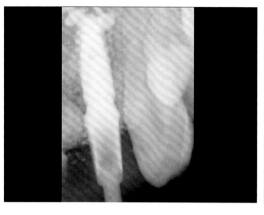 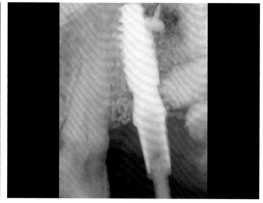

C. 11 牙位牙片。示：种植体周围骨水平稳定　　　　D. 12 牙位牙片。示：种植体周围骨水平稳定

图 10-4-15　软组织塑形 3 个月后的临床检查

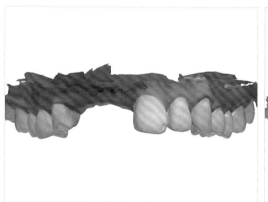 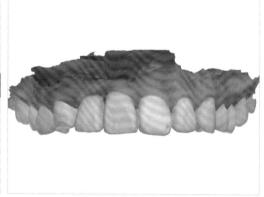

A. 软组织塑形前的患者牙列的光学模型　　　　B. 软组织塑形 3 个月后的患者牙列的光学模型

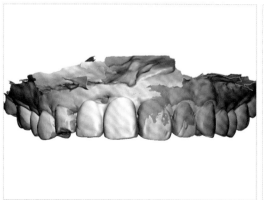 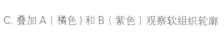 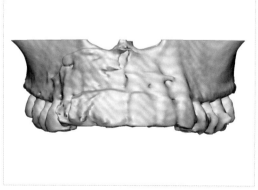

C. 叠加 A（橘色）和 B（紫色）观察软组织轮廓　　　D. 软组织塑形 3 个月后重建上颌骨的骨轮廓（紫色）

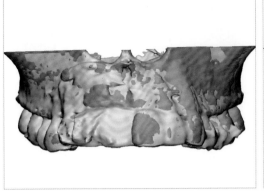 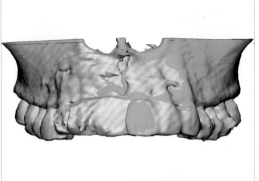

E. 软组织塑形 3 个月后（紫色）与塑形前（橘色）骨轮廓的叠加　F. 软组织塑形 3 个月后（紫色）与理想（绿色）骨轮廓的叠加

图 10-4-16　软组织塑形 3 个月后的第三次 "RT"

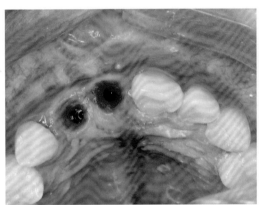

A. 软组织塑形 3 个月后牙龈袖口形态

B. 最终修复体就位于口内的正面观

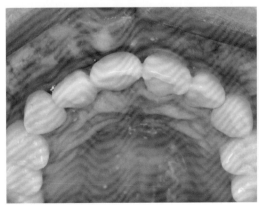 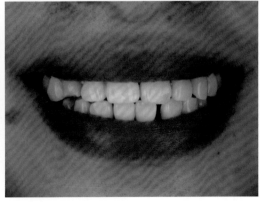

C. 最终修复体就位于口内的𬌗面观

D. 完成最终修复后的微笑照

图 10-4-17　最终修复期间的第三次及时校正

（四）最终修复 1 年后进行第四次"RT"

在完成最终修复 1 年后，进行第四次"RT"，对复诊的患者再次进行口内扫描，通过数字化技术进行模型拟合，判断是否达到理想修复效果，并确认最终修复效果的稳定性。数字化轮廓计算显示，与最初的理想修复体周软组织轮廓相比，最终修复 1 年后的修复体周无明显的轮廓塌陷或组织退缩，表明第一阶段"S"建立的美学目标已经实现，并可长时间维持（图 10-4-18）。

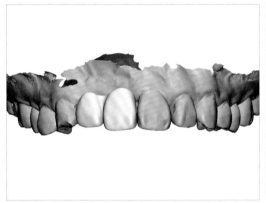

A. 骨增量前患者牙列的光学模型与理想修复体 CAD 设计

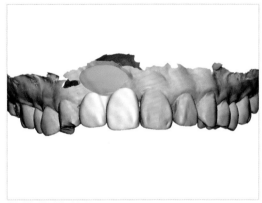

B. 骨增量前患者牙列的光学模型（粉色）与理想骨增量后的软组织轮廓（绿色）叠加

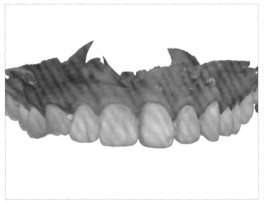

C. 完成最终修复 1 年后的患者牙列的光学模型

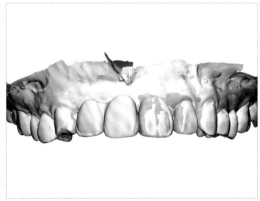

D. B 和 C（银色）叠加

图 10-4-18　完成最终修复 1 年后的第四次"RT"

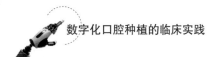
参考文献

1. ROCCHIETTA I, FONTANA F, SIMION M. Clinical outcomes of vertical bone augmentation to enable dental implant placement: a systematic review[J]. Journal of Clinical Periodontology, 2008, 35(8): 203-215.

2. AGHALOO TL, MISCH C, LIN GH, et al. Bone augmentation of the edentulous maxilla for implant placement: a systematic review[J]. Int J Oral Maxillofac Implants, 2016, 31(Suppl): s19-s30.

3. CHECCHI V, GASPARRO R, PISTILLI R, et al. Clinical classification of bone augmentation procedure failures in the atrophic anterior maxillae: esthetic consequences and treatment options[J]. Biomed Res Int, 2019, 3: 4386709.

4. HAMEED MH, GUL M, GHAFOOR R, et al. Vertical ridge gain with various bone augmentation techniques: a systematic review and meta-analysis[J]. J Prosthodont, 2019, 28(4): 421-427.

5. MERTENS C, DECKER C, SEEBERGER R, et al. Early bone resorption after vertical bone augmentation-a comparison of calvarial and iliac grafts[J]. Clin Oral Implants Res, 2013, 24(7): 820-825.

6. STELLER D, FALOUGY M, MIRZAEI P, et al. Retrospective analysis of time-related three-dimensional iliac bone graft resorption following sinus lift and vertical augmentation in the maxilla[J]. Int J Oral Maxillofac Surg, 2022, 51(4): 545-551.

7. UEHARA S, KURITA H, SHIMANE T, et al. Predictability of staged localized alveolar ridge augmentation using a micro titanium mesh[J]. Oral Maxillofac Surg, 2015, 19(4): 411-416.

8. JENSEN AT, JENSEN SS, WORSAAE N. Complications related to bone augmentation procedures of localized defects in the alveolar ridge. A retrospective clinical study[J]. Oral Maxillofac Surg, 2016, 20(2): 115-122.

9. ROBERTS M, SHULL F, SCHINER B. Maxillary full-arch reconstruction using a sequenced digital workflow[J]. J Esthet Restor Dent, 2020, 32(4): 336-356.

10. VANDEWEGHE S, VERVACK V, DIERENS M, et al. Accuracy of digital impressions of multiple dental implants: an in vitro study[J]. Clin Oral Implants Res, 2016, 28(6): 648-653.

11. YE H, WANG K, LIU Y, et al. Four-dimensional digital prediction of the esthetic outcome and digital implementation for rehabilitation in the esthetic zone[J]. J Prosthet Dent, 2020, 123(4): 557-563.

12. LI L, WANG C, LI X, et al. Research on the dimensional accuracy of customized bone augmentation combined with 3D-printing individualized titanium mesh: a retrospective case series study[J]. Clin Implant Dent Relat Res, 2021, 23(1): 5-18.

第十一章　数字化的腓骨瓣移植和下颌骨重建

下颌骨缺损的常见原因有肿瘤、创伤、炎症、颌骨畸形等，可导致严重的颌面部畸形与功能障碍，影响患者的生活质量。目前游离腓骨瓣在国际上被称为下颌骨修复的"金标准"，是目前重建下颌骨缺损的主要方法。但传统的游离腓骨瓣移植术，由于其手术难度大、手术时间长、下颌骨缺损修复精准性较差等，常导致不能较好地满足患者对面部外形及功能恢复的需求等一系列问题。如今随着数字化技术的发展，术前全面的术区CT资料收集、数字化模型重建、个性化导板设计等被应用于游离腓骨瓣移植术中，这将缩短手术时间，并提高手术的成功率和精确度，为下颌骨重建的可预测性、精准性、个性化提供保障。

第一节　下颌骨缺损数字化重建概论

下颌骨缺损不同于之前提到的牙列缺损、牙列缺失、牙槽骨缺损，是一段或全部下颌骨的缺损。下颌骨缺损的修复重建是指缺损下颌骨的完整重建，即重建完整颌骨，包括缺损的下颌骨和上方的牙列。

一、下颌骨缺损与腓骨重建

肿瘤治疗、创伤、炎症、先天畸形等原因造成的下颌骨缺损，给患者带来严重的颌面部畸形和功能障碍，常需要通过血管化的骨皮瓣进行修复重建。腓骨瓣有足够的骨长度，骨质致密，骨量较大，血供可靠，携带骨、皮肤、肌肉和筋膜等组织，这些特点使腓骨瓣成为最常用的血管化骨皮瓣之一。此外，腓骨非常适合骨结合式牙种植体的植入，能够有效恢复咀嚼功能。但腓骨最大的缺点是高度仅1.3~1.5 cm，导致重建后下颌骨高度不足，移植骨难以达到正常牙槽嵴高度，造成种植修复时冠根比例失调。解决的方法有以下几种：①牙槽嵴垂直向牵张成骨术；②采用腓骨移植同期牵引种植装置，同时解决高度不足和种植体植入的问题；③折叠腓骨瓣（double-barrel）技术；④上抬腓骨位置，使移植腓骨瓣位置更靠近牙槽骨以利于修复。临床经验表明，与腓骨瓣同期或二期牵张成骨相比，折叠腓骨瓣简单易行，无延长疗程及增加患者经济负担等弊端，易于临床推广应用。

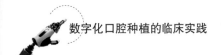

二、下颌骨重建后的种植体支持式牙列重建

下颌骨缺损重建后无法完全重现牙槽突的形态，且活动义齿或赝复体固位差，导致功能行使时压迫或摩擦局部组织引起疼痛，影响正常的口腔功能。种植体可为下颌骨重建后的口腔功能行使提供可靠的基础，有助于义齿的支持和固位，在恢复面型、语言、咀嚼及其他功能方面具有突出的优点，极大地改善了下颌骨重建效果。因此，骨结合式种植体与骨移植的联合应用为颌骨的功能重建提供了可靠的方法。

三、完整颌骨的数字化重建

功能性外科（functional surgery）、微创外科（minimally invasive surgery）和数字外科（digital surgery）已成为21世纪口腔颌面外科中完整颌骨重建的主流。颌骨缺损患者除了对颌骨的形态有较高的要求，对颌骨与牙列的功能也有了更高的要求，并且希望采用最小创伤的修复重建方式，达到完整颌骨形态与功能的重建。在此基础上，患者还希望能够提前看到真正属于自己的颌骨缺损重建效果。随着数字科技的突飞猛进，特别是计算机辅助设计与制造（computer-aided design and manufacturing，CAD/CAM）技术在口腔修复中的广泛应用，充分满足了患者对于颌骨重建可预测性和个性化的更高需求。

第二节　下颌骨缺损的数字化重建流程

下面将以下颌骨肿瘤为例，详细阐述下颌骨缺损的数字化重建流程。该流程主要包括术前CAD/CAM，手术精准切除病变组织的同时行血管化腓骨移植并同期植入牙种植体，后期行角化龈移植、戴牙等。

病例概况：患者为23岁青年男性，以"右下颌骨无痛性膨隆半年"就诊。术前面相照和检查如图11-2-1和图11-2-2所示。

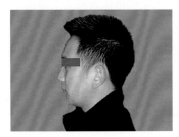
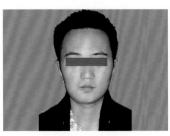
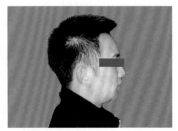

A. 术前左侧90°面相照　　　　　B. 术前正面面相照　　　　　C. 术前右侧90°面相照

图 11-2-1　患者术前面相照

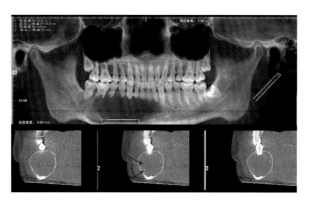

术前 CBCT 示：右下颌骨巨大囊实性占位，囊内少量斑点状稍高密度影（红色箭头示），颊舌向膨隆明显，囊内牙根有截断状吸收；18、28、38 阻生智齿

图 11-2-2　术前 CBCT 影像

诊断考虑：成釉细胞瘤可能。

病理结果示：右下颌骨骨化纤维瘤。

治疗方案：

（1）术前 CAD/CAM 与虚拟手术，3D 打印腓骨模型、颌骨截骨模型、颌骨截骨导板和腓骨截骨导板。

（2）下颌骨骨化纤维瘤扩大切除 + 左腓骨肌皮瓣制备 + 左腓骨肌皮瓣（双层折叠）转移修复重建下颌骨 + 同期种植体植入术。

（3）二期角化龈移植术。

（4）后期义齿修复。

一、术前 CAD/CAM

（一）颌骨截骨导板设计

在远离病变范围约 0.5 cm 处确定截骨范围并设计颌骨截骨导板（图 11-2-3，图 11-2-4）。

（二）设计腓骨与牙种植体位置

以健侧下颌骨镜像和切除部分的牙齿为参考，设计腓骨与牙种植体位置（图 11-2-5，图 11-2-6）。

（三）设计腓骨截骨导板

以腓骨截骨数据为参考，设计腓骨截骨导板（图 11-2-7）。

（四）数字化 3D 打印导板

按照上述设计，数字化 3D 打印模型及导板（图 11-2-8）。

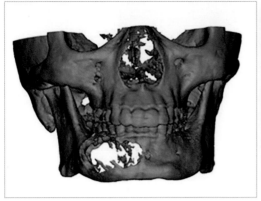

A. 在 Mimics 软件中构建上下颌骨 3D 模型

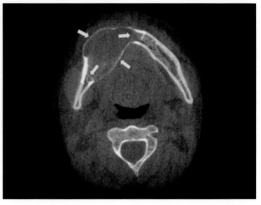

B. 确定颌骨病变范围与截骨范围。黄色箭头表示颌骨病变范围，黄色边界与绿色或红色交接处为下颌骨截骨范围

图 11-2-3　确定截骨范围

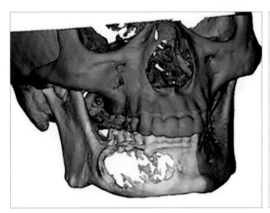

A. 在 3D 模型数据上显示截骨范围（黄色区域）

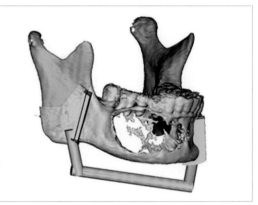

B. 根据颌骨截骨范围设计颌骨截骨导板。注意：①颌骨截骨导板线与黄色和绿色或红色交界线重叠；②颌骨截骨导板的固位孔位于远中正常骨质内

图 11-2-4　设计颌骨截骨导板

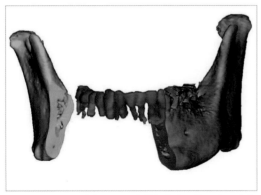

A. 提取下颌骨切除部分的牙齿数据作为后期义齿所在位置和形态的参考

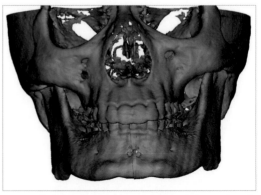

B. 以正中失状面作为参考平面，健侧（左侧）下颌骨镜像作为患侧（右侧）下颌骨修复后的参考形态

图 11-2-5　设计腓骨与牙种植体位置的参考依据

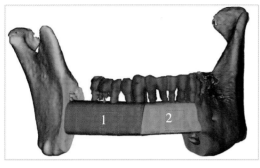
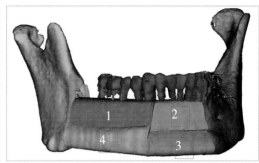

A. 根据虚拟牙列的位置和镜像下颌骨的形态设计上层腓骨的位置与形态。以切除牙齿为参考，设计移植腓骨段1和2的位置与长度。注意：①腓骨上缘距原牙槽嵴顶约5mm，以利于软组织关创并为后期牙列提供适当空间；②腓骨段1（棕色部分），为腓骨近心端；腓骨段2（紫色部分），为腓骨远心端

B. 以切除下颌骨下缘为参考，设计下层腓骨的位置与长度。注意：①腓骨段3紧邻腓骨段2，需要损失部分腓骨以获得足够长度的血管蒂；②腓骨段4为腓骨最远心端，即临近踝关节的部分

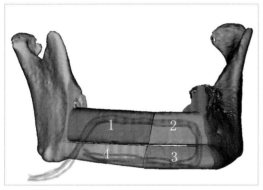
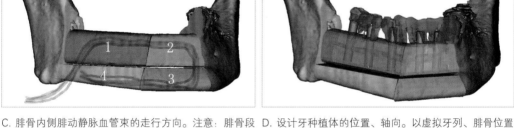

C. 腓骨内侧腓动静脉血管束的走行方向。注意：腓骨段3和4上缘设计需要切除重叠的部分骨质

D. 设计牙种植体的位置、轴向。以虚拟牙列、腓骨位置为参考，设计5颗种植体的位置与轴向

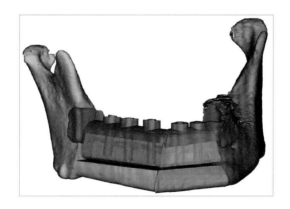

E. 设计骨支持式牙种植体植入导板。两侧下颌骨残端接触并辅助导板就位与固定。骨支持式牙种植体植入导板也可以作为下颌骨修复的复位导板

图 11-2-6　设计腓骨与牙种植体位置

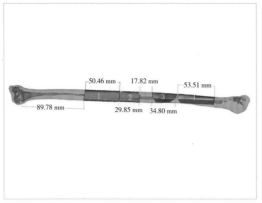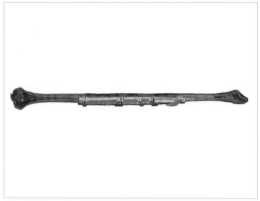

A. 腓骨段1、2、3和4分别对应图11-2-6中的腓骨段1、2、3和4

B. 由于腓骨段4的远心端距离腓骨小头或外踝关节较近，遂未设计腓骨段4的截骨导板

图11-2-7　将腓骨截骨数据转移到腓骨并设计腓骨截骨导板

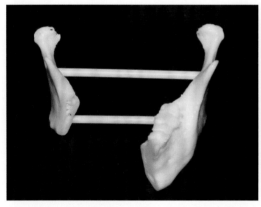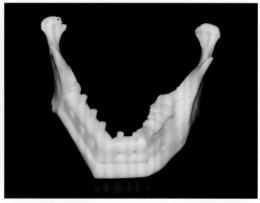

A. 颌骨截骨后的3D模型

B. 下颌骨重建后的3D模型

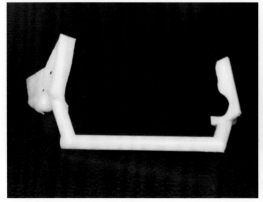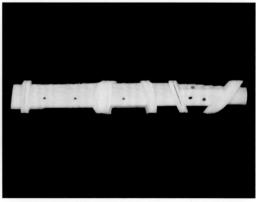

C. 颌骨截骨导板

D. 腓骨截骨导板

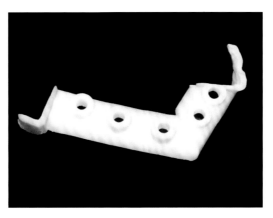

E. 种植导板

图 11-2-8　按设计打印 3D 模型

二、肿瘤切除同期腓骨移植加种植体植入

下颌骨肿瘤手术必须要遵循肿瘤的根治性原则，术中需要按照设计在病变范围外约 0.5 cm 处根治性切除颌骨病变组织。颌骨截骨导板的辅助使用可以实现颌骨病变的精准切除（图 11-2-9—图 11-2-13），因而医生对术中切除的彻底性和术后效果会有更大的把握。但是，在某些方面仍需要注意，如颌骨病变只涉及单侧时，骨支持式颌骨截骨导板可能会滑动造成定位不准确。因此，涉及双侧的颌骨病变可以设计骨支持式颌骨截骨导板，但只涉及单侧的颌骨病变建议设计牙支持式颌骨截骨导板。

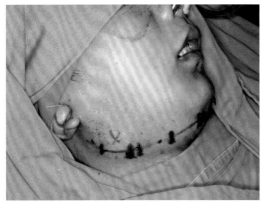
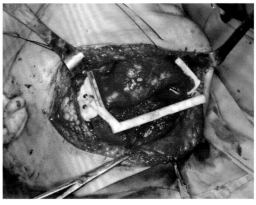

A. 标记颌下切口。先标记"X"定位下颌角，切口距离　B. 暴露病变组织，颌骨截骨导板就位并固定
下颌骨下缘约 1.5 cm，后至耳垂平面，前至颏下

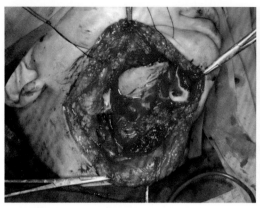

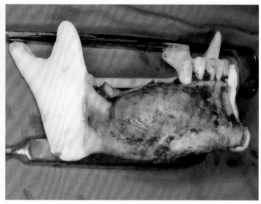

C. 切除病变组织后的缺损颌骨

D. 切除的病变颌骨与设计打印的颌骨截骨模型高度吻合，体现了 CAD/CAM 的高精度性

图 11-2-9　术中根治性精准切除颌骨病变

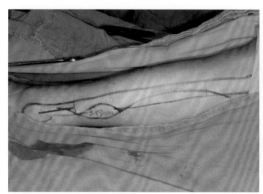

A. 腓骨划线，确定腓骨的皮肤标志位置与切口线，并根据术前超声定位初步设计皮岛位置。注意：①腓骨截骨远心端距离腓骨小头中点约 5 cm（红线标识）

B. 暴露并截断腓骨

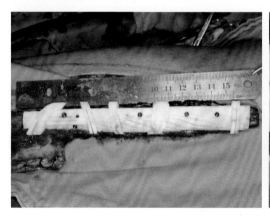

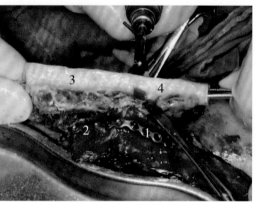

C. 腓骨截骨导板就位固定。注意：虽未设计腓骨段 4 的截骨导板，但术中为了尽量延长腓骨截骨长度，遂仅保留了距离腓骨小头 5 cm 的安全距离

D. 完成腓骨段 1、2 的塑形，切除腓骨段 3、4 的部分上缘并完成其塑形。注意：术中切除了腓骨段 3 和 4 的部分上缘，此时已无导板辅助

图 11-2-10　腓骨切取

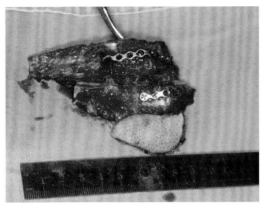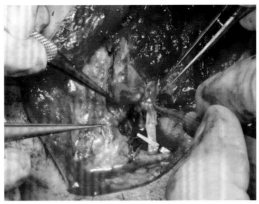

A. 双层腓骨塑形，上层毗邻牙列，下层毗邻下颌骨下缘，最下端为皮岛。注意：近下颌角下缘处的骨缺损采用腓骨段 2 和 3 之间的游离腓骨填充，并采用微型钛板固定

B. 血管吻合。注意：腓骨血管束常为中间 1 动脉，两侧 2 静脉，至少需要吻合 1 动脉和 1 静脉

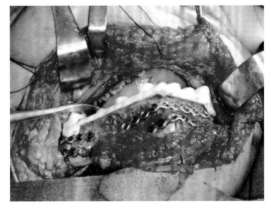

C. 双层腓骨初步就位后，牙种植体植入导板就位，并辅助腓骨进一步就位与固定

图 11-2-11　腓骨塑形、血管吻合以及腓骨就位固定

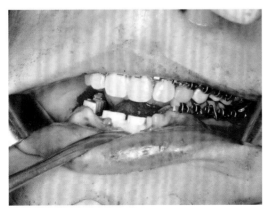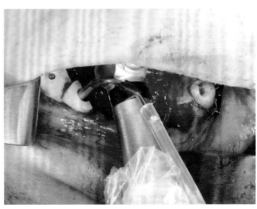

A. 种植体植入导板就位并固定

B. 制备种植窝

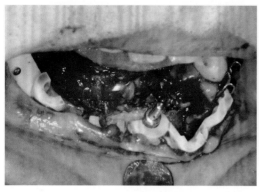

C. 导向杆辅助判断种植窝预备的方向与深度

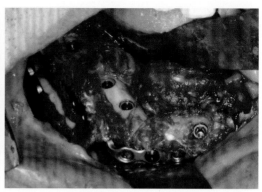

D. 植入种植体后。注意：术中考虑颏部腓骨段 2 植入 2 颗种植体会影响血供，故仅于腓骨段 2 植入 1 颗种植体

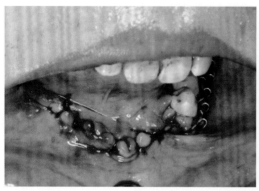

E. 关闭口内创口

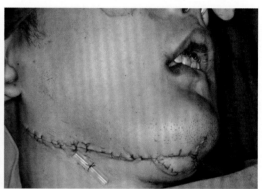

F. 口外关创后，可见皮岛。注意：①需要留置负压引流装置，避免积液；②同时为避免负压引流管干扰血管蒂吻合，建议使用皮钉固定

图 11-2-12　种植体植入与关创

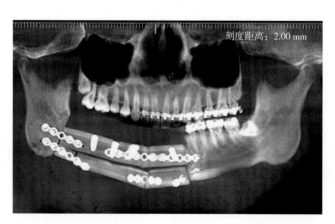

术后一周 CBCT 示：微型钛板、小钛板固定在位，4 颗种植体位置合适，下颌骨下缘稍突以重建其颏部。注意：术中若能避开牙种植体植入数枚长钛钉，将有助于双层腓骨的快速结合

图 11-2-13　术后一周 CBCT 影像

三、二期角化龈移植

角化龈是形成种植体基台周围封闭，避免种植体周围炎或黏膜炎的重要组织。任何牙种植体的周围都应有适量的角化龈以维持种植体的稳定。目前，较成熟的技术为切取腭部角化龈进行移植（图 11-2-14，图 11-2-15）。

四、最终修复

经角化龈移植后，口内恢复情况良好，进行后期义齿修复（图 11-2-16—图 11-2-18）。

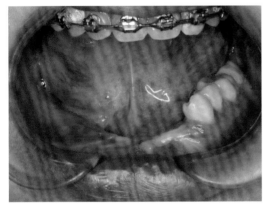

A. 下颌骨骨化纤维瘤扩大切除 + 左腓骨肌皮瓣制备 + 左腓骨肌皮瓣（双层折叠）转移修复重建下颌骨 + 同期种植体植入术后 7 个月口内照。示：口内创面愈合良好，但缺牙区牙槽嵴颊侧附着龈丧失

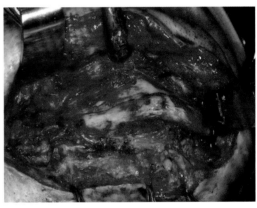

B. 手术取出内固定钛板、钛钉。示：移植腓骨愈合良好，上下两层移植骨间有骨桥相连

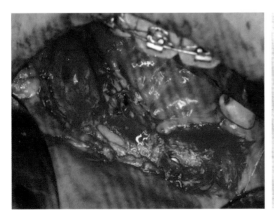

C. 暴露腓骨上缘并制备游离角化龈移植受植床

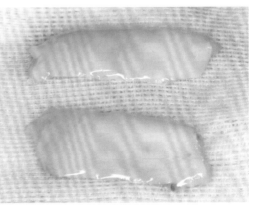

D. 从腭部切取两块全厚黏膜并修整成形

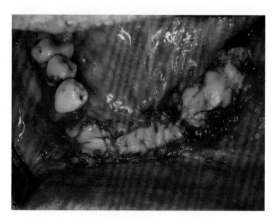

E. 将游离角化龈组织移植入受植床，缝合固定

图 11-2-14　角化龈移植

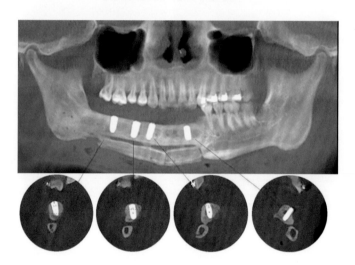

术后 10 个月 CBCT 示：腓骨与下颌骨结合良好，上下两层腓骨间形成了骨桥，4 颗种植体周围无明显低密度影，种植体与对颌牙间有合适的颌间距离。注意：此时下颌角处的游离腓骨块已经吸收大半

图 11-2-15　术后 10 个月愈合情况

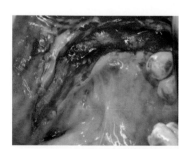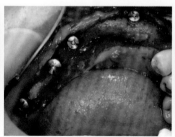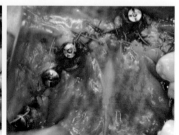

A. 暴露腓骨上缘 4 颗种植体覆盖螺丝　B. 更换覆盖螺丝为愈合基台　　　C. 关闭口内创口

图 11-2-16　种植二期手术

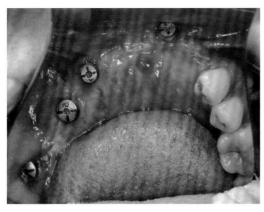

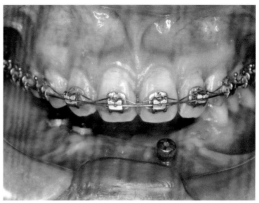

A. 下颌牙弓骀面观。示：角化龈移植和愈合基台戴入后愈合良好

B. 全牙列正面观。示：角化龈移植和愈合基台戴入后愈合良好

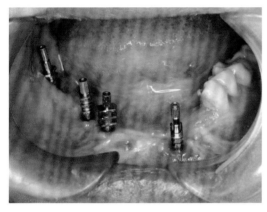

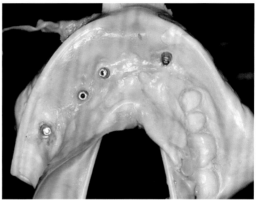

C. 放置转移杆

D. 硅橡胶印模制取

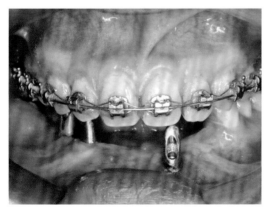

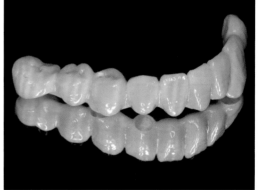

E. 基台就位于口内

F. 最终修复体

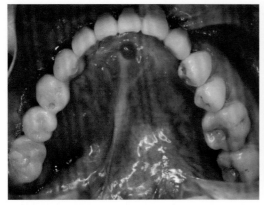

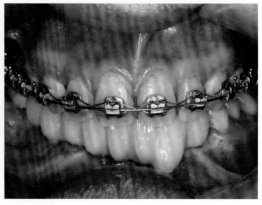

G. 最终修复体戴入后的殆面观

H. 最终修复体戴入后的正面咬合观。注意：33 修复体的牙冠较长，可以设计部分义龈

图 11-2-17　种植修复

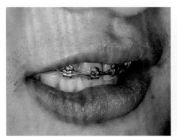

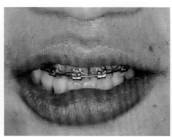

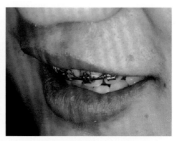

A. 右侧 45° 微笑照

B. 正面微笑照

C. 左侧 45° 微笑照

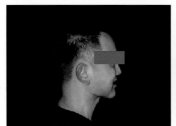

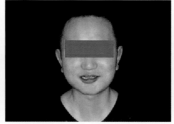

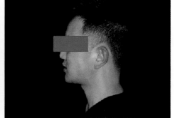

D. 右侧 90° 面像照

E. 正面面像照

F. 左侧 90° 面像照

图 11-2-18　义齿戴入后的面部影像

病例总结：

（1）本病例为下颌骨骨化纤维瘤，病变范围大，涉及一侧下颌体和颏部，修复难度大。利用数字化外科技术建立颌面部的有限元模型，设计手术治疗方案，模拟下颌骨截骨位置，从而实现下颌骨肿瘤的根治性精准切除。

（2）建立下颌骨截骨缺损后三维模型，根据下颌骨缺损范围模拟选择取骨类型、位置、大小范围，确定最佳取骨位置。本病例采用牙槽突水平优先（alveolar level priority）的双层腓骨设计修复下颌骨缺损，上层腓骨以患者原有咬合关系的牙列位置为导向，体现出"以咬合为导向的修复重建（occlusion-driven reconstruction）"理念，获得了合适的种植位点；下层腓骨以下颌骨下缘轮廓为导向，并根据患者术前外形做了调整，改善了颏后缩畸形。术后外形基本满意，实现了下颌骨缺损的精准修复重建，充分满足了患者对于颌骨重建可预测性和个体化的更高需求。

（3）血管化腓骨同期种植的临床依据是种植体植入的移植骨必须具有活性和再生能力，血管化骨重建为种植体骨结合提供了充分的血运环境。

（4）腓骨移植同期行种植体植入可大大缩短患者的治疗周期，减少手术次数，减轻医患的心理压力，有助于患者早日融入社会。术中亦根据实际情况做出了适当的调整。

综上所述，CAD/CAM 的应用能够实现颌骨肿瘤的根治性精准切除、以咬合为导向的修复重建，并为颌骨重建的可预测性和精准性提供保障。

参考文献

1. 张志愿. 口腔颌面外科学 [M]. 8 版. 北京：人民卫生出版社, 2020.

2. TAYLOR GI, MILLER GD, HAM FJ. The free vascularized bone graft. A clinical extension of microvascular techniques[J]. Plast Reconstr Surg, 1975, 55(5): 533-544.

3. HIDALGO DA. Fibula free flap: a new method of mandible reconstruction[J]. Plast Reconstr Surg, 1989, 84(1): 71-79.

4. KHATIB B, CHENG A, SIM F, et al. Challenges with the Jaw in a Day technique[J]. J Oral Maxillofac Surg, 2020, 78(10): 1869 e1-1869 e10.

5. PATEL A, HARRISON P, CHENG A, et al. Fibular reconstruction of the maxilla and mandible with immediate implant-supported prosthetic rehabilitation: Jaw in a Day[J]. Oral Maxillofac Surg Clin North Am, 2019, 31(3): 369-386.

6. SUKATO DC, HAMMER D, WANG W, et al. Experience with "Jaw in a Day" technique[J]. J Craniofac Surg, 2020, 31(5): 1212-1217.

7. QAISI M, KOLODNEY H, SWEDENBURG G, et al. Fibula Jaw in a Day: state of the art in maxillofacial reconstruction[J]. J Oral Maxillofac Surg, 2016, 74(6): 1284 e1-1284 e15.

8. KUDSI Z, FENLON MR, JOHAL A, et al. Assessment of psychological disturbance in patients with tooth loss: a systematic review of assessment tools[J]. J Prosthodont, 2020, 29(3): 193-200.

9. SAGNER M, MCNEIL A, PUSKA P, et al. The P4 health spectrum - a predictive, preventive, personalized and participatory continuum for promoting healthspan[J]. Prog Cardiovasc Dis, 2017, 59(5) :506-521.

10. LONGO UG, CARNEVALE A, MASSARONI C, et al. Personalized, Predictive, Participatory, Precision,

and Preventive (P5) Medicine in rotator cuff tears[J]. J Pers Med, 2021, 11(4): 255.

11. ONG A, WILLIAMS F, TOKARZ E, et al. Jaw in a Day: immediate dental rehabilitation during fibula reconstruction of the mandible[J]. Facial Plast Surg, 2021, 37(6): 722-727.

12. URKEN ML, BUCHBINDER D, WEINBERG H, et al. Primary placement of osseointegrated implants in microvascular mandibular reconstruction[J]. Otolaryngol Head Neck Surg, 1989, 101(1): 56-73.

13. HANASONO MM, CHANG DW. Discussion: Jaw in a Day: total maxillofacial reconstruction using digital technology[J]. Plast Reconstr Surg, 2013, 131(6): 1392-1393.

14. CHIAPASCO M, GATTI C. Immediate loading of dental implants placed in revascularized fibula free flaps: a clinical report on 2 consecutive patients[J]. Int J Oral Maxillofac Implants, 2004, 19(6): 906-912.

15. ODIN G, BALAGUER T, SAVOLDELLI C, et al. Immediate functional loading of an implant-supported fixed prosthesis at the time of ablative surgery and mandibular reconstruction for squamous cell carcinoma[J]. J Oral Implantol, 2010, 36(3): 225-230.

16. LEVINE JP, BAE JS, SOARES M, et al. Jaw in a Day: total maxillofacial reconstruction using digital technology[J]. Plast Reconstr Surg, 2013, 131(6): 1386-1391.

17. RUNYAN CM, SHARMA V, STAFFENBERG DA, et al. Jaw in a Day: state of the art in maxillary reconstruction[J]. J Craniofac Surg, 2016, 27(8): 2101-2104.

18. WILLIAMS FC, HAMMER DA, WENTLAND TR, et al. Immediate teeth in fibulas: planning and digital workflow with point-of-care 3D printing[J]. J Oral Maxillofac Surg, 2020, 78(8): 1320-1327.

19. 邹四海, 付小明, 喻娜, 等. 下颌骨与种植体支持的牙列同日重建一例 [J]. 中华口腔医学杂志, 2021, 56(12): 1267-1270.

20. 张富贵, 季平. 颌骨与牙列同日重建的最新进展与实践 [J]. 口腔颌面外科杂志, 2022, 32(1): 1-6.

第十二章　动态导航在口腔种植中的应用

　　长期以来，"以修复为导向的种植"始终是口腔种植领域的核心概念与热点话题，而理想精准的种植体植入位置是上部修复体实现美学和功能的基础。近年来，计算机辅助下的种植体植入（computer-aided implant surgery，CAIS）已成为精准控制种植位点的主要手段，该技术可根据术中能否实时跟踪并显示种植钻针的骨内影像分为静态导板技术和动态导航技术。静态导板技术操作简单，成本低，应用场景广泛，临床使用便捷，已在临床取得了较为广泛的应用。动态导航技术在数字化技术基础上更偏重动态带来的"实时追踪"以及"直视"下操作，其在很大程度上弥补了静态导板技术相对"盲视"的缺陷，正受到越来越多的关注。

　　动态导航技术已在眼科、耳鼻喉科、骨科、血管外科、神经外科和肿瘤外科等医学领域验证了其优越性，而在口腔领域最早被应用于颌面外科。2000年在美国，动态导航手术首次被引入口腔种植领域。早期，CBCT设备并未进入普及使用的状态，且动态导航系统本身具有复杂、昂贵的特点，导致了动态导航系统的应用十分受限。随着CBCT的更新迭代，CBCT在临床的应用逐步普及，使动态导航系统在临床具有可行的应用基础。随着第四次工业革命中"虚拟现实""人工智能"概念的兴起和相关技术的迭代完善，动态导航系统和技术也优化至最新面貌，发展出了更适合口腔种植临床使用需要的、具备实时跟踪功能的新型动态导航设备。其基本原理就是现实和虚拟同步的实时运动跟踪技术，即利用种植外科导航系统，在数字化虚拟的三维界面中，将CBCT中虚拟种植体的位置和现实中被电磁或光学定位装置实时跟踪的种植钻针同步、实时、直观地呈现在术者眼前，进而使术者能精准地完成种植体植入的外科操作。因此，动态导航技术的出现，是口腔种植领域"数字化"革命的又一次新浪潮。

第一节　种植动态导航系统的组成与分类

一、种植动态导航系统的组成

　　种植动态导航系统（以下简称"动态导航"或"导航系统"）是由硬件和软件两部分

组成的。硬件包括显示器、臂架、导航组件（发光二极管和摄像头）、监视器、键盘、鼠标和电子设备外壳等。软件为具备术前种植方案设计、术中实时显示和引导、术后精度评估等功能的专用软件。目前商用的种植动态导航系统均为车载移动式系统，结构相似。不同品牌之间的主要区别在于用户操作界面的呈现、配准装置以及定位追踪系统方式。种植动态导航系统的核心是计算机控制系统，计算机内安装导航软件，配合红外光的导航装置，利用红外光进行实时追踪，将汇集的多方数据的综合结果呈现在屏幕上，供术者于术中实时观察和操作。以苏州迪凯尔医疗科技有限公司的易植美动态导航系统（以下简称"迪凯尔易植美动态导航系统"）（图 12-1-1 A）为例，它主要由红外光导航仪（图 12-1-1 B）、带有双翼定位器的种植手机（图 12-1-1 C）、颌骨定位器（图 12-1-1 D）、导航操作软件（图 12-1-1 E）、导航计算机控制系统（图 12-1-1 F）、配准装置和固定装置（图 12-1-1 G），以及导航常规手术工具盒等软硬件组成。

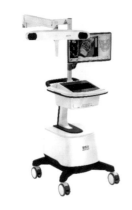

A. 种植动态导航仪

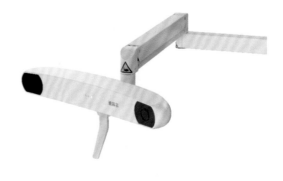

B. 红外光导航仪

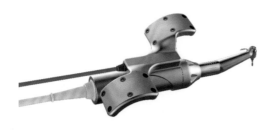

C. 带有双翼定位器的种植手机

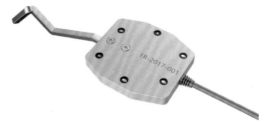

D. 颌骨定位器

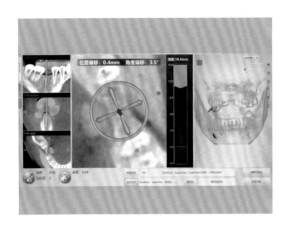

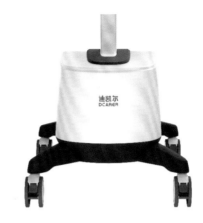

E. 导航操作软件   F. 导航计算机控制系统

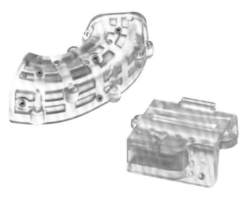

G. 配准装置和固定装置

图 12-1-1 种植动态导航系统的组成

二、种植动态导航系统的分类

（一）基于种植动态导航系统品牌的分类

国外种植导航系统起步早，较早开发的种植动态导航系统有 Robodent 系统、IGI 系统、VISIT 系统和 Treon 系统等，近些年常用的种植动态导航系统是 X-Guide 系统和 Navident 系统。这些导航系统不仅用于指导种植体植入，还可用于口腔颌面外科和口腔内科，如辅助确定坏死骨边缘、骨内准确递送麻药、在根尖手术中精确地执行骨切除术和根端切除术、引导建立髓腔通道、钙化的根管口定位等。随着国内动态导航技术的快速发展与成熟，国产导航系统陆续出现，例如陈（Chen）等发明的 IGOIS 系统，以及国内近些年推广的迪凯尔易植美动态导航系统和 Iris-100 系统等。

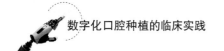

（二）基于定位追踪系统的分类

根据定位追踪系统不同，目前有基于电磁定位和光学定位的两种种植动态导航系统。

电磁定位跟踪系统的工作原理是通过 3 个磁场协作，发射器产生低频磁场，磁场探测器接收信号并定位。电磁定位跟踪系统具有设备灵活、设备成本低及低频磁场的发送和传输不受实物遮挡等优点，但是其追踪定位效果会受金属物质影响，因此对周围环境要求高，这也就大大限制了其在临床的推广。因此，目前国内外动态导航的定位追踪系统一般选择光学定位。光学定位系统是基于光学相机的立体三角测量原理来工作的，这也就避免了电磁定位受周围环境干扰大的缺陷。

根据使用的定位光源的类型，光学定位的种植动态导航系统可分为可见光定位导航和不可见光定位导航。可见光定位导航是利用图像识别技术对外部特定形态硬件进行追踪，这些形态主要有棋盘格、特征点、二维码等形式。可见光定位导航易受外界强光干扰（如室内灯光、无影灯等），进而影响定位效果。不可见光定位导航多利用敏感红外摄像传感器，直接采集物体的图像，该方式具有图像识别能力强、可识别范围广、定位精准度高、抗干扰能力强等特点，但其成本较高。

此外，根据导航系统是否植入带有主动发光二极管或被动反射跟踪元件的机头，光学定位的种植动态导航系统又可分为主动式导航和被动式导航。主动式导航的光源位于种植手机及颌骨定位装置上，光源发出后被导航仪接收识别，这是两点之间的发射与接收，不易受外界环境及光线影响，可视角度大。被动式导航通过导航仪发射光源，发出的光源被种植手机及颌骨定位装置反射，再被导航仪接收识别，这是三点之间的来回传递，易受背景光线和其他反射物干扰，可视角度小。

（三）基于配准方式的分类

种植动态导航系统配准装置是数字化虚拟世界的 CBCT 数据与现实世界的颌骨空间位置的连接桥梁，以保证种植机头在 CBCT 虚拟空间位置和现实状态位置的一致性、同步性。因此，种植动态导航系统配准装置一方面是 CBCT 扫描的基准点，另一方面也是定位追踪系统的体外识别点。

目前，种植动态导航系统的配准方式属于有标记点配准，分为 U 型管配准和骨标记物配准两种。U 型管配准适用于牙列缺损患者，配准材料为硬质材料，一般借助硅橡胶或速凝材料稳定附着在牙齿上。除此以外，还可使用夹板和连接到导航支架臂上的锯齿状基准铝体（CT 标记），该种配准装置使用的是含热凝的塑性材料。骨标记物配准通常适用于无牙颌患者，一般需要在颌骨中放置至少 4 个临时骨螺钉，作为 CBCT 扫描的无牙基准点和定位追踪系统的体外识别点。不同配准方式各有其适应证和优缺点，彼此之间也存在着大小不一的误差。

第二节　种植动态导航系统的临床使用

种植动态导航系统类似生活中的 GPS 导航系统，其红外光导航仪相当于天上的卫星，带有双翼定位器的种植手机相当于汽车，基于 CBCT 影像进行的术前种植体位置规划相当于地图。在 GPS 导航系统中卫星对汽车实时定位，在地图中进行实时引导。同理在导航种植手术中，红外光导航仪会在术中实时定位种植手机的位置及患者的颌骨位置，并根据术前设计好的方案设计进行点、轴向及深度的备洞和种植体植入的引导。迪凯尔易植美动态导航系统的工作原理是基于空间定位技术和空间配准技术的结合。空间定位技术是使用光学定位追踪系统，在术中确定种植手机与患者手术工作颌的相对空间位置关系。空间配准技术是在光学空间系统中，将患者手术工作颌与术前 CBCT 融合在一起，实现患者口内实时位置与 CBCT 联动，实时同步，无信号延迟，实现 CBCT 直观实时引导下的种植体植入，为医生在术中增添了透视功能。

一、种植动态导航系统的工作流程

（一）患者资料的获取

指导患者配戴配准装置，即 U 型管。U 型管类似局部托盘，采用含氮化硅小球阻射材料制成。先在 U 型管内填充重体硅橡胶，再在患者术区或接近术区的位置通过硅橡胶进行 U 型管的就位佩戴，待硅橡胶凝固后，将其与 U 型管整体取下，进行复位测试，确保能够完全复位且稳固，再让患者戴上配准装置拍摄 CBCT（图 12-2-1），将 CBCT 数据的 DICOM 文件上传到动态导航系统。为达到"以修复为导向"的种植目标，针对不同缺牙情况的患者，在这一步就需要采取不同的方法以获得准确的修复体信息，故术前准备工作有所区别。

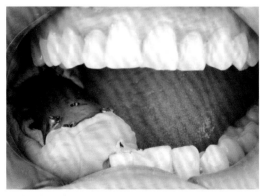
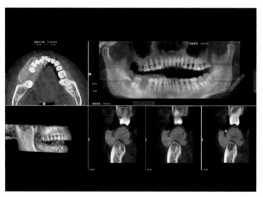

A. 患者佩戴合适的 U 型管　　　　　　　　B. 患者佩戴合适的 U 型管拍摄 CBCT

图 12-2-1　术前拍摄 CBCT

（1）单颗牙或少量牙齿缺失且牙齿排列、咬合关系正常的患者：患者可只佩戴 U 型管拍摄 CBCT（开口 CBCT，无咬合信息），而后将数据导入导航系统，直接使用导航系统自带的虚拟排牙功能进行排牙，获取修复体信息。若患者牙列不齐、咬合关系不正常，可再通过口扫或者石膏仓扫获得一个 STL 数据，与 CBCT 数据一同导入导航系统设计软件，在软件中实现 CBCT 数据与口扫数据的拟合，便于在虚拟排牙时参考咬合关系。

（2）多颗牙缺失或牙齿排列、咬合关系异常的患者：术前先要制取研究模型，确定咬合关系；再由技工室排牙；扫描排牙模型，获得修复体的数字化信息。

（3）无牙颌患者：先确定咬合关系、唇侧丰满度等修复参数；再由技工室排牙，制作放射导板；采用两次 CBCT 拍摄法（患者佩戴放射导板拍摄 1 次 CBCT，单独放射导板拍摄 1 次 CBCT）获取修复体信息，也可以采用一次 CBCT 拍摄加放射导板仓扫法（患者佩戴放射导板拍摄 1 次 CBCT，再单独口扫或仓扫放射导板生成 STL 数据）获取修复体的数字化信息。

（二）种植方案的数字化设计

利用导航系统中的种植规划软件进行术前种植体虚拟三维位置规划（图 12-2-2）。将 CBCT 导入软件并选择相应的种植位点，在软件中描记种植体植入位点邻近的重要解剖结构（上颌窦、下颌神经管等），测量缺牙部位的骨量、骨密度以及牙槽嵴到重要解剖结构

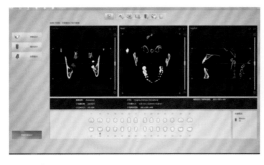

A. 导入 CBCT 数据并选择种植位点

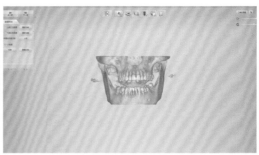

B. CBCT 三维重建

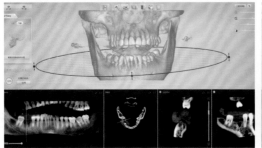

C. 绘制牙弓曲线

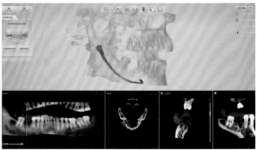

D. 描记下颌神经管

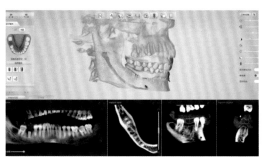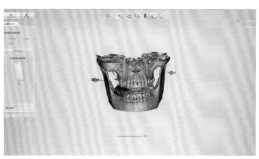

E. 规划种植体位置　　　　　　　　　　　　F. AI 识别并重建 U 型管

图 12-2-2　术前规划

的距离，选择种植体的型号，并在理想修复体位置的指导下，设计种植体的位点、分布、轴向和深度。若数据条件允许，可同时确定基台的参数。最后利用 AI 自动识别 U 型管内的氮化硅标记点，从而识别 U 型管，最后保存设计文件。

（三）导航系统的标定与配准

导航系统的标定与配准包括以下两个部分。

1. 种植手机与颌骨定位器的标定

（1）选择导航手术中需要使用的种植手机的双翼定位器及颌骨定位器，并在导航系统中选择同编号的种植手机的双翼定位器与颌骨定位器（图 12-2-3 A—图 12-2-3 D）。

（2）组装种植手机与双翼定位器并调整种植手机的机头方向（由于要确保术中双翼定位器始终保持面朝光学定位仪，手机机头相对于双翼定位器的朝向在上颌种植或下颌种植中有所不同）。随后分别使用长短钻进行颌骨定位器与种植手机的标定，标定时软件可识别手机机头的空间位置，并实时精准检测误差，当种植手机三个面的误差都小于软件设定值时，即可完成颌骨定位器与种植手机的标定（图 12-2-3 E—图 12-2-3 I）。

（3）将颌骨定位器与牙列固定装置通过连接杆（导航常规手术工具盒内）连接组装，在固定装置中打入适量快速凝固的树脂材料，并将其固定在术区同颌对侧口内的合适位置（图 12-2-3 J）。

2. 虚实颌骨的配准

（1）将患者拍摄术前 CBCT 时佩戴的 U 型管提前消毒，再将其戴入患者口内，佩戴位置与术前 CBCT 拍摄时一致，确定其佩戴稳定后开始配准（图 12-2-3 J）。

（2）在种植手机上安装球钻，将球钻逐个放置在口内 U 型管的配准点上，通过软件自动判断误差，将患者真实手术工作侧颌骨与带有 U 型管的 CBCT 重建的虚拟颌骨进行虚实空间的拟合配准，实现患者口内实时位置的可视化（图 12-2-3 K，图 12-2-3 L）。

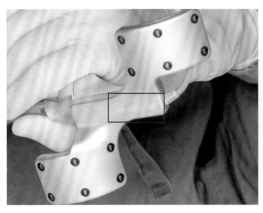

A. 选择双翼定位器并与种植手机组装

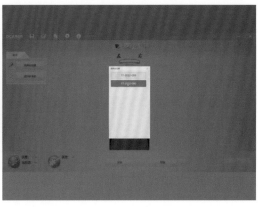

B. 在导航系统中选择相同编号的双翼定位器

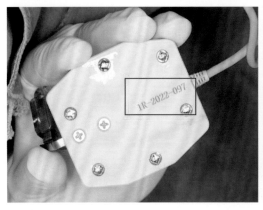

C. 选择颌骨定位器

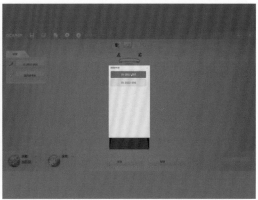

D. 在导航系统中选择相同编号的颌骨定位器

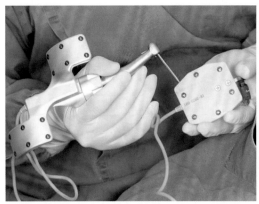

E. 使用长钻标定颌骨定位器与带有双翼定位器的种植手机

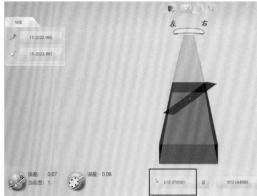

F. 使用长钻标定时的导航软件界面

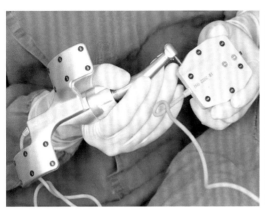

G. 使用短钻标定颌骨定位器与带有双翼定位器的种植手机

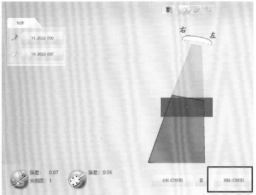

H. 使用短钻标定时的导航软件界面

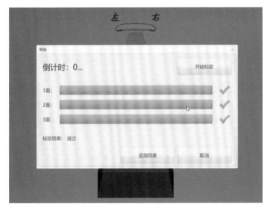

I. 完成颌骨定位器与种植手机的标定

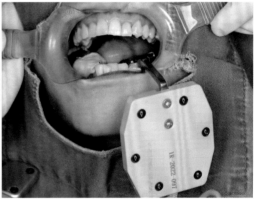

J. 组装、固定颌骨定位器于术区同颌的对侧，并为患者佩戴 U 型管

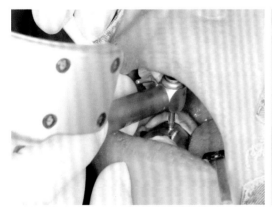

K. 使用短球钻将工作侧颌骨与 CBCT 重建的虚拟颌骨进行配准

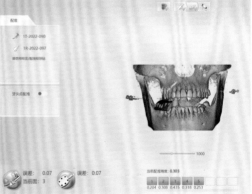

L. U 型管配准时的导航软件界面

图 12-2-3 导航系统的标定与配准

种植动态导航系统的标定与配准原理如图 12-2-4 所示，经过标定与配准后，患者工作侧颌骨、虚拟颌骨及种植手机三者之间建立了联系，使术者能够在种植过程中精准把控种植手机在颌骨中的真实位置，实现真正的可视化精准种植。

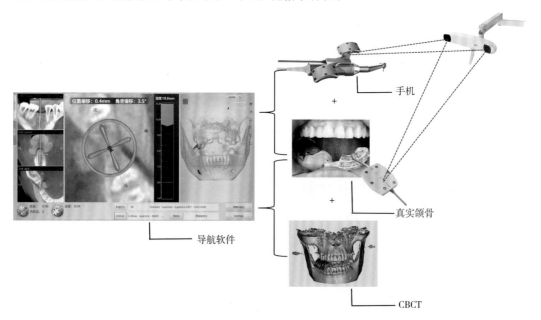

图 12-2-4　种植动态导航系统的标定与配准原理

（四）动态导航下的种植外科手术

根据种植动态导航系统屏幕上显示的钻针的实时空间三维位置，结合误差提示，在术前设计的种植位点先使用 1.6 mm 球钻进行定点，再使用 1.9 mm 先锋钻定深定轴，然后依次使用 2.0 mm、2.8 mm、3.5 mm、4.5 mm 扩孔钻进行种植窝洞的逐级预备，最后植入种植体（图 12-2-5）。手术结束后，将颌骨定位器的固定装置拆卸。

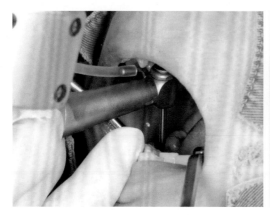

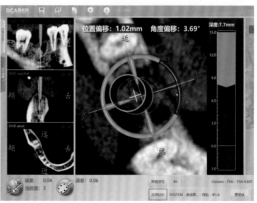

A. 在导航引导下使用 1.6 mm 短球钻进行定点　　B. 导航软件界面精准显示 1.6 mm 短球钻备洞中的误差

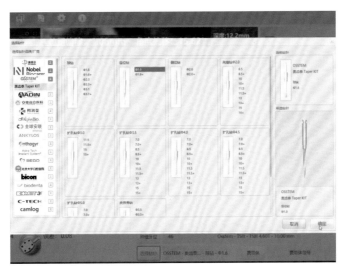

C. 更换钻针时的导航软件界面，选择同型号的钻针

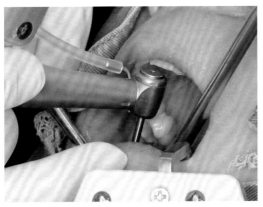

D. 在导航引导下使用 1.9 mm 先锋钻进行定深定轴

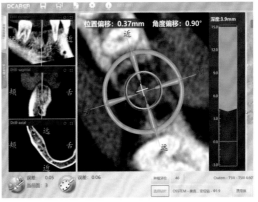

E. 导航软件界面精准显示 1.9 mm 定位钻备洞中的误差

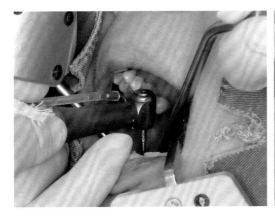

F. 在导航引导下使用 2.0 mm 扩孔钻进行种植窝洞预备

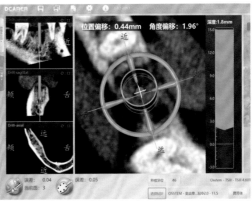

G. 导航软件界面精准显示 2.0 mm 扩孔钻备洞中的误差

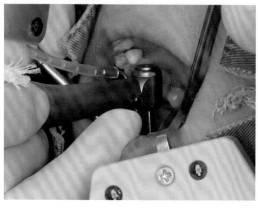

H. 在导航引导下使用 3.5 mm 扩孔钻进行种植窝洞预备

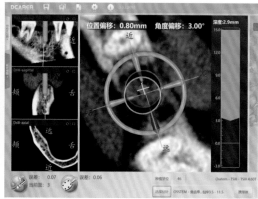

I. 导航软件界面精准显示 3.5 mm 扩孔钻备洞中的误差

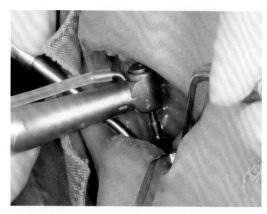

J. 在导航引导下使用 4.5 mm 扩孔钻进行种植窝洞预备

K. 导航软件界面精准显示 4.5 mm 扩孔钻备洞中的误差

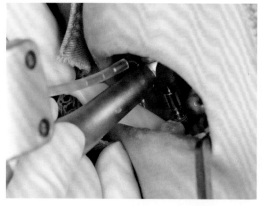

L. 植入种植体

M. 植入种植体时的导航软件界面

图 12-2-5　备洞及种植体植入

扫码观看视频
动态导航的临床应用

二、种植动态导航系统的优缺点

（一）种植动态导航系统的优点

（1）工作流程得到简化。CBCT 扫描、术前设计和手术可在同一日进行，图像配准程序中花费的时间成本大大降低。与使用静态导板相比，使用动态导航省去了等待技工室加工、制作导板的时间和费用，为患者就诊提供便利。

（2）直观掌控种植位点的精准性。术中实时追踪功能允许医生直接、可视地看到钻针在颌骨中的运动轨迹和位置，直观掌控种植体植入位点的精准性。

（3）增加了临床操作的便利性。与使用静态导板相比，使用动态导航在避开上颌窦、下牙槽神经管和邻牙牙根等重要解剖结构方面有巨大的临床优势。对于窄小间隙病例，也可进行导航精准引导，不会受静态导板的导环限制。在后牙区种植中，相较于静态导板，导航对患者开口度要求不高，同样可进行后牙区导航种植。

（4）增加了临床操作的选择性。术中所需的额外工具减少，不需要为特定的种植系统搭配专用工具盒，从而形成一个开放式的系统，为术者的操作提供更多选择空间，使术者可以选择自己熟悉的系统，提高手术成功率。

（5）钻针冷却充分，减少高温损伤。由于无导板遮挡，冷却水得以大量充分地进入种植窝洞，减少术中钻针的高温对组织造成的损伤。

（二）种植动态导航系统的缺点

（1）存在一定范围内的误差。由于其操作流程复杂，且所使用的仪器、软件品牌多样，种植精度会受到一些系统性因素的影响，如 CBCT 扫描质量、配准方式、光学追踪系统类型等。

（2）设备和软件设计目前尚处在完善阶段，存在仪器体积大、操作流程繁琐、软件用户界面功能复杂等不足。目前动态导航系统一般采用光学定位，存在光学定位参考架体积大而形成光学遮挡等缺点。同时，动态导航系统对种植医生的专业要求也较高，医生除了要熟悉使用流程，还要接受培训以缩短学习曲线，提高熟练度，从而降低因人为经验不足所导致的误差。

（3）术前配准耗时较长，增加椅旁操作时间。对于部分牙列缺损和牙列缺失患者，动态导航系统的配准方式存在差异，部分系统采取植入多个或者单个临时骨螺钉以提供无牙基准点，这需要在 CBCT 扫描前行额外的手术植入，但手术植入位置可能并非种牙位点，增加手术创伤。

（4）患者术中需要佩戴配准装置，该装置需要延伸至口外，对医生的操作具有一定影响。

（5）虽然国内外新兴的动态导航系统近几年来已进入临床应用和研究，但由于样本量较少且种牙位点也较局限，缺少大量数据支撑其精度研究。

（6）动态导航全套设备目前价格较高，前期固定投入成本高，可能会增加患者的治疗费用。

三、种植动态导航系统的适应证

现阶段，自由手、静态导板辅助下的种植技术均已日渐成熟，植入精度均达到较为理想的控制水平。即便如此，在部分病例中，由于患者条件欠佳或实际情况不允许，上述二者的应用受到限制，此时可考虑借助动态导航系统完成手术。

当其他种植方式预估效果不佳时，建议使用动态导航引导种植的适应证如下：

（1）患者有 CBCT 扫描当天植入种植体的需求。部分初次就诊的患者由于行程安排等因素，要求当日行种植手术，获得 CBCT 扫描结果后无等待导板制作的时间，为更好地控制精度，可在动态导航系统辅助下当日完成种植设计和手术，以节约时间成本。

（2）患者张口度小且易张口疲劳，使整体手术视野不佳，不便操作。由于静态导板具有一定厚度，钻针具有一定长度，静态导板的使用对患者的张口度有较高要求。当患者开口度条件不适宜安置导板时，可使用与自由手开口度要求类似的动态导航。

（3）部分种植体植入困难以及视野不好的区域，如第二磨牙区域。借助动态导航时，患者口内无导板，无遮挡，患者可在屏幕上直接观察钻针与种植体的方位，并轻松获得良好的视野，同时减轻患者的疲劳程度。

（4）对于缺牙近远中间隙较小（≤7 mm）、种植体中心点距离天然牙比较近（≤4 mm）、缺牙间隙与静态导板套筒尺寸相矛盾，或导板套筒可能干扰种植体在天然牙牙根附近的准确放置等情况，由于导板金属套筒直径及外部包裹树脂存在最低厚度的要求，当最低厚度也无法满足手术操作空间时，可使用不受金属套筒影响的动态导航。

（5）穿颧种植时，使用动态导航系统可实时观察扩孔钻的轴向，便于出现偏离时及时调整，提高种植体植入的精确性和安全性。

此外，对于不翻瓣、需要避开重要解剖结构，或需要与邻牙或者种植体间保持准确距离等情况，静态导板与动态导航均可以考虑使用。

第三节　种植动态导航系统的精确度及其影响因素

一、种植动态导航系统的精确度

在种植动态导航系统辅助下，种植体植入会变得更加精准、安全、可预期。布洛克（Block）等比较了全程导航引导、半程导航引导和自由手 3 种种植手术方式，计算最终种植体植入位置与术前设计种植体位置在尖端处、平台和角度上的偏差，结果发现导航引导下种植体植入精度更高：全程导航在平台、尖端处和角度上的偏差分别为 1.16 mm、1.29 mm、2.97°；半程导航的偏差分别为 1.31 mm、1.52 mm、3.43°；自由手的偏差分别为 1.78 mm、2.27 mm、6.5°。这与其他学者的研究结果一致，即在种植动态导航系统引导下，种植手术的精度会有所提高。

就单独对种植动态导航系统评价而言，刘艾芃等进行了种植动态导航系统引导种植的临床应用研究，结果显示种植体颈部偏差为（0.88±0.19）mm，尖端偏差为（1.11±0.15）mm，角度平均偏差为 2.03°±0.27°。其他学者也进行了相关研究，研究精度结果和上述研究结果相差不大，种植体颈部偏差类似，在 1 mm 左右，尖端偏差在 1.1 mm 附近波动，角度偏差在 2°~4° 范围波动。对于国外的 X-Guide 动态导航系统，体内外牙列缺损病例报告结果分析显示，体外平均顶点/角度偏差非常低，为 0.38 mm/0.89°；而在体内，卡斯里（Kaewsiri）等和 Block 等临床研究报告的平均顶点/角度偏差分别是 1.05 mm/3.06° 和 1.16 mm/2.97°。对于国外另一款常用的动态导航系统——Navident 系统，斯特凡内利（Stefanelli）等通过回顾性研究发现，该系统的平均进入点偏差为 0.71 mm，末端偏差为 1.00 mm，角度偏差为 2.26°。

二、种植动态导航系统精确度的影响因素

无论何种种植方式，误差均不可避免，但可以控制。在使用动态导航系统的整个工作流程中，包括术前 CBCT 的拍摄、导航系统软件的内部参数设定、标定和配准过程及术者在术中的操作表现等，任何一个环节都会对最终的手术精度产生影响。

（一）软硬件固有误差

以光学导航为例，光学追踪原理、光学追踪系统的尺寸大小、定位装置与导航仪的距离、定位装置的稳固度等都会影响导航系统硬件的系统误差。

手术过程中需要对医生的器械位置及患者的解剖信息进行实时追踪定位，不同跟踪原

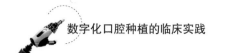

理下的实际精度有所差异。目前，临床上常用的光学定位系统的精度可达 0.1~0.5 mm，优于其他定位方式。此外，精度还受光学追踪系统的尺寸及其与追踪器械距离的影响，发射装置与接收装置之间不能有任何遮挡物。

（二）CT 数据获取与成像误差

成像误差与 CBCT 数据获取有关。①拍摄层厚的影响：CBCT 的最小层厚可达到 0.08 mm。理论上层厚越小，精度越高，但减小层厚的同时，拍摄时间会延长，拍摄过程中患者头部移动的可能性也会增大，拍摄时患者头部移动会显著影响成像的准确性。因此，临床上并不是层厚越小越好，建议拍摄层厚为 0.2~0.5 mm。②体素尺寸的影响：体素的大小随着三维图像分辨率的降低而增加。体素缩小，图像质量随之提高，但扫描剂量增加。因此，建议体素尺寸为 0.08 mm~0.4 mm。③阈值分割的影响：在软件方面，阈值分割是一个重要的步骤。在 CT 成像中，阈值分割是基于不同的密度组织对应不同的豪斯费尔德单位。豪斯费尔德量表为所描述的组织类型提供了一个准确的绝对密度值，然而，在 CBCT 成像中，由于扫描时的相对位置不同，会出现相同密度区域有不同灰度的情况。尽管 CBCT 制造商和软件供应商将灰度表示为豪斯费尔德单位，但这种测量值并不是有效的豪斯费尔德单位。此外，制造商没有设置一个标准的灰度水平，这导致难以比较来自不同机器的测量值。④人为因素的影响：CBCT 操作员的技术会影响测量结果；拍摄时，患者下颌运动或口内存在金属修复体，如牙冠或正畸托槽，可能会产生伪影，导致成像不准确。⑤拍摄视野的影响：在满足临床需要的情况下，选择尽可能小的拍摄视野，可有效减少辐射量和拍摄时间，减小成像误差。

（三）配准方式

配准方式是影响动态导航精确度的最重要因素，分为侵入性与非侵入性两种方式。侵入性配准方式包括在患者骨内放入标记物、使用立体定位框架。非侵入性配准方式包括解剖标志点配准、皮肤表面配准、体外定位模板、定位支架配准法等。其中，骨内放入标记物是配准的金标准，解剖标志点配准精确度欠佳，皮肤表面配准会受到皮肤表面移动的影响。体外定位模板在术中的稳定性将会影响其精确度，其与定位支架在术中的再次定位将会产生误差。

（四）人为操作因素

动态导航术中使用的种植手机可能影响医生的手感，而医生手的稳定性及其对导航系统的熟练程度都可能影响误差。使用动态导航系统对医生的手眼协调配合要求很高，而医生的手眼协调性和精细运动存在个体差异性。在种植手术中，医生如果对机头控制不稳定，或视线在术区与种植器械盒来回切换，或通过动态导航观看屏幕来掌握钻头的实时位置，这些都会影响其手术操作表现。医生可以通过口外训练、静态导板下种植的训练来缩短学习曲线，从而减少经验不足或操作不适应对手术精度造成的影响。

总而言之，动态导航下的种植手术在操作流程中会产生诸多误差，且具有累积效应，但这些误差均在临床可接受的范围内。

第四节　种植动态导航系统的现状与展望

在口腔种植"数字化"的大趋势下，静态导板与动态导航的应用毫无疑问地扩大了种植手术的适应证范围，解决了部分自由手难以处理的疑难病例，提高了种植的精确度。其中，动态导航凭借其最显著的"实时性"特点，正获得越来越广泛的关注。然而，由于动态导航目前仍处于发展阶段，成本较高、研究数据有限等仍是限制其广泛应用的因素。此外，即便动态导航有着巨大的优势，但其种植精确度也未达到十分理想的水平，仍有部分环节存在误差需要注意和改进。因此，种植医生在面对复杂多样的病例时，需要根据自身经验，对种植手术的辅助方式进行细致地评估和考量，选择最优方案，以真正达到精准的"以修复为导向"的种植。

参考文献

1. 冯大军 , 许鹏 , 孙云峰 . 动态导航系统在种植体精准植入术中的临床应用 [J]. 口腔医学研究 , 2021, 37(7): 617-621.

2. 陈思 , 周子谦 , 柳慧芬 , 等 . 动态导航技术对口腔种植精准度影响的 Meta 分析 [J]. 中国实用口腔科杂志 , 2022, 15(5): 579-584; 589.

3. 刘艾芃 , 赵娅琴 , 王晓华 , 等 . 实时导航与传统种植牙技术的精确度研究 [J]. 中国临床新医学 , 2020, 13(4): 345-348.

4. PANCHAL N, MAHMOOD L, RETANA A, et al. Dynamic navigation for dental implant surgery[J]. Oral Maxillofac Surg Clin North Am, 2019, 31(4): 539-547.

5. WU BZ, SUN F. A registration-and-fixation approach with handpiece adjustment for dynamic navigation in dental implant surgery[J]. Heliyon, 2022, 8(9): e10565.

6. 马玉霄 , 周立波 , 孟凡文 , 等 . 使用四种植入方法在下颌后牙区植入精度的体外对比分析 [J]. 中国口腔种植学杂志 , 2022, 27(4): 229-237.

7. GARGALLO-ALBIOL J, BAROOTCHI S, SALOMÓ-COLL O, et al. Advantages and disadvantages of implant navigation surgery. A systematic review[J]. Ann Anat, 2019, 225: 1-10.

8. BLOCK MS, EMERY RW, CULLUM DR, et al. Implant placement is more accurate using dynamic navigation[J]. J Oral Maxillofac Surg, 2017, 75(7): 1377-1386.

9. MANDELARIS GA, STEFANELLI LV, DEGROOT BS. Dynamic navigation for surgical implant placement: overview of technology, key concepts, and a case report[J]. Compend Contin Educ Dent, 2018, 39(9): 614-622.

10. 陈琳, 魏凌飞, 陈泉林, 等. 计算机辅助动态导航技术在口腔种植手术中的应用 [J]. 实用口腔医学杂志, 2020, 36(3): 477-481.

11. SCHNUTENHAUS S, EDELMANN C, KNIPPER A, et al. Accuracy of dynamic computer-assisted implant placement: a systematic review and meta-analysis of clinical and in vitro studies[J]. J Clin Med, 2021, 10(4): 704.

12. 满毅, 周楠, 杨醒眉. 动态实时导航在口腔种植领域中的临床应用及新进展 [J]. 口腔疾病防治, 2020, 28(6): 341-348.

第十三章 口腔种植机器人

数字化种植技术的核心就是可视化、可控化，进而实现设计和实施一致的精准化。数字化种植导板实现了设计的可视化及实施的可控化，但是没有实现实施的可视化。数字化动态导航实现了设计的可视化及实施的可视化，但其种植外科备洞和种植体植入仍是自由手操作，没有实现实施的可控化。因此，从数字化种植技术的核心内涵来看，口腔种植机器人，即口腔种植手术导航定位设备，同时实现了种植全过程的可视化及完全可控化，即实现了真正意义上的数字化种植。

第一节 口腔种植机器人的发展

三十多年前，机器人技术开始进入医疗外科领域。当时，机器人等自动化设备已经在工业领域得到了广泛应用，在操作灵活性、稳定性及准确性方面显示出了明显优势。为了解决外科手术存在的精度不足、辐射过多、切口较大、操作疲劳等问题，人们开始探讨如何将机器人技术与临床技术进行有效融合，如利用手术机器人（surgical robotics）为外科医生提供全新的治疗方法及系统，以解决上述问题，改善手术效果。随着微创外科手术（mimimally invasive surgery，MIS）和智能外科手术（smart surgery）的快速发展，时至今日，以机器人为代表的智能手术装备在外科临床中得到了越来越多的应用，其中，Da Vinci（达芬奇）机器人、RoboDoc 机器人、Acrobat 机器人、SpineAssist 机器人、ROSA 机器人、"天玑"骨科机器人、"睿米"神外机器人等系统已形成了商业化产品，并展现出巨大的临床优势。与传统手术相比，机器人辅助手术促进了微创手术的进步，它还原了真实视觉中的实时立体术野，消除了手或器械抖动的有害影响，允许器械比外科医生的手和手腕具有更大的自由度和更高的精度。此外，机器人系统提供了一个易于使用的平台，为外科医生提供更灵活自然的操作体验，并改善整个手术团队的工作环境，因而越来越多地被应用于各种外科专业的不同外科手术中。

种植牙技术历经半个多世纪的发展，日趋成熟，其因不损伤余留牙、功能好、美观舒适等优点已成为目前缺牙修复的首选方式。随着口腔种植技术的发展和日益普及，医患双

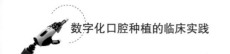

方对口腔种植的需求已不仅限于恢复牙齿的外形和咀嚼功能，而是追求在微创及安全前提下实现精准种植修复的目标。

然而，相对于国内庞大的口腔患者群体，目前国内从事口腔种植的医生人数还较少，水平也参差不齐，远远无法满足每年千万量级高精准种植手术的需求。目前大部分口腔种植手术采用自由手方式完成，高度依赖于医生的临床经验和术中发挥。由于口腔空间狭小、口颊软硬组织阻挡，医生常常无法在直视下完成种植及修复手术的操作，这无疑会对种植精度产生消极影响。这些精度偏差会影响到种植牙远期的功能和美观效果，甚至损伤下颌神经、上颌窦底及鼻底黏膜等重要解剖结构，造成不必要的并发症。

2017年，美国首个口腔机器人手术系统Yomi（Neocis Inc，USA）获得美国食品药品监督管理局（Food and Drug Administration，FDA）批准用于口腔种植手术。这套系统为种植手术中器械的规划和导航提供软件指导和触觉反馈，可控制种植体植入的位置、深度和角度。随着手术导航和人工智能的进步，自动化机器人系统在口腔种植领域也取得了显著进展。2017年，北京航空航天大学和第四军医大学（现中国人民解放军空军军医大学）共同开发了世界上第一台自动化种植牙机器人。该机器人由图像引导系统、机器人系统、操作平台和DentalNavi软件组成，通过空间映射装置对四种类型的牙列缺损患者模型进行坐标定位，通过图像引导系统、机器人系统、操作平台进行校准。种植体植入模型后利用CBCT与术前设计的位置拟合，进行精准性评估，相关研究结果表明平均种植体颈部偏差为（0.705±0.145）mm，平均种植体根尖偏差为（0.998±0.232）mm，平均轴向偏差为（2.077±0.455）mm，可见自动化种植牙机器人在种植位点的精度控制上具有显著优势。另一项无牙颌穿颧种植的体外研究表明，机器人系统的种植体角度偏差为1.52°±0.58°，颈部偏差为（0.79±0.19）mm，根尖偏差为（1.49±0.48）mm，相比于传统手术能更精确地完成长植体（50 mm）的植入。

如今，借助机器人，可以让手术流程标准化，精度可视化，操作智能化，显著缩短医生学习曲线。因此，机器人辅助种牙将逐步成为口腔数字化进程中的重要趋势，未来的经济效益及市场前景十分可观。

第二节　口腔种植机器人的原理、组成及使用

一、口腔种植机器人的工作原理及组成

本节以国内首款国家药品监督管理局（National Medical Products Administration，

NMPA）认证的口腔种植机器人为例（图 13-2-1 A），介绍其工作原理、主要组成部分及操作流程。该机器人辅助的手术具备标准化、高精度的特点，采用自主研发的光学跟踪定位技术路线，备孔过程中机械臂随动，光学跟踪定位仪每分钟刷新 1 000 次患者位置，超过 0.1 mm 的位移即可被检测到并驱动机械臂快速锁定到正确的靶点和路径。相较其他定位方式，口腔种植机器人具有当天即可完成种植手术从而减少患者到院次数，减少个性化耗材制作及使用过程中产生的误差，种植过程无散热问题等优势。医生在机器人的辅助定位下可精准完成口腔种植手术，目前该类手术的角度偏差和位点偏差分别控制在 1° 和 0.5 mm 以内，手术时间较传统手术缩短，实现口腔种植手术全程自动化闭环的标准化种植。此外，手术注册时间在 2 分钟以内，操作简单易于掌握，可使医生的学习曲线大幅缩短。

该口腔种植机器人主要包括"脑"——手术导航定位软件（图 13-2-1 B），"眼"——光学跟踪定位仪（图 13-2-1 C），"手"——机械臂（图 13-2-1 D），以及手术注册工具与

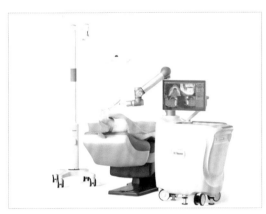

A. 口腔种植机器人

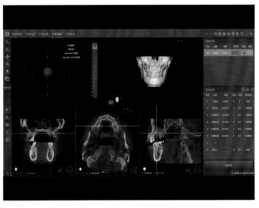

B. "脑"——手术导航定位软件，支持术前规划、手术模拟和术后影像融合等

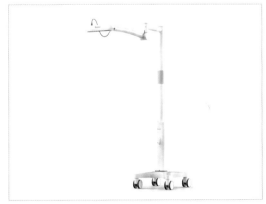

C. "眼"——光学跟踪定位仪

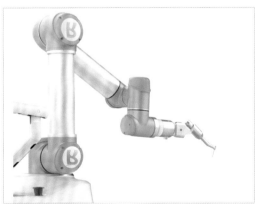

D. "手"——机械臂

图 13-2-1　口腔种植机器人的组成

附件等。其核心优势本质上来自独特的技术路线，即借助自主研发软件和算法、独立的光学跟踪导航系统、自动识别的标志物以及"脑""眼""手"完美配合，实现精准的口腔手术定位。

"脑"——手术导航定位软件，是人机交互接口，负责读取医学影像，融合多模态影像以及不同术期的同模态影像，分割兴趣解剖的三维模型，规划手术方案和种植体颌骨植入的三维空间位点。它通过采集机械臂和光学跟踪定位仪数据，计算多坐标空间的注册配准，控制机械臂运动，从而实现口腔种植手术。目前该产品已经上线 AI 自动分割功能，可自动分割出上下颌骨、牙齿、神经管、上颌窦等组织，辅助医生更高效精准地制定手术规划。

"眼"——光学跟踪定位仪，采用三目摄像头结构，利用手术室自身环境光即可对目标物的三维位置和姿态进行实时亚毫米级追踪，实现立体定向和视觉导航的统一，它能在手术全程中自动跟踪定位患者位姿（位置和姿态）和环境状态，进而实现主动安全防护。同时，光学跟踪定位仪获取的是实时视频信号，因而通过视频转接线即可将手术细节传播到其他终端甚至互联网上，便于教学示范。

"手"——机械臂，作为种植体植入的运动执行部件，可根据设定的空间目标，主动运动至目标位置和姿态，引导手术器械对规划靶点和路径行准确定位定向，在可视动态下完成种植窝洞的定位、预备和种植体的植入，并可模拟医生进行提拉等操作。

牙科种植手术定位件（以下简称"Marker"）是口腔种植机器人除"脑""眼""手"之外的核心配件，分为常规 Marker 和无牙颌 Marker（图 13-2-2）。常规 Marker 有 6 款，根据患者缺失的牙位以及余留牙的情况，选择其中的 1 或 2 款用临时冠材料固连于余留牙上。无牙颌 Marker 基于患者的口内情况做个性化定制，环绕整个牙弓且与黏膜贴合，通过固位钉固定在患者颌骨上。

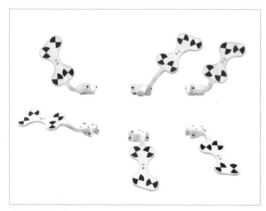

A. 常规 Marker

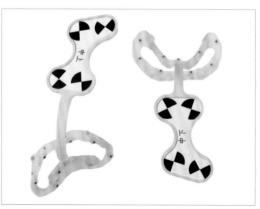

B. 无牙颌 Marker

图 13-2-2　牙科种植手术定位件（Marker）

Marker 的组成包括定位件主体、定位贴，以及 CBCT 影像上可显影的陶瓷球。定位件主体一端在口内与患者解剖结构固定连接，常规 Marker 是 U 形槽形状（填充临时冠材料后按扣在余留牙上，待临时冠凝固形成固连），无牙颌 Marker 是围绕着整个牙弓的环形形状（多角度固位钉嵌入牙槽骨固连）；定位件主体另一端在口外，上面贴有呈黑白块状的特定光学跟踪定位贴；定位件主体的口内端和口外端由连接杆连接。定位件主体的口内端表面立体分布着多个可显影的陶瓷球，常规 Marker 的 U 形槽上分布有 7 个，无牙颌 Marker 在环形基板及连接杆近口内端间隔分布若干个（一般为 8~10 个）。

定位件主体在口内，光学追踪定位仪可识别的定位贴在口外，可显影陶瓷球作为"桥梁"，通过计算获取种植体规划位置与口外定位贴的相对位置关系。患者佩戴 Marker 拍摄 CBCT，并在该 CBCT 影像上规划种植体位置，或将该 CBCT 影像与带种植体规划位置的术前 CBCT 影像融合。CBCT 影像坐标系下种植体规划位置与陶瓷球位置已知，陶瓷球与口外定位贴的相对位置关系经过出厂标定也已获取，因此 CBCT 影像坐标系下种植体规划位置与口外定位贴的相对位置关系即可通过计算得到。光学跟踪定位仪获取到口外定位贴的位置等同于获得了种植体在 CBCT 影像上的位置。

手术导航定位软件、光学跟踪定位仪和机械臂三者间实时定位配合、自动运算、精准执行，保证了种植窝洞预备和种植体植入过程的可视化、高效化和精确化。其适用于单牙种植、多牙种植、无牙颌种植，以及穿颧种植等各类种植体植入手术。

二、口腔种植机器人辅助种植体植入的临床步骤

（一）术前信息采集

1.使用常规 Marker 的术前信息采集

使用常规 Marker 的单颗及多颗种植手术，有两种信息采集方案。

（1）"以外科为导向"的种植体规划设计的信息采集方案。

患者手术当日佩戴 Marker 拍摄 CBCT，直接在该影像上根据牙槽骨信息规划设计种植体并开展手术。

（2）"以修复为导向"的种植体规划设计的信息采集方案。

需要收集以下数据，并将其加载到系统软件中完成"以修复为导向"的种植体规划设计。

1）术前患者拍摄常规 CBCT 影像。

2）通过口扫或高精度取模获得的牙列和咬合数据。

3）通过虚拟排牙或模型排牙获得的理想修复体数据。

手术日之前做前期准备，患者拍摄常规 CBCT，再数字化口扫单颌及咬合生成 STL 数

据(对于多颗缺失、牙齿排列不齐、咬合不稳定的患者,可以先通过硅橡胶模型确定咬合关系、排牙,再扫描模型获取 STL 数据),将上述数据加载到口腔种植机器人软件中完成"以修复为导向"的种植体规划设计。手术当日需要借助临时冠材料将常规 Marker 固定于患者口内的相应牙位(一般位于种植牙位同颌对侧,避开术区),让患者在佩戴 Marker 的状态下进行 CBCT 的拍摄,将佩戴 Marker 拍摄的 CBCT 导入口腔种植机器人软件并与术前规划文件融合,进而开展手术(图 13-2-3 A,图 13-2-3 B)。

2. 使用无牙颌 Marker 的术前信息采集

使用无牙颌 Marker 的半口或全口种植手术,前期准备必不可少。患者佩戴放射导板拍摄 CBCT,然后制作个性化放射导板,口扫或仓扫放射导板的内外表面生成 STL 数据。将上述两种模态数据配准后完成种植体规划设计。

对于无牙颌患者,手术当日需要借助固位钉将无牙颌 Marker 固定在牙槽骨上,然后让患者在佩戴 Marker 的状态下进行 CBCT 的拍摄(图 13-2-3 C,图 13-2-3 D)。

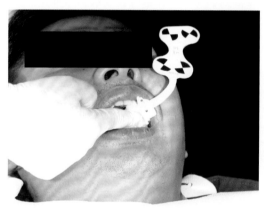

A. 佩戴常规 Marker

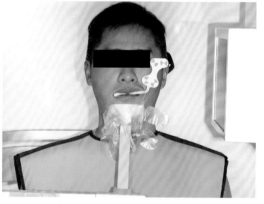

B. 佩戴常规 Marker 拍摄 CBCT

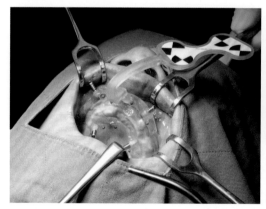

C. 佩戴无牙颌 Marker

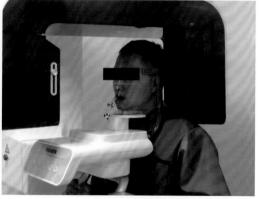

D. 佩戴无牙颌 Marker 拍摄 CBCT

图 13-2-3　术前信息采集

（二）手术规划

手术导航定位软件包含三视图与全景视图、两种二维观察模式与重建渲染的三维观察模式、窗宽窗位调节、长度角度测量等影像处理功能；种植体、牙冠、基台、钻针等规划设计功能；影像内上下颌骨、牙齿、神经管、上颌窦的自动分割提取，CBCT 与 CBCT 配准，CBCT 与口扫配准等数据处理功能（图 13-2-4）。

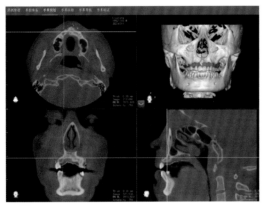

A. 三视图

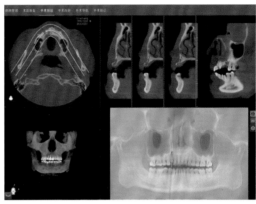

B. 全景视图

C. AI 分割功能

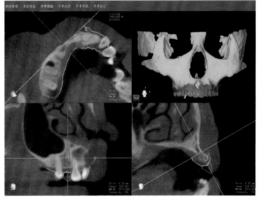

D. CBCT 与口扫配准及修复体设计

图 13-2-4　口腔种植机器人术中导航——植入前准备

手术导航定位软件支持"以外科为导向"的种植体规划设计，导入患者佩戴 Marker 拍摄的 CBCT 影像，调节窗框窗位，提取神经管、上颌窦，依据种植原则，选择合适的种植体规格，在该影像上添加并规划最佳位置。同时，手术导航定位软件还支持"以修复为导向"的种植体规划设计，导入患者术前 CBCT 影像、口扫 STL 数据，将这两种模态数据融合配准，设计牙冠形态、位置，根据牙冠及颌骨情况选择合适的种植体规格，在术前影像上添加种植体并规划最佳位置。

在牙冠与种植体设计完成后，根据患者骨质、骨量、开口度等因素，进行钻针列表的设计，钻针列表的内容包括校准位、钻针规格、下钻方式、下钻深度的设计（图 13-2-5）。机械臂在口内完成自动校准时，钻针的针尖会悬停在规划种植体的植入点上方（钻针与种植体中轴共线），校准位决定了钻针的针尖到种植体植入点的直线距离，校准位数值的设置以自动校准完成时针尖不触碰解剖结构为原则，对于翻瓣种植，针尖设置需要高于骨面，对于穿龈微创种植，针尖设置需要高于黏膜。注意：至少高于 0.5 mm 作为安全范围。钻针规格的选择，需要依据种植体对应的工具盒使用说明。钻针长度的选择，需要测量邻牙与植体的高度关系以及患者开口度的情况。钻针的下钻方式包括点钻、一钻到底、自动提拉三种模式，其中点钻在下钻过程中可实时感知侧向力，在一定程度上能够减小骨密度不均匀导致的横向偏移；自动提拉则是根据设定提拉深度，进行下钻提拉，使生理盐水更好地进入窝洞，减少骨的灼伤。

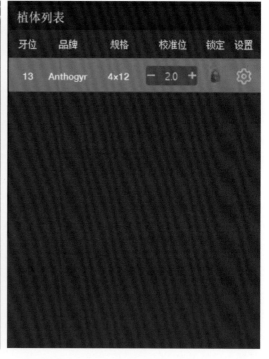

A. 钻针列表　　　　　　　　　　　　　A. 种植体列表

图 13-2-5　口腔种植机器人术中导航——钻针设置

常规的种植手术规划，可以在手术当日采集数据并完成设计；也可以在手术日之前先采集数据导入手术导航定位软件完成设计，手术当日通过同模态 CBCT 影像融合的方式，将手术规划导至佩戴 Marker 的 CBCT 影像上，进而开展手术。无牙颌种植手术规划，则唯有在手术日之前做前期准备，制作放射导板，采集数据并完成规划，手术当日通过同模态CBCT影像融合的方式，将手术规划导至佩戴Marker的CBCT影像上，进而开展手术。

（三）手术注册

手术注册，即完成患者、光学追踪定位仪、机械臂空间位置关系的建立，包括手术患者注册、机械臂注册两个步骤。

手术患者注册的流程：进入手术导航定位软件的患者信息注册界面，在CBCT影像上框出陶瓷球区域（区域内须包含所有陶瓷球），系统会自动完成影像上的陶瓷球提取，一键计算并获取Marker定位贴和影像坐标系下种植体规划位置的空间相对关系。借助定位贴，光学跟踪定位仪可在三维空间中精准定位颌骨的空间位置并规划种植体的空间位置（图13-2-6）。

机械臂注册的流程：将机械臂标定板移至患者鼻尖上方约5 cm，使其可被光学系统识别，踩下脚踏，机械臂会自动运动至4个随机位置，为了使注册的包裹范围更加广泛和立体，通常还会手动将机械臂移至左、右磨牙附近补充2个位点。当机械臂移至每个位点时，系统会自动记录机械臂坐标系下和光学跟踪定位仪下标定板的位置，进而建立机械臂与光学追踪定位仪的空间位置关系（图13-2-7）。

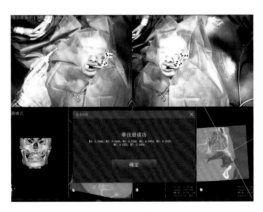

图13-2-6　患者注册

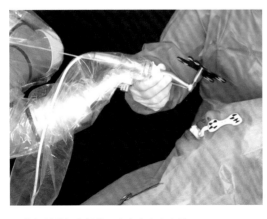

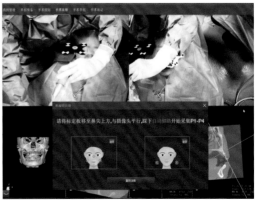

A. 将机械臂标定板移至患者鼻尖上方约5 cm

B. 根据提示踩下脚踏，开始采集

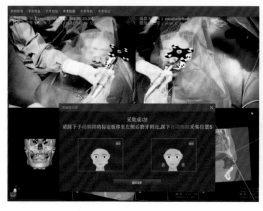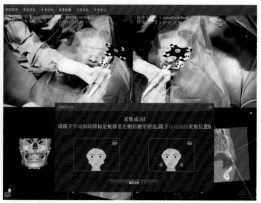

C. 根据提示移动标定板   D. 注册完成

图 13-2-7　机械臂注册

手术实施时，光学追踪定位仪能够准确、实时地获取颌骨及规划种植体在空间中的三维位置，将实时数据传输到手术导航定位软件中，结合系统当前功能场景生成机械臂控制指令并将指令下发至机械臂，使机械臂精准地完成各项手术操作。

（四）手术导航

手术注册完成后，即可进入手术导航定位软件的手术导航界面。首先，根据手术导航定位软件中备洞钻针的设定顺序，在机械臂工作端放置钻针。然后，在口外调整机械臂姿态至种植位姿（此举是为了减少钻针在口内的旋转角度），手动牵引机械臂入口，靠近患者的区域被定义为减速区，此时机械臂移动速度会减慢，继续移动机械臂，进入自动校准范围后，手术导航定位软件屏幕视图上会出现校准圆球，踩下自动脚踏，机械臂自动抵达校准位，即完成种植体植入前机械臂的空间位点准备（图13-2-8）。自动校准完成后，再依次踩下种植机脚踏和自动脚踏，机械臂开始自动钻孔。此时在手术导航定位软件、光学跟踪定位仪、机械臂三者的协同配合下，机械臂按术前设计规划的位点植入路径进行自主备洞运动，同时，手术导航定位软件屏幕上会实时显示钻针在颌骨内的运动轨迹，以保证整个种植过程的可视化实时监管。

钻孔过程中，摄像头保持高频率刷新，通过算法保证控制机械臂的运动轨迹跟踪误差控制在角度偏差1°、位点偏差0.1 mm以内。机械臂具备自动提拉功能，可设置提拉参数，防止骨灼伤。此外，机械臂还具有限深设置功能，即机械臂在达到种植深度后，会主动限制继续下钻动作，防止多钻，并保护神经管等组织结构。在每一钻备洞完成后，将机械臂手动牵引至口外适当位置进行钻头的更换，然后再重复上述步骤，逐级备洞，最后完成种植体植入（图13-2-9）。患者在种植手机处于口内时保持开口状态即可，其余时候均可闭口休息，最大限度地保证手术过程中的舒适度。

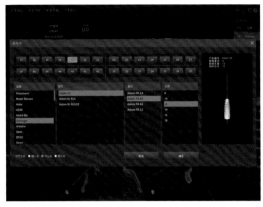

A. 确认牙位和钻针（软件界面）

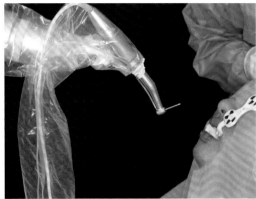

B. 安装钻针

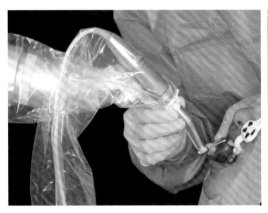

C. 手动牵引机械臂入口

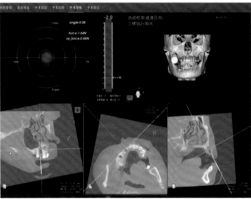

D. 自动校准

图 13-2-8 种植机器人术中导航——植入前准备

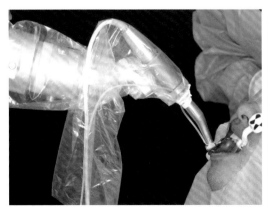

A. 口腔种植机器人先锋钻预备种植体窝洞（远景）

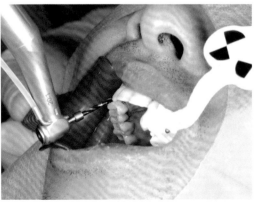

B. 口腔种植机器人先锋钻预备种植体窝洞（近景）

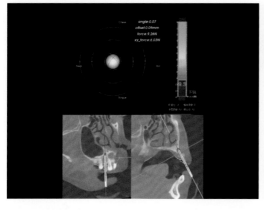

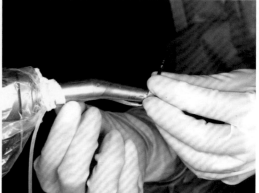

C. 口腔种植机器人先锋钻预备种植体窝洞（软件界面）　D. 更换钻针

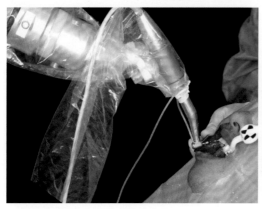

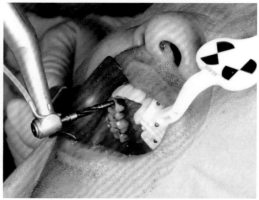

E. 口腔种植机器人扩孔钻预备种植体窝洞（远景）　F. 口腔种植机器人扩孔钻预备种植体窝洞（近景）

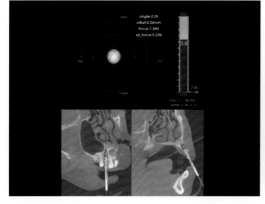

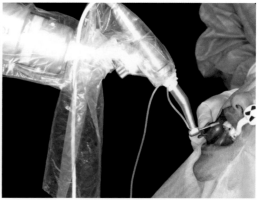

G. 口腔种植机器人扩孔钻预备种植体窝洞（软件界面）　H. 种植体植入（远景）

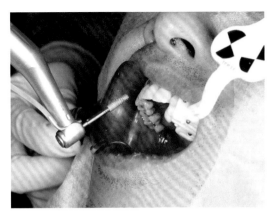

I. 种植体植入（近景）

图 13-2-9　口腔种植机器人术中导航——备洞及种植

（五）术后验证

术后再次拍摄 CBCT，将其导入手术导航定位软件后即可实现术前、术后影像自动融合，以及术后影像中种植体自动提取。数据导入后，手术导航定位软件会自动计算实际种植位置与手术规划位置在三维空间的位置和角度偏差，验证并评估种植位点设计与执行间的精准程度，最终完成数字化种植的临床实践闭环（图 13-2-10）。需要注意的是，术后存在种植体因伪影过大导致轮廓提取不佳的问题，以及术前、术后 CBCT 影像融合误差的问题，因此术后报告显示的误差势必会略大于机器人系统的真实误差。

术后分析报告

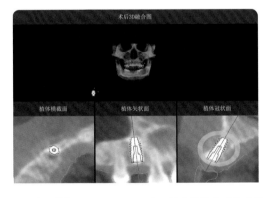

牙位	品牌	型号	规格（mm）
13	Anthogyr	Axiom PX	4*10
植入点偏差（mm）	总偏差	横向偏差	深度偏差
	0.42	0.04	0.42
理想值（mm）	<2.00	<1.00	<1.00
根尖点偏差（mm）	总偏差	横向偏差	深度偏差
	0.43	0.10	0.42
理想值（mm）	<2.00	<1.00	<1.00
角度偏差（°）		0.74	
理想值（°）		<5.00	

A. 将术后拍摄的 CBCT 导入手术导航定位软件后自动提取术后种植体影像　B. 手术导航定位软件自动计算实际种植位置与手术规划位置在三维空间中的位置和角度偏差

图 13-2-10　术后误差对比结果

扫码观看视频
口腔种植机器人的临床应用

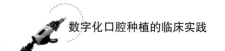

三、口腔种植机器人的优缺点

（一）口腔种植机器人的优点

（1）精度高：通过标准化操作和机器人精准定位，保证手术结果。常规种植患者可于手术当日佩戴标准化 Marker 行 CBCT 扫描，医生现场完成手术规划，即可借助机器人完成精准种植。与使用动态导航相比，机器人可由机械臂自动执行定位、备洞、提拉、种植体植入等操作。术中光学跟踪定位仪以 1 000 次／分钟的频率实时刷新，患者一旦产生位移，机器人可通过随动功能进行实时校准，有效规避人为定位操作导致的误差。术后，借助软件可自动完成手术精度分析，并生成精度分析报告。

（2）用途广：6 款常规种植标准化 Marker 可满足有余留牙患者的全牙列种植需求，标志物重量轻、体积小、对术区无遮挡，可上下颌自由组合，满足即刻种植、四个牙列象限同期多颗种植、上颌窦内提升等临床需要。针对无牙颌患者不同的骨量及情况，可以定制固位钉固定无牙颌 Marker、种植体固定无牙颌 Marker、上腭固定无牙颌 Marker 等创新标志物，以满足不同的临床需求。基于口腔种植机器人的临床特性，现其临床应用已拓展至口腔种植之外，如根尖手术、正畸支抗钉植入、埋伏牙拔除、自体牙移植等术式。

（3）兼容性强：口腔种植机器人系统兼容目前市面上主流的牙椅、CBCT、种植机、种植体及钻针工具盒系统，不需要配备任何特殊设备，培训后即可开展种植手术。

（4）接受度高：口腔种植机器人既不改变医生已有的种植操作习惯和位姿，也不改变患者躺姿，在保证手术精度的前提下最大限度地提升医生和患者的舒适度。由于种植过程高度标准化和自动化，与使用动态导航相比，口腔种植机器人学习曲线更短，人为经验导致的误差更小。

（二）口腔种植机器人的缺点

（1）目前国内外新型的口腔种植机器人已应用于临床，但是样本量仍处于积累的阶段，缺少大量数据支撑其精度研究。

（2）目前口腔种植机器人设备的价格较为高昂，前期投入成本高。

四、口腔种植机器人的适应证

（1）对于就诊后希望当即种植的患者：患者佩戴常规 Marker，进行 CBCT 扫描，将扫描数据导入手术导航定位软件后可立即在口腔种植机器人系统辅助下完成设计和手术。相较于使用静态导板，口腔种植机器人省去了制作导板的时间。

（2）对于骨质条件较好的患者：口腔种植机器人采用微创环切的方法进行手术，减少患者术后不适，缩短后期修复时间，提升用户体验。

（3）对于复杂病例（骨量少、骨质差、牙间距窄、斜坡种植、即刻种植、上颌窦内提升、无牙颌种植等）：口腔种植机器人可实现精准种植，降低手术难度。

（4）对于部分种植手术视野不佳（如第二磨牙区域），伴有植入困难的患者：借助口腔种植机器人手术时，不存在视野遮挡的问题，术者可以在屏幕上直接观察钻针与种植体的方位，轻松获得良好的视野，同时减轻患者疲劳度，提高其舒适度。

（5）对于除种植之外需要进行其他手术的患者：埋伏牙拔出、自体牙移植、根尖手术、正畸支抗钉植入均可通过口腔种植机器人实现精准定位，减小手术创伤，精准定位术区或实施备洞。

（6）对于无法佩戴常规 Marker 的患者（如骨量条件不足、口内存在原有种植体等）：可为其定制个性化 Marker，保证口腔种植机器人手术的正常进行。

第三节　口腔种植机器人的未来

近十年以来，国内外口腔种植"数字化"程度大幅提升，在可预见的未来，行业趋势将逐步向"数智化"转变。在运用数字化方案解决疑难病例、提升种植精度的基础上，借助机器人、人工智能等新技术，解决更多现有问题，进一步赋能广大口腔医生。

（1）借助人工智能算法技术，实现 CBCT、口扫等多模态影像自动化分割、配准等处理，为前期诊断提供智能化参考，同时根据临床需求不断优化算法，逐步实现人工智能辅助种植体摆放建议、修复体设计建议、钻针使用建议，医生结合临床经验进行最终确认，提升整体诊疗质量和效率，降低手术风险和"修复为导向种植"的难度。

（2）借助 5G 网络和机器人技术，实现中心医院与地方医院的远程精准种植手术，进一步助力优质医疗资源下沉，更加高效、直接地连接不同地域、不同阶段的医生，短期内让更多患者享受到更好的医疗服务质量，长期将逐步改善医疗资源分布不均的痛点，有效提升区域医疗水平。

（3）随着机器人技术的更新迭代和市场普及，这项标准化、智能化、易上手的技术有望推广至更多地区，大幅降低基层种植医生的学习曲线，从而填补我国人口老龄化所带来的口腔医疗资源巨大缺口，让更多患者受益。

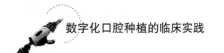

参考文献

1. WU Y, WANG F, FAN S, et al. Robotics in dental implantology[J]. Oral Maxillofac Surg Clin North Am, 2019, 31(3): 513-518.

2. 刘丹丹, 赵文迪, 牛菊, 等. 机器人在口腔医学中的应用进展 [J]. 华西口腔医学杂志, 2020, 38(1): 90-94.

3. RAWAL S. Guided innovations: robot-assisted dental implant surgery[J]. J Prosthet Dent, 2022, 127(5): 673-674.

4. 陈江. 机器人在口腔种植领域的应用 [J]. 中国口腔种植学杂志, 2022, 27(5): 274-279.

5. KAN TS, CHENG KJ, LIU YF, et al. Evaluation of a custom-designed human-robot collaboration control system for dental implant robot[J]. Int J Med Robot, 2022, 18(1): e2346.

6. LI Y, HU J, TAO B, et al. Automatic robot-world calibration in an optical-navigated surgical robot system and its application for oral implant placement[J]. Int J Comput Assist Radiol Surg, 2020, 15(10): 1685-1692.

7. SCHNUTENHAUS S, EDELMANN C, KNIPPER A, et al. Accuracy of dynamic computer-assisted implant placement: a systematic review and meta-analysis of clinical and in vitro studies[J]. J Clin Med, 2021, 10(4): 704.

8. 吴煜, 邹士琦, 王霄. 口腔种植机器人在口腔种植手术中的初步应用 [J]. 中国微创外科杂志, 2021, 21(9): 787-791.

9. MOZER PS. Accuracy and deviation analysis of static and robotic guided implant surgery: a case study[J]. Int J Oral Maxillofac Implants, 2020, 35(5): e86-e90.

10. 王俊成, 时权, 刘洪臣. 人工智能在口腔种植中的应用 [J]. 口腔颌面修复学杂志, 2022, 23(2): 81-85.

11. CHENG KJ, KAN TS, LIU YF, et al. Accuracy of dental implant surgery with robotic position feedback and registration algorithm: an in-vitro study[J]. Comput Biol Med, 2021, 129: 104153.